# 百病千方
## 中成药高质量应用指南

BAIBING QIANFANG
ZHONGCHENGYAO GAOZHILIANG
YINGYONG ZHINAN

中国医药质量管理协会/编

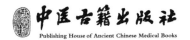

中医古籍出版社
Publishing House of Ancient Chinese Medical Books

图书在版编目（CIP）数据

百病千方：中成药高质量应用指南 / 中国医药质量管理协会编.
—— 北京：中医古籍出版社，2023.10
ISBN 978-7-5152-2750-4

Ⅰ．①百…　Ⅱ．①中…　Ⅲ．①中成药－用药法－指南
Ⅳ．①R286-62

中国国家版本馆CIP数据核字（2023）第167862号

**百病千方：中成药高质量应用指南**

中国医药质量管理协会　编

策划编辑：杨淑媛
责任编辑：李美玲
封面设计：龙　岩
出版发行：中医古籍出版社
社　　址：北京市东城区东直门内南小街16号（100700）
电　　话：010-64089446（总编室）010-64002949（发行部）
网　　址：www.zhongyiguji.com.cn
印　　刷：三河市中晟雅豪印务有限公司
开　　本：850mm×1168mm　1/32
印　　张：14
字　　数：303千字
版　　次：2023年10月第1版　2023年10月第1次印刷
书　　号：ISBN 978-7-5152-2750-4
定　　价：68.00元

# 编委会

# 编 写 组

主编单位　中国医药质量管理协会

执行主编　赵贵英　贡联兵

主　　审　李乾构　周超凡

副主编　孙　艳　杨永岐　贡磊磊　朱世杰

编写人员（按拼音顺序排列）

|     |     |     |     |     |
| --- | --- | --- | --- | --- |
| 安效先 | 冯　欣 | 高宗真 | 贡磊磊 | 贡联兵 |
| 郝　娟 | 姜　坤 | 李　昂 | 李冬冬 | 李　敏 |
| 李乾构 | 李　霞 | 刘昌仁 | 庞浩龙 | 秦　燕 |
| 邱模炎 | 芮　娜 | 孙　艳 | 王红伟 | 杨丽丽 |
| 杨晓晖 | 杨永岐 | 张晨曦 | 张　丽 | 张　旋 |
| 赵贵英 | 赵　强 | 周超凡 | 朱建明 | 朱　萍 |
| 朱世杰 |     |     |     |     |

# 序　言

受业内好友的委托，为本书作序。

周超凡和李乾构两位老专家，在中医界有着举足轻重的学术地位。我略着笔墨，介绍一下两位好友的情况。

周超凡研究员，中国中医科学院著名中医药专家，从事中医药研究60余年，在中医药理论研究与临床诊疗实践方面均有高深造诣。作为现代中医治则学的开创者，有学者称其为"中医治则学家"；作为从事国家药典编写工作的核心专家、"中国药典发展卓越成就奖"的获得者，有学者称其为"中药学家"；作为长期担任首长医疗保健工作的医师，有学者又称其为"临床大家"。

李乾构主任医师，原北京中医医院院长，从事中医药研究30余年，精通中医基础理论，积累了丰富的临床经验。李乾构主任主编了我国第一部中医胃肠病学专著《中医胃肠病学》，以及《实用中医消化病学》等专著。在国内外发表的学术论文有《治胃15法》《治脾病15法》《急症胃痛诊疗规范》《口腔溃疡的辨治体会》《五子育春丸治疗男性不育症480例临床总结》等50余篇。李乾构主任还获得"全国名中医"称号。

周超凡和李乾构两位老专家虽已耄耋之年，然仍孜孜不倦，为中医药事业的传承发展殚精竭虑，令人敬佩不已。

莫道桑榆晚，为霞尚满天。

再说说本书的价值和意义。

中医治病是通过辨别分析患者的症状、舌苔、脉象，审察、判断、验证出病机而立法处方用药的，"一人一方"是中医的特色。中成药具有无须煎煮、携带方便、不良反应较小的优点，不仅为医师所乐用，且深受广大人民群众欢迎。

中成药是以中草药为原料，经加工制成各种不同剂型的中药制品，包括丸、散、膏、丹各种剂型，是我国历代医药学家经过千百年医疗实践创造、总结的有效方剂的精华。现在，中成药不仅中医应用，综合医院的西医各科也都广泛应用。西医在应用中成药时，将中成药作为西药应用，往往只考虑功能主治，而忽略了中医辨证施治和中成药的药性。西医给患者开出中成药，有的还开几个疗程，让患者长期服用，更是进一步加剧了中成药的误用、滥用。有调查显示，我国目前约有70%的中成药是由综合医院的西医师开出，临床中成药的不合理应用率高达40%，目前临床中成药滥用，比抗生素还严重。

已出版的中成药合理应用的书有十余种，基本都是按中成药作用分类去编写，没有突出中成药应用应遵循中医基础理论辨病施治。根据患者实际情况，选用适宜的药物，才能发挥中成药最佳疗效，减少和避免不良反应。正是基于这种考虑，周超凡和李乾构两位老专家组织中医药专家编写了本书。书中每种疾病的叙述，均以中医常见病诊疗指南和作者多年用药经验为依据，针对中成药应用中容易忽视的问题、混淆的概念及中成药不良反应等进行详细说明，有利于促进中成药的合理应用。

所以说，本书的出版和发行，是医药界很有意义的事情。

　　　　中国工程院院士

# 前　言

随着医药卫生事业的持续发展，中国逐渐形成了"中西医结合"的独特医疗模式。中医药作为中国医药卫生的特色疗法，其传统精华和现代创新得到相当程度的体现，在传染性疾病控制方面亦取得了令人瞩目的成绩。

据国家中医药管理局政府网站消息，世界卫生组织在《国际疾病分类》中首次纳入起源于中医药的传统医学章节，这是我国政府与中医专家历经十余年持续努力所取得的宝贵成果。这充分说明传统中医药已开始被世界卫生组织认可，以"中西医结合"为特征的中国独特医疗模式，必将对世界医疗模式发展产生深远的影响。

随着中医药行业的高速发展，一些中成药的不合理应用问题逐步凸显出来，这给患者的用药安全造成隐患。为此，中国医药质量管理协会围绕安全合理使用中成药进行了专项调研，发现目前一些基层医师在安全合理应用中成药治疗疾病过程中存在不少问题。为进一步明确中医"辨证施治"的医疗精髓，提高用药安全性与合理性，从而确保医疗质量，中国医药质量管理协会研究决定，协同中医药发展创新中心及各中医药学术机构，组织国内知名中医药学专家、中医药临床专家联合编写了《百病千方：中成药高质量应用指南》。

本书的编写和出版，得到了业内众多专家的帮助和支持。借此机会，向各位领导、专家和学者表示衷心感谢，也对倾注心力参与本书出版工作的中医古籍出版社表示衷心感谢。

本书是我们首次尝试编写的有关中成药合理应用的参考书，对书中存在的不妥之处，诚恳希望广大读者提出宝贵意见。

编　者

# 目　录

# 第1章

# 呼吸系统疾病中成药的合理应用

## 一、普通感冒

### （一）用药原则

1. **辨证论治** 普通感冒又称急性鼻咽炎或伤风，多呈自限性，但发生率高，影响人群广，且可以引起多种并发症。普通感冒以鼻咽部卡他症状为主要表现，可见鼻塞、喷嚏、流涕、发热、咳嗽、头痛等症状。普通感冒属于中医学的"表证"和"外感热证"范畴。中医学认为，病邪侵入人体，先从肺卫开始，风热之邪多从口鼻而入，风寒之邪则多从皮毛而入。中医将普通感冒分为风寒、风热、暑湿、体虚4种证型，故临床治疗时应先确定其类型及证候，再确定治法。

2. **对症下药** 中成药治疗普通感冒，应根据其类型及证候选择药物，做到辨证施治、对症用药。风寒证型宜采用辛温解表、宣肺散寒药物，风热证型宜采用辛凉解表、疏泄风热药物，暑湿证型宜采用解表化湿、理气和中药物，体虚证型宜采用益气解表、调和营卫药物。

**（二）用药方案**

1.**风寒证型** 主要表现为恶寒重，发热轻，无汗，头项强痛，鼻塞声重，流涕清稀，或有咽痒咳嗽，痰白稀，口不渴，肢节酸痛；舌苔薄白，脉浮紧。宜选用：①感冒清热口服液（颗粒、胶囊），每次1支，每天2次；颗粒，每次12 g，每天2次，开水冲服；胶囊，每次3粒，每天2次。②正柴胡饮颗粒，含糖，每次10 g，每天3次，开水冲服；无糖，每次3 g，每天3次，开水冲服，小儿用量酌减或遵医嘱。

2.**风热证型** 主要表现为热重，微恶风寒，鼻塞，流黄浊涕，身热无汗，头痛，咽痛，口渴欲饮或有咳嗽痰黄；舌苔薄黄，脉浮数。宜选用：①银翘解毒丸（颗粒、胶囊、片、口服液、合剂），每次1丸，每天2～3次，用芦根汤或温开水送服；颗粒，每次15 g，每天3次，开水冲服，重症者可加服1次；胶囊，每次4粒，每天2～3次；片剂，每次4片，每天2～3次；口服液，每次20 mL，每天2～3次；合剂，每次10 mL，每天3次，用时摇匀。②银黄颗粒（片、口服液），每次1～2袋，每天2次，开水冲服；片剂，每次2～4片，每天4次；口服液，每次10～20 mL，每天3次，小儿用量酌减或遵医嘱。

3.**暑湿证型** 主要表现为恶寒发热，头重，胸腹闷胀，呕吐腹泻，肢倦神疲，或口中黏腻，渴不多饮；舌苔白腻，脉濡滑。宜选用：①藿香正气水（浓缩丸、滴丸、颗粒、胶囊、片、口服液），每次5～10 mL，每天2次，用时摇匀；浓缩丸，每次8丸，每天3次；滴丸，每次

1～2袋，每天2次；颗粒，每次1袋，每天2次，温开水冲服；胶囊，每次1粒，每天2次；片剂，每次4～8片，每天2次；口服液，每次5～10 mL，每天2次，用时摇匀。②暑热感冒颗粒，每次10～20 g，每天3次，开水冲服。

4.体虚证型　以气虚证多见，主要表现为形寒，自汗，语声低怯，气短，倦怠；阳虚证恶寒更甚，骨节酸冷疼痛，面色㿠白，语音低微，四肢不温；阴虚证见盗汗，心烦，手足心热，痰中带血；苔白脉无力。宜选用参苏饮：党参12 g，法半夏9 g，茯苓9 g，陈皮9 g，炙甘草6 g，枳壳9 g，葛根9 g，紫苏叶12 g，前胡9 g，木香9 g，桔梗8 g。水煎服，每天1剂，早晚各服1次。

（三）用药提示

1.感冒清热口服液（颗粒、胶囊）　对本品过敏者及严重肝、肾功能不全者禁用；表现为发热重，微恶风，有汗，口渴，流浊涕，咽喉红肿热痛，咳吐黄痰，属风热感冒者不宜用；患高血压病、心脏病、肝病、糖尿病、肾病等慢性病严重者，以及妊娠妇女或正在接受其他治疗的患者，应在医师指导下服用。服药期间忌烟、酒及辛辣、生冷、油腻食物；不宜与滋补性中成药同时服用；儿童必须在成人监护下使用；服药3天症状无改善，或出现发热、咳嗽加重，并有其他严重症状，如胸闷、心悸等时，应尽快去医院就诊。

2.正柴胡饮颗粒　对本品过敏者禁用，过敏体质者慎用。极个别患者服后有胃部不适感，停药后即消失。服药期间不宜同时服用滋补性中成药。表现为发热重，微恶风，有汗，口渴，流浊涕，咽喉红肿热痛，咳吐黄痰等风热感冒者不适用。患高血压病、心脏病、肝病、糖尿病、肾病等慢性病严重者或正在接受其他治疗的患者，应在医师指导下服用。服药期间忌烟酒及辛辣、生冷、油腻食物。

3. 银翘解毒丸（颗粒、胶囊、片、口服液、合剂）对本品过敏者禁用，过敏体质者慎用。表现为恶寒重，发热轻，无汗，头痛，鼻塞，流清涕，喉痒咳嗽等风寒感冒者不适用；患高血压病、心脏病、肝病、糖尿病、肾病等慢性病严重者，应在医师指导下服用；服药期间不宜同时服用滋补性中成药；服药3天症状无改善或症状加重，或出现新的严重症状，如胸闷、心悸等，应立即停药，并尽快去医院就诊。儿童必须在成人监护下使用；如正在使用其他药品，使用本品前应咨询医师或药师；服药期间忌烟酒及辛辣、生冷、油腻食物。

4. 银黄颗粒（片、口服液）  大便溏稀、脾气虚寒证者慎用，服药期间不宜同时服用温补性中药；服药3天症状无改善，或出现其他新的症状，应尽快去医院就诊；糖尿病患者，应在医师指导下服用，儿童必须在成人监护下使用；如正在服用其他药物，使用本品前应咨询医师或药师，服药期间忌辛辣、鱼腥食物。

5. 藿香正气水（丸、颗粒、胶囊、片、口服液）  偶见瘙痒、荨麻疹、心动过速及过敏性休克等不良反应；对本品过敏者禁用，过敏体质者慎用；服药期间不宜同时服用滋补性中成药；表现为发热明显，有汗，口渴，鼻流浊涕，咽喉肿痛，咳嗽，咳黄痰等风热感冒者不宜用；患高血压病、心脏病、肝病、糖尿病、肾病等慢性病严重者，或正在接受其他治疗的患者，应在医师指导下服用；服药期间饮食宜清淡，忌烟酒及辛辣、生冷、油腻食物。

6. 暑热感冒颗粒　对本品过敏者禁用，过敏体质者慎用；表现为恶寒重，发热轻，无汗，头痛，鼻塞，流清涕，喉痒咳嗽等风寒感冒者不宜用；患高血压病、心脏病、肝病、糖尿病、肾病等慢性病严重者，应在医师指导下服用；服药3天症状无改善或症状加重，或出现新的严重症状，如胸闷、心悸等，应立即停药，尽快去医院就诊；儿童、年老体弱者、妊娠妇女，应在医师指导下服用；服药期间不宜同时服用滋补性中成药；如正在使用其他药品，使用本品前应咨询医师或药师；服药期间忌烟酒及辛辣、生冷、油腻食物。

## 二、慢性肺源性心脏病

### （一）用药原则

1. 辨证论治　慢性肺源性心脏病（肺心病）系指因各种病因损伤肺的结构和功能，引起右心损害的一种心脏病，主要病理改变为右心室肥厚。从肺部基础疾病发展为肺心病，一般需要10～20年。本病急性发作以冬春季多见，急性呼吸道感染是导致心肺功能衰竭的主要诱因。随着肺心病的反复发作、肺功能的损害及病情的进展，多数患者预后不良，病死率达10%～15%。本病属于中医学的"喘证""肺胀""痰饮""水肿"等范畴。中医学认为，肺心病为本虚标实之证，多由年老体弱，肺脾肾不足，或因久病不愈，致正气亏损。其缓解期以正虚为主，发作期以邪实为主。虚者，病位在肺，渐及脾、肾、心；实者，多为气滞、痰浊、瘀血。病情发展到晚期，可发生喘脱或神闭。脱证，以阳气暴脱为主，常由肺肾气虚或阳虚水泛发展而来，多属虚、寒；闭证，以痰热闭窍为主，常从痰热郁肺发展而来，属实、热。中医将肺心病分为痰浊壅肺、痰热郁肺、气滞血瘀、痰蒙神窍、阳虚水泛、元阳欲脱6种证型。临床治疗时，应先确定其类型及证候，再确定治法。

2. 对症下药　中成药治疗肺心病，应根据其类型及证候不同选择药物，做到辨证施治、对症用药。痰浊壅肺证型宜采用化痰降气、健脾益气药物，痰热郁肺证型宜采用清热宣肺、化痰利水药物，气滞血瘀证型宜采用活血化瘀、益气通阳药物，痰蒙神窍证型宜采用涤痰、开窍、醒神药物，阳虚水泛证型宜采用温肾健脾、化湿利水药物，元阳欲脱证型宜采用回阳救逆、益气固脱药物。

**（二）用药方案**

1. 痰浊壅肺证型　主要表现为咳嗽喘满，痰多黏腻，胸闷憋气，恶心纳呆；舌苔白厚腻，脉滑。宜选用：固本咳喘片，每次3片，每天3次，可长期服用。

2. 痰热郁肺证型　主要表现为咳嗽喘满，不能平卧，痰黄或白黏不易咳出，或身热口渴，大便干燥；舌苔黄或腻，脉弦或滑数。宜选用：橘红胶囊（片、丸、颗粒），每次5粒，每天2次；片剂，每次6片，每天2次；大蜜丸，每次2丸，每天2次；颗粒，每次1袋，每天2次，开水冲服。

3.气滞血瘀证型　主要表现为喘急气促，胸胁闷胀，急躁易怒，唇甲青紫；舌红，苔薄黄，脉弦。宜选用桃红四物汤：熟地黄15 g，当归15 g，白芍10 g，川芎10 g，桃仁9 g（打碎），红花10 g。水煎服，每天1剂，早晚各服1次。

4.痰蒙神窍证型　主要表现为嗜睡昏迷，喉中痰鸣，腹胀便秘，唇甲青紫；舌质紫暗，苔腻，脉滑。宜选用：清开灵注射液，每次2～4 mL，肌内注射，每天1次；重症患者每次20～40 mL，溶于5%葡萄糖注射液200 mL或0.9%氯化钠注射液100 mL中，静脉滴注，心功能衰竭者，滴速控制在每分钟30滴以内，每天1次。

5.阳虚水泛证型　主要表现为面色灰暗，四肢厥冷，下肢水肿，小便短少，不能平卧；舌质淡胖，苔滑腻，脉沉细滑。宜选用真武汤：茯苓、芍药、生姜（切）、附子（炮，去皮，破八片）各9 g，白术6 g。水煎服，每天1剂，早晚各服1次。

6.元阳欲脱证型　主要表现为呼多吸少，气不接续，身寒肢冷，汗出如油；舌淡，脉沉细。宜选用：①参附注射液，每次5～20 mL，溶于5%葡萄糖注射液20 mL中，静脉注射，每天1次；或每次20～100 mL，溶于5%葡萄糖注射液250～500 mL中，静脉滴注，每天1次。②生脉注射液，遇有汗出如油、脉细肢冷之阴脱者，生脉注射液2～4 mL，肌内注射，每天1～2次；或20～60 mL，溶于5%葡萄糖注射液250～500 mL中，静脉滴注，每天1次；紧急情况下，可取生脉注射液4 mL静脉注射，并根据血压情况酌情连用。

### （三）用药提示

1. 固本咳喘片　对本品过敏者禁用，过敏体质者慎用；支气管扩张、肺脓肿、肺结核等患者出现咳嗽时，应去医院就诊。服药期间忌烟酒及辛辣、生冷、油腻食物。

2. 橘红胶囊（片、丸、颗粒）　对本品过敏者及妊娠妇女禁用；过敏体质者及脾胃虚寒泄泻者慎用，不宜与滋补性中药同时服用；服药期间忌烟酒及辛辣、生冷、油腻食物。

3. 清开灵注射液　偶有过敏反应等不良反应，用药过程中一旦出现过敏反应，应立即停药，并做脱敏处理。过敏体质者、妊娠妇女及表证恶寒发热者慎用，有心脑血管、肝、肾和造血系统等严重原发性疾病者应在医师指导下使用，本品应尽量不与其他药物（尤其是抗生素类药物）配伍使用。使用前必须对光检查，发现药液出现浑浊、沉淀、变色、漏气时则不能使用。

4. 参附注射液　偶见过敏反应等不良反应，对本品过敏或有严重过敏史者禁用。避免直接与辅酶 A、维生素 $K_3$、氨茶碱混合使用，不宜与半夏、瓜蒌、贝母、白蔹、白及、藜芦等中药同时使用，不宜与其他药物在同一容器内混合使用。使用前必须对光检查，发现药液出现浑浊、沉淀、变色、漏气时则不能使用。本品含有皂苷，摇动时产生泡沫是正常现象，不影响疗效。

5. 生脉注射液　有文献报道，有的患者用药后出现局部皮疹、药物热等，还有的患者出现失眠、潮红、多汗、寒战、心悸、静脉炎，甚至过敏性休克。对本品过敏者或有严重不良反应病史者禁用；儿童及年老体弱、心肺严重疾病、肝肾功能异常和初次使用者，静脉滴注初始30分钟内应加强监护，一旦发现异常应立即停药，遵医嘱处理；滴速不宜过快，儿童及年老体弱者以每分钟20～40滴为宜，成年人以每分钟40～60滴为宜；高血压病患者应慎用，用药时应注意观察血压情况；不宜与含藜芦或五灵脂的药物同时使用；不得与其他药物在同一容器内混合使用；该药最好在滴注前配制，且使用前必须对光检查，发现药液出现混浊、沉淀、变色、漏气、变质等现象时，则不能使用。

### 三、慢性呼吸衰竭

#### （一）用药原则

1.辨证论治　慢性呼吸衰竭是由各种原因引起肺通气和（或）换气功能严重障碍，导致缺氧或伴有二氧化碳潴留，引起一系列生理功能和代谢功能紊乱的临床综合征。本病多继发于慢性呼吸系统疾病，尤其是慢性阻塞性肺疾病（COPD）。本病起病徐缓，机体有一定的代偿能力，而一旦有呼吸道感染，加重呼吸功能负担，即可出现危重症状。本病属于中医学的"喘证""喘脱"等范畴。中医学认为，慢性呼吸衰竭是由肺、脾、肾、心、脑虚损，感受外邪而致，肺、脾、肾、心亏虚是其内因，痰、瘀、水、饮、毒为其病理因素。慢性呼吸衰竭多属本虚标实，虚实错杂，急则治其标，缓则固其本，虚实夹杂当以标本兼治为原则，总体以补虚固本为主。中医将慢性呼吸衰竭分为痰热壅肺、痰浊闭窍、痰瘀阻肺、阳虚喘脱4种证型。临床治疗上，应先确定其类型及证候，再确定治法。

2.对症下药　中成药治疗慢性呼吸衰竭，应根据其类型及证候不同选择药物，做到辨证施治、对症用药。痰热壅肺证型宜采用清热化痰、肃肺平喘药物，痰浊闭窍证型宜采用涤痰开窍、理肺通气药物，痰瘀阻肺证型宜采用涤痰祛瘀、降气平喘药物，阳虚喘脱证型宜采用温阳固脱、纳气平喘药物。

## （二）用药方案

1.痰热壅肺证型　主要表现为喘咳气涌，息促气急，鼻翼翕动，胸部胀满，痰多黏稠，色黄或带血丝，常有胸中灼热，身热汗出，口渴喜冷饮，面赤咽干；舌质红，苔黄或黄腻，脉滑数。宜选用：①复方鲜竹沥液，每次20 mL，每天2～3次。②清开灵注射液，每次2～4 mL，肌内注射，每天1次；重症患者每次20～40 mL，溶于5%葡萄糖注射液200 mL或0.9%氯化钠注射液100 mL中静脉滴注，每天1次。

2.痰浊闭窍证型　主要表现为咳逆喘促，意识朦胧，神昏谵语，甚则昏迷抽搐，或伴痰鸣；舌质暗红或淡紫，脉滑数。宜选用：①安宫牛黄丸（胶囊），大蜜丸，成人每次1丸，每天1次，小儿3岁以内每次1/4丸，4～6岁每次1/2丸，或遵医嘱，每天1次；胶囊，每次2粒，每天3次，小儿酌减，或遵医嘱。②醒脑静注射液，每次2～4 mL，肌内注射，每天1～2次；或每次10～20 mL，溶于5%葡萄糖注射液或0.9%氯化钠注射液250～500 mL中静脉滴注，每天1次。

3.痰瘀阻肺证型　主要表现为呼吸不畅，喘促短气，喉间痰鸣如锯，胸憋胸闷，口唇青紫，咽喉不利，口干面红；舌质紫暗，或有瘀斑，舌下脉络瘀血，苔白或黄腻，脉弦滑。宜选用：复方丹参注射液，每次2～4 mL，肌内注射，每天1～2次；或每次10～20 mL，溶于5%或10%葡萄糖注射液250 mL中静脉滴注，每天1次；重症患者，每次30～40 mL，溶于0.9%氯化钠注射液或5%葡萄糖注射液250 mL中静脉滴注，每天1次。

4.阳虚喘脱证型　主要表现为喘促日久，呼多吸少，心悸气短，动则喘促更甚，汗出肢冷，面青唇暗，精神疲惫，时有下肢或颜面水肿；舌质淡胖，苔白腻，脉沉弱无力。宜选用：①珠贝定喘丸，成人每次6丸，含服或用温开水送服；儿童3～4岁每次1丸，5～6岁每次2丸，7～8岁每次3丸，9～10岁每次4丸，11～12岁每次5丸，每天3次。②参附注射液，每次5～20 mL，溶于5%葡萄糖注射液20 mL中静脉注射，每天1次；或每次20～100 mL，溶于5%葡萄糖注射液250～500 mL中静脉滴注，每天1次。

## （三）用药提示

1.复方鲜竹沥液　对本品过敏及阴虚久咳、气逆或咯血者禁用，过敏体质者慎用。风寒咳嗽者不宜服用，服药期间不宜同时服用滋补性中药。糖尿病患者及有高血压病、心脏病、肝病、肾病等慢性病严重者应在医师指导下服用。儿童、妊娠和哺乳期妇女、年老体弱及脾虚便溏者亦应在医师指导下服用。服药期间若体温超过38.5℃，或出现喘促气急、咳嗽加重、痰量明显增多，应去医院就医。应严格按照用法用量服用，不宜久服。服药期间忌烟酒及辛辣、生冷、油腻食物。

2.清开灵注射液　偶有过敏反应等不良反应，用药时一旦出现过敏反应，应立即停药，并做脱敏处理。过敏体质、妊娠及表证恶寒发热者慎用。患有心脑血管、肝、肾和造血系统等严重原发性疾病者，应在医师指导下使用。本品尽量不与其他药物（尤其抗生素类）配伍使用。本品产生沉淀或混浊时不得使用。

3.安宫牛黄丸（胶囊）　本品为热闭神昏所设，寒闭神昏者不得使用；处方中含麝香，有损胎气，妊娠及哺乳期妇女禁用；肝肾功能不全、造血系统疾病患者禁用。处方中含朱砂、雄黄，不宜长期和过量服用。过敏体质者慎用。治疗过程中如出现肢寒畏冷，面色苍白，冷汗不止，脉微欲绝，由闭证变为脱证时，应立即停药。使用本品前如正服用其他药品，请咨询医师。服药期间饮食宜清淡。

4.醒脑静注射液　随着醒脑静注射液在临床的广泛应用，其不良反应病例报道日趋增多。醒脑静注射液所致不良反应主要表现为过敏反应，占87.5%，如皮疹（面部或全身皮肤潮红，出现大小不等风团样皮疹伴瘙痒，继而出现胸闷、气促、呼吸困难等）、过敏性休克（血压下降、胸闷、呼吸困难、心率加快、恶心、呕吐、腹痛明显，全身皮肤充血、发痒、红肿、烦躁不安、大汗淋漓、四肢末梢发凉）、一般变态反应（咽喉部发痒、呼吸困难、寒战、胸闷、心悸、面色潮红、风疹、气喘、四肢麻木、面及口唇发绀、大汗淋漓、头晕、头痛、恶心、血压下降，但未至休克水平），以及精神症状（双眼凝视、神志恍惚、谵语、幻视幻觉、双手摸空、皮肤感觉过敏、狂躁）和药物热（畏寒、发热至39.7℃，伴头痛）。对本品过敏者及妊娠妇女禁用；临床应用中一旦出现过敏反应，应立即停药，并给予对症处理。

5.复方丹参注射液 偶见过敏反应等不良反应；本品不宜与抗癌药、止血药、抗酸药、阿托品、细胞色素 C、维生素 $B_1$、维生素 $B_6$、麻黄碱、络贝林、士的宁、雄性激素等联用；不宜与其他药物混合使用；使用前必须对光检查，发现药液混浊、沉淀、变色、漏气时不得使用。

6.珠贝定喘丸 月经期与妊娠妇女及运动员慎用。

7.参附注射液 偶见过敏反应等不良反应，对本品过敏或有严重过敏史者禁用；避免直接与辅酶 A、维生素 $K_3$、氨茶碱混合使用，不宜与半夏、瓜蒌、贝母、白蔹、白及、藜芦等中药同时使用，不宜与其他药物在同一容器内混合使用。使用前必须对光检查，发现药液出现浑浊、沉淀、变色、漏气时不得使用。本品含有皂苷，摇动时产生泡沫属正常现象，不影响疗效。

## 四、慢性阻塞性肺疾病

### （一）用药原则

1.辨证论治 慢性阻塞性肺疾病（COPD）是由于慢性支气管炎和肺气肿导致气流受限为特征的一类疾病。气流受限不完全可逆，呈进行性发展，部分患者可伴有气道高反应性，与肺部对有害气体或有害颗粒的异常炎症反应有关。本病以气道、肺实质和肺血管的慢性炎症为特征。除炎症外，肺部的蛋白酶和抗蛋白酶失衡及氧化与抗氧化失衡也在发病中起重要作用。本病属于中医学的"咳嗽""喘证""肺胀"等范畴。中医学认为，COPD 属于本虚标实、虚实夹杂，发作期以标实为主，缓解期以本虚为主。标实主要为外邪、痰浊、水饮、瘀血。早期以痰浊为主，渐而痰瘀并重，并可兼见气滞、水饮错杂；后期痰瘀壅盛，正气虚衰，标实与本虚并重。本虚为肺、脾、肾三脏虚损，但有偏重主次之不同。早期以气虚或气阴两虚为主，病位在肺、脾、肾；后期气虚及阳，可出现阴阳两虚，甚至阴竭阳脱之证，以肺、肾、心为主。中医将该病分为外寒内饮、风热犯肺、痰热郁肺、气虚血瘀痰阻、肺肾气虚5种证型。临床治疗上，应先辨别其类型及证候，再确定治法。

2. 对症下药　中成药治疗 COPD，应根据其类型及证候不同选择药物，做到辨证施治、对症用药。外寒内饮证型宜采用解表化饮、止咳平喘药物，风热犯肺证型宜采用疏风清肺、止咳化痰药物，痰热郁肺证型宜采用清肺化痰、降逆平喘药物，气虚血瘀痰阻证型宜采用益气活血化痰、降逆止咳平喘药物，肺肾气虚证型宜采用调补肺肾药物。

## （二）用药方案

1. 外寒内饮证型　主要表现为咳逆喘满不得卧，气短气急，咳泡沫白稀痰，胸部膨满，口干不欲饮，面色青暗，周身酸楚，恶寒；舌体胖大，舌质暗淡，舌苔白滑，脉浮紧。宜选用：①小青龙合剂（颗粒、胶囊、口服液），每次10～20mL，每天3次，用时摇匀；无蔗糖颗粒每次6g，有蔗糖颗粒每次13g，每天3次，开水冲服；胶囊，每次3～6粒，每天3次；口服液，每次10mL，每天3次。②苓桂咳喘宁胶囊，每次3粒，每天3次，10天为1个疗程。

2.风热犯肺证型　主要表现为咳嗽气促，喘逆胸闷，咳痰不爽，痰黏稠或稠黄，常伴恶风身热、头痛口渴、鼻流黄涕等；舌苔薄黄，脉浮数或浮滑。宜选用：①羚翘解毒丸（片、颗粒），大蜜丸，每次1丸，每天2～3次；浓缩丸，每次8丸，每天3次；片剂，每次4片，每天2次，用芦根汤或温开水送服；颗粒，每次10g，每天2～3次，开水冲服。②双黄连合剂（颗粒、胶囊、片、口服液），每次20mL，每天3次；颗粒，成人每次10g（6个月以下儿童每次2～3g，6个月至1岁每次3～4g，1～3岁每次4～5g，3岁以上酌量），每天3次，开水冲服；胶囊，每次4粒，每天3次；片剂，每次4片，每天3次；口服液，每次20mL，每天3次，小儿用量酌减或遵医嘱。

3.痰热郁肺证型　主要表现为咳逆喘息，气粗胸满，咳痰黄或白，黏稠难咳，身热烦躁，溲黄便干，口渴欲饮；舌质暗红，苔黄或黄腻，脉滑数。宜选用：①蛇胆川贝口服液（胶囊、散），每次10mL，每天2次；胶囊，每次1～2粒，每天2～3次；散剂，每次1～2瓶，每天2～3次。②复方鲜竹沥口服液，每次15mL，每天3次。

4.气虚血瘀痰阻证型　主要表现为胸憋气短，动则尤甚，咳嗽痰多，色白或呈泡沫状，身倦乏力，面色晦暗，唇甲发绀；舌质暗或暗紫，苔腻或浊腻，脉弦滑。宜选用人参胡桃汤合三子养亲汤：人参（单煎）、胡桃、当归、赤芍、川芎、地龙、五味子、紫苏子、莱菔子各9 g。水煎，每天1剂，早晚各服1次。

5.**肺肾气虚证型**　主要表现为呼吸浅短难续，甚则张口抬肩，倚息不能平卧，咳嗽，痰白如沫，咳吐不利，胸闷心悸，形寒汗出，或腰膝酸软，小便清长，或尿后余沥，或咳则小便自遗；舌淡或暗紫，苔白润，脉沉细虚数无力。宜选用：①百令胶囊，每次8粒，每天3次。②蛤蚧定喘丸（胶囊），小蜜丸，每次9 g，大蜜丸，每次1丸，每天2次；胶囊，每次3粒，每天2次。③固肾定喘丸，每次1.5～2.0 g，每天2～3次。既可在发病预兆前服用，也可预防久喘复发，一般15天为1个疗程。

### （三）用药提示

1.**小青龙合剂（颗粒、胶囊、口服液）**　对本品过敏者禁用，过敏体质者慎用。儿童、妊娠、哺乳期妇女及肝肾功能不全者禁用，高血压病、冠心病患者慎用，内热咳喘及虚喘者不适用，不宜在服药期间同时服用滋补性中药。支气管扩张、肺脓疡、肺心病、肺结核咳嗽时，应尽快去医院就诊。有肝病、糖尿病、肾病等慢性病史者，应在医师指导下服用。与其他药物同时使用时，须咨询医师或药师。糖尿病患者禁服含糖颗粒剂。服药期间忌烟酒及辛辣、生冷、油腻食物。

2.**苓桂咳喘宁胶囊**　对本品过敏者禁用，过敏体质者慎用。咽喉肿痛，五心烦热者禁用。儿童、妊娠妇女、体质虚弱者慎用。支气管扩张、肺脓疡、肺心病、肺结核患者，应在医师指导下服用。服用1周病症无改善应停止服用，尽快去医院就诊。服药期间，若患者体温超过38℃，或出现喘促气急者，或咳嗽加重、痰量明显增多者，或痰色由白转黄者，应尽快到医院就诊。正在使用其他药品者，服用本品前请咨询医师或药师。服药期间忌辛辣、油腻食物。

3.羚翘解毒丸（片、颗粒） 对本品过敏者禁用，过敏体质者慎用。表现为恶寒重，发热轻，无汗，鼻塞流清涕，口不渴，咳稀白痰等风寒感冒者不宜用。有高血压病、冠心病、糖尿病、肝病、肾病等慢性病严重者，以及妊娠妇女或正在接受其他治疗的患者，均应在医师指导下服用，不宜与滋补性中药同时服用。服药3天症状无缓解，或出现发热咳嗽加重，并出现其他症状，如胸闷、心悸时，应尽快去医院就诊。正在服用其他药品者，服用本品前请咨询医师或药师。服药期间忌烟酒及辛辣、生冷、油腻食物。

4.双黄连合剂（颗粒、胶囊、片、口服液） 对本品过敏者禁用，过敏体质者慎用。不宜与滋补性中药同时服用。表现为恶寒重，发热轻，无汗，头痛，鼻塞，流清涕，喉痒咳嗽等风寒感冒者不宜用。高血压病、冠心病、肝病、糖尿病、肾病等慢性病严重者，以及小儿、妊娠妇女、年老体虚者，应在医师指导下服用。服药期间忌烟酒及辛辣、生冷、油腻食物。

5.蛇胆川贝液（胶囊、散） 对本品过敏者禁用，过敏体质者、体质虚弱者及妊娠妇女慎用。支气管扩张、肺脓疡、肺心病、肺结核患者应在医师指导下服用。服药期间若体温超过38℃，或出现喘促气急者，或咳嗽加重、痰量明显增多者，应尽快到医院就诊。服用1周病症无改善者，应停止服用。使用本品前如正在使用其他药品，须咨询医师或药师。服药期间忌辛辣、油腻食物。

6.复方鲜竹沥口服液　对本品过敏及阴虚久咳、气逆或咯血者禁用，过敏体质者慎用，风寒咳嗽者不宜用。糖尿病患者及有高血压病、冠心病、肝病、肾病等慢性病史者，以及儿童、妊娠和哺乳期妇女、年老体弱及脾虚便溏者，应在医师指导下服用。服药期间不宜同时服用滋补性中药。服药期间若患者体温超过38℃，或出现喘促气急、咳嗽加重、痰量明显增多，应尽快去医院就诊。支气管扩张、肺脓疡、肺心病、肺结核患者出现咳嗽时，应尽快去医院就诊。应严格按照用法及用量服用，不宜久服。服药期间忌烟酒及辛辣、生冷、油腻食物。

7.蛤蚧定喘丸（胶囊）　对本品过敏者禁用，过敏体质者及高血压病、冠心病患者慎用。儿童、妊娠和哺乳期妇女、年老体弱及脾虚便溏者，应在医师指导下服用。支气管扩张、肺脓疡、肺心病、肺结核患者出现咳嗽时，应尽快去医院就诊。有肝病、糖尿病、肾病等慢性病史者，应在医师指导下服用。服药期间若患者体温超过38℃，或出现喘促气急，或咳嗽加重、痰量明显增多，以及服药7天症状无缓解，应尽快去医院就诊。使用本品前若正在使用其他药品，须咨询医师或药师。服药期间忌烟酒及辛辣、生冷、油腻食物。

8.固肾定喘丸　感冒发热者禁用。本品既可在发病预兆前服用，也可预防久喘复发，一般15天为1个疗程。

## 五、支气管扩张

### （一）用药原则

1.辨证论治　支气管扩张也称支气管扩张症，主要指急慢性呼吸道感染和支气管堵塞后，反复发生支气管化脓性炎症，致使支气管壁结构破坏，管壁增厚，引起支气管异常和持久性扩张的一类异质性疾病的总称。本病可以是原发和继发，主要分为囊性纤维化和非囊性纤维化导致的支气管扩张。本病属于中医学的"咳嗽""咯血""肺痈""肺痿"等范畴。中医将支气管扩张分为痰热壅肺、肝火犯肺、肺脾气虚、气阴两虚4种证型。因此，应先确定支气管扩张的类型及证候，再确定治法。

2.对症下药　中成药治疗支气管扩张，应注意类型及证候不同用药也不同。痰热壅肺证型宜采用清热泻肺、化痰止血药物，肝火犯肺证型宜采用清肝宁肺、凉血止血药物，肺脾气虚证型宜采用健脾益气、化痰止咳药物，气阴两虚证型宜采用养阴益气、清泄虚热药物。

### （二）用药方案

1.痰热壅肺证型　主要表现为咳嗽痰多，咳黄白黏痰或脓性痰，痰中带血或痰血相间，血色鲜红，或有热腥味，或兼有发热口渴，胸闷，气急，乏力，失眠，纳呆，头晕；舌红，苔黄或黄腻，脉数或滑数。宜选用：①竹沥合剂（鲜竹沥），每次10 mL，每天3次。②云南白药散

（胶囊），每次0.25～0.5 g（小儿2～5岁按1/4量、5～12岁按1/2量服用），每天4次；胶囊，每次1～2粒（小儿2～5岁按1/4量、6～12岁按1/2量服用），每天4次。

2. **肝火犯肺证型** 主要表现为气逆咳嗽，咳引胸胁，咯血鲜红而量多，少量白黏痰，兼见口苦咽干，心烦易怒，性情诱发；舌红，苔薄白或薄黄，脉细弦。宜选用：①云南白药散（胶囊），用法用量见用药方案1。②加味逍遥丸（散），每次6 g，每天2次；散剂，每次9 g，每天2次。

3. **肺脾气虚证型** 主要表现为咳嗽声低，咳黄白黏痰，咯痰无力，兼见乏力，自汗，头晕，纳呆，怕冷，耳鸣；舌淡红，苔薄白，脉滑。宜选用：①人参健脾丸（片），每次6 g，每天2次；片剂，每次4片，每天2次。②玉屏风颗粒（丸、口服液、袋泡剂），每次5 g，每天3次；水丸，每次6 g，每天3次；口服液，每次10 mL（1支），每天3次；袋泡剂，每次3 g，开水浸泡15分钟后饮服，每天2～3次。

4. **气阴两虚证型** 主要表现为咳嗽，咳少量黄黏痰或脓痰，痰难咯出，咯血或痰中带血，兼见气急，自汗，盗汗，乏力，口干苦，怕热，午后潮热，面部潮热，纳呆，烦躁，容易感冒，气短；舌红，苔薄白，脉细数。宜选用：①百合固金丸（口服液），大蜜丸，每次1丸，每天2次；浓缩丸，每次8丸，每天3次；口服液，每次20 mL，每天3次，小儿酌减。②百合固金丸（膏、糖浆、口服液、颗粒），大蜜丸，每次1丸，每天2次；膏剂，每次10～20 mL，每天2～3次；糖浆，每次20 mL，每天2次；口服液，每次10 mL，每天2～3次；颗粒，每次1袋，每天2次，开水冲服。

**（三）用药提示**

1.竹沥合剂（鲜竹沥）　对本品过敏者禁用，过敏体质者慎用。服药期间不宜同时服用滋补性中药。糖尿病患者应在医师指导下服用。有支气管扩张、肺脓疡、肺心病、肺结核患者出现咳嗽时，应去医院就诊。服药期间忌烟酒及辛辣、生冷、油腻食物。

2.云南白药散（胶囊）　过敏体质者及孕妇禁用，偶有过敏反应。外用前务必清除疮面。凡遇较重的跌打损伤可先服保险子1粒，轻伤及其他病症不必服。服药期间忌蚕豆、鱼类及酸冷食物。

3.加味逍遥丸（散）　对本品过敏者禁用，过敏体质者及孕妇慎用。平素月经正常，突然出现经量过多、经期延长，或月经过少、经期错后，或阴道不规则出血者应去医院就诊。有高血压、心脏病、肝病、糖尿病、肾病等慢性病严重者，应在医师指导下服用。服药期间忌生冷、油腻、辛辣及难消化的食物，并应保持情绪乐观，忌生气恼怒。

4.人参健脾丸（片）　感冒患者不宜服用，不宜和感冒类药同时服用。高血压、糖尿病患者及小儿、孕妇，应在医师指导下服用。本品不宜与藜芦、五灵脂、皂荚或其制剂同时服用。服药期间不宜喝茶和吃萝卜，以免影响药效。宜饭前或进食时服，服药期间忌油腻食物。

5.玉屏风颗粒（丸、口服液、袋泡剂）　宜饭前服用。服药期间忌油腻食物。

6.百合固金丸（口服液）　下列患者不宜服用：①表现为咳嗽声重，鼻塞流清涕，风寒咳嗽者；②脾胃虚弱，食少腹胀，大便稀溏者；③表现为痰多黏稠或稠厚成块，痰湿壅盛者。支气管扩张、肺脓疡、肺结核、肺心病及糖尿病患者，应在医师指导下服用。服药期间忌烟酒及辛辣食物。

7.养阴清肺丸（膏、糖浆、口服液、颗粒）　糖尿病患者慎用。痰湿壅盛、风寒咳嗽者不宜服用。有支气管扩张、肺脓肿、肺心病的患者，应在医师指导下服用。服药期间忌烟酒及辛辣食物。

# 第 2 章

# 消化系统疾病中成药的合理应用

## 一、胃食管反流病

### （一）用药原则

**1. 辨证论治**　胃食管反流病是指胃或十二指肠内容物反流进入食管导致的一系列慢性症状和食管黏膜损伤，主要症状有胃灼热、反酸和胸骨后疼痛等。胃食管反流病属于中医学的"嘈杂""吐酸""胸痛""噎膈"等范畴。依据中医理论，胃食管反流病的病因病机为情志不畅、饮食不节、劳累过度等因素，导致脾胃升降失调、胃失和降、胃气上逆。病位在胃，但与肝脾关系密切。病性为虚实相兼，寒热错杂。中医将胃食管反流病分为肝胃不和、肝胃郁热、气郁痰阻、气滞血瘀、胃阴亏虚和寒热错杂6种证型。因此，应先确定胃食管反流病的类型及证候，再确定治法。

**2. 对症下药**　中成药治疗胃食管反流病，应根据类型及证候选择不同药物。肝胃不和证型宜疏肝解郁、和胃降逆，肝胃郁热证型宜疏肝泻热、和胃降逆，气郁痰阻证型宜理气化痰、和胃降逆，气滞血瘀证型宜理气活血、和胃降逆，胃阴亏虚证型宜养阴益胃、和中降逆，寒热错杂证型宜辛开苦降、和胃降逆。

## （二）用药方案

1.肝胃不和证型　主要表现为胃灼热，反酸，胸骨后或胃脘部疼痛，每因情志因素而发作，胃脘胀闷，连及两胁，胸闷喜太息，嗳气频频，大便不畅；舌质淡红，苔薄白，脉弦。宜选用：①胃苏颗粒，每次1袋，每天3次，开水冲服，15天为1个疗程，可服1～3个疗程。②气滞胃痛颗粒（片），每次1袋，每天3次，开水冲服；片剂，每天3次，每次6片。

2.肝胃郁热证型　主要表现为胃灼热，反酸，胸骨后或胃脘部烧灼样疼痛，心烦易怒，嘈杂不适，口干口苦，大便干结；舌红苔黄，脉弦或数。宜选用：加味左金丸，每次6 g，每天2次。

3.气郁痰阻证型　主要表现为吞咽不利，咽中如有物梗阻，每因情志不畅而加重，时有胃灼热，反酸，嘈杂不适，时有咽痒咳嗽或有痰鸣气喘发作，食欲缺乏，大便不爽；舌淡苔薄白，脉弦或滑。宜选用：①木香顺气丸（颗粒），每次6 g，每天2～3次；颗粒，每次15 g，每天2次，3天为1个疗程。②沉香顺气丸，每次6 g，每天2次。

4.气滞血瘀证型　主要表现为胸骨后或胃脘部刺痛，脘腹胀满，或有吐血黑粪，偶有胃灼热，反酸，嗳气，形体消瘦，吞咽困难；舌质紫暗或有瘀斑，脉涩。宜选用：元胡止痛颗粒（胶囊、片、滴丸、口服液），每次1袋，每天3次；胶囊，每次4～6粒，每天3次；片剂，每次4～6片，每天3次；滴丸，每次20～30丸，每天3次；口服液，每次10 mL，每天3次。

5.胃阴亏虚证型　主要表现为胸骨后或胃脘部隐痛，嘈杂，胃灼热，口干咽燥，五心烦热，消瘦乏力，口渴不欲饮，大便干结；舌红少津，脉细数。宜选用：①养胃舒颗粒（胶囊），每次10～20 g，每天2次；胶囊，每次3粒，每天2次。②阴虚胃痛颗粒（胶囊），每次5 g，每天3次；胶囊，每次4粒，每天3次，30天为1个疗程。

6.寒热错杂证型　主要表现为胸骨后或胃脘部灼热反酸明显，胃痛隐隐，喜温喜按，空腹时胃脘痛甚，得食痛减，泛吐清水，食欲缺乏，神疲乏力，手足不温，大便溏薄；舌质红，苔白，脉虚弱。宜选用：荆花胃康胶丸，每次2粒，每天3次，4周为1个疗程。

## （三）用药提示

1.胃苏颗粒　偶有口干、嘈杂等不良反应；妊娠妇女忌用；用药期间少食生冷与油腻难消化的食物，保持情绪稳定。

2.气滞胃痛颗粒（片）　糖尿病患者不宜服含糖颗粒剂，重度胃痛、年老体虚者应在医师指导下服用，妊娠妇女慎用。用药期间忌辛辣食物及气怒。

3.加味左金丸　服药期间忌食辛辣食物及气怒。重度胃痛者应在医师指导下服用。

4.木香顺气丸（颗粒）　口干舌燥、手心发热等阴液亏损者慎用，妊娠妇女慎用。服药期间忌生冷油腻食物，宜空腹温开水送服。

5.沉香顺气丸　妊娠妇女与体虚及肺炎患者禁用。

6.元胡止痛颗粒（胶囊、片、滴丸、口服液） 经期或经后小腹隐痛喜按，经质稀或色淡，伴有头晕目花、心悸气短等虚证型痛经者不宜服用；妊娠妇女慎用；服药期间忌生冷食物；出现皮疹、胸闷、气短等症状者应停用，并去医院就诊。

7.养胃舒颗粒（胶囊） 湿热胃痛及重度胃痛者应在医师指导下服用。妊娠妇女慎用。服药期间忌油腻食物。

8.阴虚胃痛颗粒 对本品过敏者禁用，虚寒胃痛者不宜用，糖尿病及高血压病、心脏病、肝病、肾病等慢性疾病者和过敏体质者慎用。服药期间饮食宜清淡，忌酒及辛辣、生冷、油腻食物，保持心情舒畅，忌愤怒。

9.荆花胃康胶丸 有头晕、头痛、恶心、呕吐、腹痛、胃脘不适、皮疹等不良反应，过敏体质、对本品过敏者及妊娠妇女禁用。


## 二、功能性消化不良

### （一）用药原则

1.辨证论治 功能性消化不良是指具有腹痛、上腹胀、早饱、嗳气、食欲缺乏、恶心、呕吐等不适症状，经检查排除引起上述症状的器质性病变的一组临床综合征。功能性消化不良属于中医学的"痞满""胃脘痛""呕吐"等范畴，临床主要症状为上腹部胀满、胃痛、早饱、恶心、呕吐、反酸、嘈杂、嗳气、呃逆等，持续或反复发作；经内镜、影像学及实验室检查排除器质性疾病。依据中医理论，功能性消化不良主要的病因病机为外感六淫之邪、饮食不节、情志不调、劳倦过度等，导致脾胃虚弱，脾失健运，胃失和降，气机阻滞。本病病位在胃，但与肝脾关系密切；病性为本虚标实，寒热错杂。以脾虚为本，以气滞、血瘀、食积、痰湿等邪实为标。中医将功能性消化不良分为脾虚气滞、脾虚痰阻、肝胃不和、脾胃湿热、饮食积滞、寒热错杂、脾胃虚寒7种证型。因此，应先确定功能性消化不良的类型及证候，再确定治法。

2.对症下药　中成药治疗功能性消化不良，应根据类型及证候选择用药。脾虚气滞证型宜健脾益气、理气消胀，脾虚痰阻证型宜健脾益气、祛湿化痰，肝胃不和证型宜疏肝解郁、理气和胃，脾胃湿热证型宜健脾和胃、清化湿热，饮食积滞证型宜消积导滞、和胃降逆，寒热错杂证型宜寒热并用、和中消痞，脾胃虚寒证型宜健脾益气、温中散寒。

## （二）用药方案

1.脾虚气滞证型　主要表现为胃部胀满或疼痛，餐后明显，胸脘不舒，反复发作，时轻时重，呃逆嗳气，气短乏力，大便稀溏；舌淡胖，苔白，脉弦细。宜选用：①胃苏颗粒，每次1袋，每天3次，15天为1个疗程，可服1～3个疗程。②气滞胃痛颗粒（片），每次5 g，每天3次；片剂，每次6片，每天3次。③健脾舒肝丸，每次1丸，每天2次。

2.脾虚痰阻证型　主要表现为胃部胀满或疼痛，胸脘痞塞，满闷不舒，呃逆嗳气，头晕目眩，呕吐痰涎，大便黏滞不爽，身重倦怠，疲乏无力；舌苔白腻，脉细滑。宜选用：①香砂养胃丸（颗粒、口服液、片），水丸，每次9 g，每天2次；浓缩丸，每次8丸，每天3次；颗粒，每次1袋，每天2次；口服液，每次1支，每天2次；片剂，每次4～8片，每天2次。②香砂和胃丸，每次6 g，每天3次。③藿香正气水（丸、颗粒、胶囊、片、口服液），每次0.5～1支，每天2次，用时摇匀；浓缩丸，每次8丸，每天3次；滴丸，每次1～2袋，每天2次；颗粒，每次1袋，每天2次；胶囊，每次1粒，每天2次；片剂，每次4～8片，每天2次；口服液，每次5～10 mL，每天2次。

3.肝胃不和证型　主要表现为胃部胀满或疼痛，痞塞不舒，纳少泛恶，心烦易怒，两胁作胀；舌苔薄白，脉弦。宜选用：①越鞠丸，每次6 g，每天3次。②气滞胃痛颗粒（片），每次5 g，每天3次；片剂，每次6片，每天3次。③胃苏颗粒，每次1袋，每天3次，15天为1个疗程，可服1～3个疗程。

4.脾胃湿热证型　主要表现为胃脘痞满，食少纳呆，口干不欲饮，口苦心烦，身重困倦，大便不爽，小便赤黄；舌红，苔黄腻，脉滑数。宜选用：①肠胃康颗粒（胶囊、片），每次1袋，每天3次；胶囊，每次2粒，每天3次；片剂，每次4～6片，每天3次。②龙胆泻肝丸（颗粒、胶囊、片、口服液），大蜜丸，每次1～2丸，每天2次；水丸，每次3～6 g，每天2次；颗粒，每次6 g，每天2次；胶囊，每次4粒，每天3次；片剂，每次4～6片，每天2～3次；口服液，每次1支，每天3次。

5.饮食积滞证型　主要表现为胃脘痞满，胀痛不舒，嗳腐吞酸，恶心呕吐，吐后症轻，矢气臭秽；舌苔垢腻，脉细弦滑。宜选用：①加味保和丸，每次6 g，每天2次；②健胃消食片，每次3片，每天3次；③大山楂丸，每次1丸，每天3次。

6.寒热错杂证型　　主要表现为胃脘痞满，灼热不舒，喜进冷饮，嘈杂反酸，口干口苦，心烦躁热，畏寒肢冷，肠鸣便溏；舌淡，苔黄，脉沉细数。宜选用：半夏泻心片，每次5片，每天2～3次。

7.脾胃虚寒证型　　主要表现为胃脘痞满或隐痛，喜温喜按，食后加重，畏寒肢冷，食少纳呆，神疲乏力，肠鸣便溏，遇冷加重；舌淡胖，苔白，脉沉迟。宜选用：①附子理中丸（片），大蜜丸，每次1丸，每天2～3次；水蜜丸，每次6 g，每天2～3次；浓缩丸，每次8～12丸，每天3次；片剂，每次6～8片，每天1～3次。②虚寒胃痛颗粒（胶囊），每次1袋，每天3次；胶囊，每次4粒，每天3次。③温胃舒颗粒（胶囊），每次1～2袋，每天2次；胶囊，每次3粒，每天2次。

## （三）用药提示

1.胃苏颗粒　　偶有口干、嘈杂等不良反应，妊娠妇女忌用，用药期间少食生冷及油腻难消化的食物，保持情绪稳定。

2.气滞胃痛颗粒（片）　　糖尿病患者不宜服含糖颗粒剂，重度胃痛、年老体虚者应在医师指导下服用，妊娠妇女慎用，用药期间忌辛辣食物及气怒。

3.健脾舒肝丸　　感冒患者不宜服用，哺乳期妇女慎用；服药期间忌油腻食物；服药2周症状无改善或加重，应立即停药并去医院就诊。

4.香砂养胃丸（颗粒、口服液、片） 表现为胃部灼热、隐隐作痛、口干舌燥者不宜服用；糖尿病、高血压病、心脏病、肝肾疾病等慢性病患者，应在医师指导下服用。服药期间忌生冷油腻食物。

5.香砂和胃丸 表现为口干、舌红少津、大便干燥等脾胃阴虚者不宜服用，哺乳期妇女、过敏体质者慎用。服药期间忌食生冷油腻不易消化食物。

6.藿香正气水（丸、颗粒、胶囊、片、口服液） 偶见瘙痒、荨麻疹、心动过速等不良反应，严重者可出现过敏性休克，对本品过敏者禁用；表现为发热、出汗、口渴、流浊涕、咽喉肿痛、咳嗽痰黄等风热感冒者不宜服用；高血压病、心脏病、糖尿病、肝病、肾病等慢性病或正在接受其他治疗的患者及过敏体质者慎用。服药期间饮食宜清淡，忌烟酒及辛辣、生冷、油腻食物。

7.越鞠丸 妊娠妇女慎用。服药期间食易消化食物，忌气怒。

8.龙胆泻肝丸（颗粒、胶囊、片、口服液） 妊娠妇女禁用；长期服用可导致肾损害，肾功能不好者慎用；治疗期间应注意肾功能监测；少数患者可见恶心、腹痛、腹泻等消化道不良反应。服药期间忌辛辣、刺激、油腻食物，脾胃虚弱者不宜久服。

9.大山楂丸 表现为脾胃虚弱、无积滞而食欲缺乏者不宜服用，过敏体质者慎用，不宜与滋补性中药同时服用。服药期间饮食宜清淡，忌酒及辛辣、生冷、油腻食物。

10.半夏泻心片 表现为气滞或食积所致的心下痞满者

不宜服用。

11.附子理中丸（片）  急性肠胃炎、泄泻兼有大便不畅、肛门灼热者不宜服用，妊娠妇女慎用。服药后如出现血压升高、头痛、心悸等症状，应立即停药。

12.虚寒胃痛颗粒（胶囊）  妊娠妇女禁用，表现为口干、舌红少津、大便干燥脾胃阴虚者不宜服用，服药期间忌生冷油腻不易消化食物。

13.温胃舒颗粒（胶囊）  胃出血、妊娠妇女及对本品过敏者禁用，过敏体质者、胃脘灼热证型、重度胃痛、糖尿病患者及年老体虚者慎用。

## 三、消化性溃疡

### （一）用药原则

1.辨证论治  消化性溃疡主要指发生于胃和十二指肠的慢性溃疡，是一种多发病、常见病。溃疡的形成有各种因素，其中酸性胃液对黏膜的消化作用是溃疡形成的基本因素。消化性溃疡属于中医学的"胃脘痛""泛酸""嘈杂"等范畴。消化性溃疡临床表现为长期周期性发作，并有明显节律性的上腹部疼痛，可伴有反酸、恶心、呕吐、嗳气等，还可并发出血、穿孔及幽门梗阻，常与胃炎并存。依据中医理论，本病主要是由七情刺激、肝失疏泄、木横克土、肝胃不和、气滞血瘀，或饮食不节、劳倦内伤、病久不愈、脾胃虚弱、气血失调而成。本病基本病机是胃失和降，气机郁滞，不通则痛。病位在胃，与肝脾密切相关。病性分寒、热或寒热错杂，以及虚、实或虚实夹杂。中医将消化性溃疡分为肝胃不和、肝胃郁热、脾胃虚寒、脾胃湿热、胃阴不足、胃络瘀阻6种证型。因此，应先确定消化性溃疡的类型及证候，再确定治法。

2.对症下药　中成药治疗消化性溃疡，应根据其类型及证候不同合理选择药物。肝胃不和证型宜采用疏肝理气、和胃止痛药物，肝胃郁热证型宜采用清泄郁热、理气和中药物，脾胃虚寒证型宜采用温中健脾、缓急止痛药物，脾胃湿热证型宜采用清热化湿、运脾和中药物，胃阴不足证型宜采用养阴和中、益胃生津药物，胃络瘀阻证型宜采用活血化瘀、通络止痛药物。

### （二）用药方案

1.肝胃不和证型　主要表现为胃脘胀痛，连及两胁，遇情志不遂加重，嗳气或矢气则舒，嘈杂反酸，口苦，胸闷食少，性急易怒，喜叹息；舌苔薄白，脉弦。宜选用：①气滞胃痛颗粒（片），每次1袋，每天3次，开水冲服；片剂，每次6片，每天3次。②胃苏颗粒，每次1袋，每天3次，开水冲服。15天为1个疗程，可服1~3个疗程。

2.肝胃郁热证型　主要表现为胃脘灼痛，痛势急迫，反酸嘈杂，口干口苦，喜冷饮，烦躁易怒，大便干结；舌质红，苔黄，脉弦或弦数。宜选用：①四方胃片（胶囊），每次3片，每天2~3次；胶囊，每次3粒，每天2~3次。②健胃愈疡片（颗粒、胶囊），每次4~5片，每天4次；颗粒，每次1袋，每天3次，开水冲服；胶囊，每次4~5粒，每天4次。

3.脾胃虚寒证型　主要表现为胃脘隐痛，喜温喜按，遇冷或劳累易发作和加重，空腹痛重，得食痛减，食后腹胀，泛吐清水，畏寒肢冷，倦怠乏力，神疲懒言，大便溏薄；舌质淡嫩，边有齿印，苔薄白，脉细弱或沉细。宜选用：①安中片，每次4~6片，每天3次。②安胃疡胶囊（片），每次0.4 g，每天4次；片剂，每次8片，每天3次。

4.脾胃湿热证型　主要表现为胃脘疼痛，痞胀不适，纳谷不香，恶心欲吐，口苦口黏，不思饮食，肢重困倦，小便黄，大便溏而不爽；舌质红，苔黄腻，脉滑或滑数。宜选用：①肠胃康颗粒，每次1袋，每天3次。②溃疡宁胶囊，每次3粒，每晚睡前服。

5.胃阴不足证型　主要表现为胃脘隐隐灼痛，空腹时加重，嘈杂，似饥而不欲食，口干舌燥而不欲饮，大便干结，手足心热；舌红少津、有裂纹，少苔或花剥苔，脉细数。宜选用：①阴虚胃痛片（颗粒），每次6片，每天3次；颗粒，每次10 g，每天3次。②胃乐宁片，每次4片，每天3次。

6.胃络瘀阻证型　主要表现为胃脘刺痛，痛处不移，入夜尤甚，胃痛剧烈，可痛彻胸背，肢冷，汗出，有呕血或黑粪史；舌质紫暗或有瘀点、瘀斑，脉弦或涩。宜选用：①荜铃胃痛颗粒，每次1袋，每天3次，开水冲服。②复方三七胃痛胶囊，每次3~4粒，每天3次。

## （三）用药提示

1.气滞胃痛颗粒（片）　糖尿病患者不宜用含糖颗粒剂，重度胃痛、年老体虚者应在医师指导下服用，妊娠妇女慎用，用药期间忌辛辣食物及气怒。

2. 胃苏颗粒 服后偶有口干、嘈杂等不良反应，妊娠妇女禁用，服药期间应保持情绪稳定，少食生冷及油腻难消化的食物。

3. 四方胃片（胶囊） 对该药过敏者禁用，妊娠妇女及过敏体质者慎用，表现为口干、舌红少津、大便干燥等脾胃阴虚者不宜用，用药期间忌生冷、油腻不易消化食物，忌情绪激动或生闷气。

4. 健胃愈疡片（颗粒、胶囊） 过敏体质者慎用，不宜与重金属盐、生物碱、强心苷、明胶等制剂同时服用，用药期间忌辛辣、酸性及刺激性食物。

5. 安中片 急性胃炎、出血性溃疡者禁用。

6. 安胃疡胶囊（片） 虚寒性胃脘疼痛者慎用，用药期间忌生冷及过度辛辣刺激性食物。

7. 疡宁胶囊 虚寒性溃疡患者慎用，服药后勿饮水进食，忌辛辣食物。

8. 阴虚胃痛片（颗粒） 对该药过敏者禁用，过敏体质者慎用，表现为遇寒则胃脘作痛、喜热饮食等脾胃阳虚者不宜用，用药期间忌辛辣刺激性食物。

9. 胃乐宁片 对该药过敏者禁用，过敏体质者慎用，表现为遇寒凉则胃痛发作或加重、得温暖则胃痛减轻、喜热饮食等寒痛者不宜用，不宜与滋补性中药同时服用。用药期间忌辛辣、生冷、油腻食物，以及忌情绪激动和生闷气。

10. 荜铃胃痛颗粒 对该药过敏者禁用，过敏体质者慎用，不宜与滋补性中药同时服用。服药期间忌辛辣、生冷、油腻食物，以及忌情绪激动和生闷气。

11.复方三七胃痛胶囊 有口干、便秘、少汗、口鼻咽喉及皮肤干燥、视物模糊、排尿困难（老人）等不良反应。前列腺肥大、青光眼、妊娠妇女及月经过多者、哺乳期妇女禁用；高血压病、心脏病、反流性食管炎、胃肠道阻塞性疾病、甲状腺功能亢进症、溃疡性结肠炎患者慎用；表现为口渴、口臭、胃中嘈杂易饥、大便秘结，甚则口腔糜烂、牙周肿痛等胃热痛者不宜用；不宜与滋补性中药同时服用；用药期间忌辛辣、生冷、油腻食物，以及忌情绪激动和生闷气。

## 四、慢性胃炎

### （一）用药原则

1.辨证论治 慢性胃炎是由不同病因所致的胃黏膜慢性炎症，最常见的是慢性浅表性胃炎和慢性萎缩性胃炎。慢性胃炎属于中医学的"胃脘痛""痞满"等范畴。根据中医学理论，应分清本病的缓急、寒热、虚实、气血和涉及的脏腑。慢性胃炎虽多呈慢性，但病程中可有急性加重。急性起病或加重者，多因外感寒邪或恣食生冷、暴饮暴食所致；起病缓慢或渐发者，常由肝郁气滞或脾胃虚弱引起。中医将慢性胃炎分为肝气犯胃、寒邪克胃、饮食伤胃、湿热阻胃、瘀血停胃、脾胃虚寒、胃阴亏虚7种证型。因此，应先确定慢性胃炎的类型和证候，再确定治法。

2.对症下药 中成药治疗慢性胃炎，应根据不同类型及证候选择用药。肝气犯胃证型宜选用疏肝理气、和胃止痛的药物，寒邪克胃证型宜选用温胃散寒、理气止痛的药物，饮食伤胃证型宜选用消食导滞、下气宽中的药物，湿热阻胃证型宜选用清化湿热、理气和胃的药物，瘀血停胃证型宜选用活血化瘀、理气和胃的药物，脾胃虚寒证型宜选用益气健脾、温胃止痛的药物，胃阴亏虚证型宜选用养阴生津、益胃止痛的药物。

## （二）用药方案

1.**肝气犯胃证型**　主要表现为胃脘胀痛，痛连胁背，嗳气痛轻，气怒痛重，胸脘痞闷，嘈杂吞酸，排便不畅，善喜叹息；舌边红苔白，脉沉弦。宜选用：①气滞胃痛颗粒（片），每次1袋，每天3次，开水冲服；片剂，每次6片，每天3次。②胃苏颗粒，每次1袋，每天3次，开水冲服。15天为1个疗程，可服1~3个疗程。

2.**寒邪克胃证型**　主要表现为胃凉暴痛，遇冷痛重，纳呆喜热，口淡乏味，或有寒热表证，泛吐酸水，大便稀溏，小便清长；舌淡苔白，脉弦紧。宜选用：胃气止痛丸，每次6 g，每天3次。

3.**饮食伤胃证型**　主要表现为伤食胃痛，脘腹饱胀，厌食拒按，嗳腐酸臭，恶心欲吐，吐后症轻，大便不爽，矢气酸臭；舌苔厚腻，脉弦滑。宜选用：①加味保和丸，每次6 g，每天3次。②越鞠保和丸，每次6 g，每天3次。

4.**湿热阻胃证型**　主要表现为胃脘热痛，胸脘痞满，口苦口黏，头身重着，纳呆嘈杂，肛门灼热，大便不爽，小便不利；舌苔黄腻，脉滑数。宜选用：枫蓼肠胃康颗粒（胶囊、片），每次1袋，每天3次，开水冲服；胶囊，每次2粒，每天3次；片剂，每次4~6片，每天3次。15天为

1个疗程。

5.瘀血停胃证型 主要表现为胃痛如割，痛久拒按，痛处不移，呕血黑粪，入夜痛甚，痛彻胸背，食后痛重；舌底脉络紫暗，舌质暗红或有瘀斑，脉弦涩。宜选用：复方田七胃痛胶囊（片），每次3～4粒，每天3次；片剂，每次3～4片，每天3次。症状消失后，可继续服用15天，每次2粒（片），每天2次。

6.脾胃虚寒证型 主要表现为胃凉隐痛，喜按喜热，纳少便溏，畏寒肢冷，得食痛减，遇冷痛重，餐后饱胀，口淡流涎；舌淡有齿痕，舌苔薄白，脉沉细。宜选用：①理中丸（片），每次1丸，每天2次；片剂，每次5～6片，每天 2次。②温胃舒颗粒（胶囊），每次1～2袋，每天2次，开水冲服；胶囊，每次3粒，每天2次。③虚寒胃痛颗粒（胶囊），每次1袋，每天3次，开水冲服；胶囊，每次4粒，每天3次。

7.胃阴亏虚证型 主要表现为胃热隐痛，口干舌燥，大便干燥，手足心热，纳呆干呕，空腹症重，似饥不食；舌红少津，裂纹无苔，脉细数。宜选用：养胃舒颗粒（胶囊），每次10～20 g，每天2次，开水冲服；胶囊，每次3粒，每天2次。

## （三）用药提示

1.气滞胃痛颗粒（片） 糖尿病患者不宜用含糖颗粒剂，重度胃痛、年老体虚患者应在医师指导下服用，妊娠妇女慎用，用药期间忌辛辣食物及气怒。

2.胃苏颗粒 偶有口干、嘈杂等不良反应；妊娠妇女禁用；服药期间保持情绪稳定，忌恼怒；少食生冷及油腻难消化的食物。

3.**胃气止痛丸** 表现为口干、舌红少津、大便干燥等脾胃阴虚患者，以及表现为口干、急躁易怒、头晕与血压高等肝肾阴虚患者不宜服用；妊娠妇女、年老体弱者应在医师指导下服用；用药期间忌生冷油腻不易消化食物；不宜久服。

4.**加味保和丸** 对该药过敏者禁用，妊娠妇女、过敏体质者慎用，用药期间忌生冷食物。

5.**越鞠保和丸** 表现为口干、舌红少津、大便干燥的脾胃阴虚患者，以及表现为神倦乏力、气短嗜卧的年老体弱患者不宜服用，妊娠妇女慎用，用药期间忌生冷油腻难消化的食物。

6.**枫蓼肠胃康颗粒（胶囊、片）** 服药期间忌生冷油腻难消化的食物。

7.**复方田七胃痛胶囊（片）** 有口干、便秘、汗少、口鼻咽喉及皮肤干燥、视物模糊、排尿困难等不良反应。前列腺肥大、青光眼患者，以及妊娠、哺乳期和月经量过多妇女禁用，高血压病、心脏病、反流性食管炎、胃肠道阻塞性疾病、甲状腺功能亢进症、溃疡性结肠炎患者慎用。用药期间饮食宜清淡，忌辛辣、生冷、油腻食物，忌情绪激动，不宜与滋补性中药同时服用，表现为口渴、口臭、胃中嘈杂、易饥、大便秘结、口腔糜烂、牙周肿痛等胃热患者不宜服用。

8.**理中丸（片）** 感冒发热、妊娠妇女、过敏体质者慎用；服药期间忌生冷、辛辣、油腻食物；有慢性结肠炎、溃疡性结肠炎便脓血等慢性病史者，应在医师指导下使用；泄泻时腹部热胀痛者禁用。

9.温胃舒颗粒（胶囊）　胃出血患者及妊娠妇女禁用，胃脘灼热证型及重度胃痛者慎用，糖尿病患者慎服含糖颗粒剂。

10.虚寒胃痛颗粒（胶囊）　表现为口干、舌红少津、大便干燥等脾胃阴虚患者不宜服用，妊娠妇女及对本品过敏者禁用，过敏体质者慎用，服药期间忌生冷油腻不易消化的食物。

11.养胃舒颗粒（胶囊）　湿热胃痛与重度胃痛及妊娠妇女慎用，服药期间忌油腻食物。

## 五、功能性便秘

### （一）用药原则

1.辨证论治　功能性便秘是指由非器质性原因引起的便秘，又称特发性便秘，分为排空迟缓型、功能性出口梗阻型和合并或混合型3种类型。肛管内外括约肌功能障碍、直肠平滑肌动力障碍、直肠感觉功能损害等因素都会造成排便梗阻，导致功能性便秘；长期抑郁和焦虑，亦可导致功能性便秘。中医理论认为，功能性便秘的基本病机为大肠传导功能失常，病位在大肠，与脾、胃、肝、肾、肺等脏腑的功能失调有关。病性可概括为寒、热、虚、实。中医将功能性便秘分为肠道实热、肠道气滞、脾虚气弱、脾肾阳虚、阴虚肠燥5种证型。治疗本病应以通下为主，但不可单纯用泻下药，应针对不同病因采取相应的治法。实秘为邪滞肠胃、壅塞不通所致，故以祛邪为主，给予泻热、温肾、通导之法，使邪去便通；虚秘为肠失濡养、推动无力而致，故以扶正为先，给予益气温阳、滋阴养血之法，使正盛便通。因此，应先确定功能性便秘的类型及证候，再确定治法。

2.对症下药　中成药治疗功能便秘，应根据类型及证候选择用药。肠道实热证型宜泻热导滞、润肠通便，肠道气滞证型宜顺气导滞、攻下通便，脾虚气弱证型宜益气润肠，脾肾阳虚证型宜温阳通便，阴虚肠燥证型宜滋阴通便。

### （二）用药方案

1.**肠道实热证型**　主要表现为大便秘结，腹胀腹痛，口干口臭，小便短赤，面红身热；舌质红，苔黄或黄燥，脉滑数。宜选用：①麻仁润肠丸（胶囊），大蜜丸，每次1～2丸，每天2次；软胶囊，每次8粒，每天2次，年老体弱者酌情减量。②麻仁丸（胶囊），大蜜丸，每次1丸，每天1～2次；胶囊，每次2～4粒，早晚各1次，或睡前1次服，5天为1个疗程。③复方芦荟胶囊（片），每次1～2粒，每天1～2次；片剂，每次2～4片，每天1～2次。

2.**肠道气滞证型**　主要表现为大便不畅，欲解不得，甚则腹中作胀，嗳气频作；舌淡红，苔薄腻，脉弦。宜选用：木香理气片，每次4～8片，每天2次。

3.**脾虚气弱证型**　主要表现为虽有便意，但排便困难，用力努挣则汗出短气，便后乏力，面白神疲，肢倦懒言；舌淡苔白，脉虚。宜选用：便秘通口服液（软膏），每次20 mL，每天2次；软膏，每次约0.5 g涂于肚脐内，按摩30秒，每天2~3次。

**4.脾肾阳虚证型**　主要表现为大便艰涩，排出困难，小便清长，面色白，四肢不温，喜热怕冷，腹中冷痛，或腰膝酸冷；舌淡苔白，脉沉迟。宜选用：半硫丸，每次3~6 g，每天2次。

**5.阴虚肠燥证型**　主要表现为大便干结，状如羊屎，口干少津，心烦少眠，潮热盗汗；舌质红，少苔，脉细数。宜选用：通乐颗粒，每次12 g，每天2次，开水冲服。

## （三）用药提示

**1.麻仁润肠丸（胶囊）**　少数患者服药后出现腹痛、大便次数过多、偏稀等不良反应，可酌情减量或停服；结肠癌、严重肠道憩室、肠梗阻及炎症性肠病等器质性病变引起的排便困难禁用；妊娠妇女禁用，月经期妇女慎用；年轻体壮者便秘不宜用；有慢性病史、小儿及年老体虚者不宜长期服用；服药期间忌生冷、油腻、辛辣食物。

**2.麻仁丸（胶囊）**　妊娠妇女禁用，年轻体壮者便秘不宜用，年老体弱者不宜久服，服药期间忌生冷、油腻、辛辣食物。

**3.复方芦荟胶囊（片）**　偶有腹部不适的不良反应。妊娠妇女及肝肾功能不全者禁用，不宜大量及少量久服。

**4.木香理气片**　儿童、年老体弱及表现为身倦乏力、气短嗜卧、动则作喘、消瘦者不宜服用，服用3天无效者应立即停药，对该药过敏者禁用，过敏体质者慎用，服药期间忌生冷油腻不易消化食物。

5.便秘通口服液（软膏）　个别患者服用后可出现口干的不良反应。服药后症状无改善或症状加重及出现新的症状者，应立即停药；对该药过敏者禁用；过敏体质者慎用；服药期间忌生冷、辛辣、油腻食物。

6.通乐颗粒　偶见上腹部不适或大便难以控制的不良反应，一般不影响继续治疗。妊娠妇女及糖尿病患者禁用；对该药过敏者禁用，过敏体质者慎用；有高血压病、心脏病、肝病、肾病等慢性病严重者，应在医师指导下服用；服药3天症状未缓解者应去医院就诊；不宜与滋补性中药同时服用，服药期间饮食宜清淡，忌烟酒及辛辣、生冷、油腻食物。

# 六、溃疡性结肠炎

## （一）用药原则

1.辨证论治　溃疡性结肠炎又称慢性非特异性溃疡性结肠炎，属非特异性炎症性肠病。临床以腹痛腹泻、黏液脓血便、里急后重为主要表现。溃疡性结肠炎属于中医学的"痢疾""泄泻""腹痛"等范畴。中医学认为，本病多因脾胃虚弱、感受外邪、饮食不节或忧思恼怒致使脾胃损伤，湿热内生，病邪滞留于肠腑，导致大肠气血壅滞、传导失司、通降不利而发病。其病位在大肠，与肝、脾、胃、肾等功能失调有关。中医将溃疡性结肠炎划分为大肠湿热、脾胃气虚、脾肾阳虚、肝郁脾虚、阴虚肠燥、血瘀肠络6种证型。急性发作期治疗以清热化湿为主，缓解期则以健脾益气为本。

2.对症下药　中医治疗溃疡性结肠炎，多以健脾化湿、温中清热、调气行血等法兼用。大肠湿热证型治宜清热化湿、调气行血，脾胃气虚证型治宜健脾益气、除湿升阳，脾肾阳虚证型治宜健脾补肾、温阳化湿，肝郁脾虚证型治宜疏肝理气、健脾和中，阴虚肠燥证型治宜滋阴养血、益气健中，血瘀肠络证型治宜活血化瘀、理肠通络。

## （二）用药方案

1.大肠湿热证型　主要表现为腹痛腹泻，黏液脓血便，里急后重，肛门灼热，口苦，小便短赤，舌质红，苔黄腻，脉滑数或濡数。宜选用：①香连丸（片），每次3~6g，每天2~3次，小儿酌减；片剂，每次5片（大片），每天3次，小儿每次2~3片（小片），每天3次。②香连止泻片，每次4片，每天2~3次。③香连化滞丸，每次2丸，每天2次。

2.脾胃气虚证型　主要表现为腹泻便溏，有黏液或少量脓血，食少纳差，食后腹胀，腹部隐痛、喜按，肢倦乏力，面色萎黄；舌质淡或舌胖有齿痕，苔薄白，脉细弱或濡缓。宜选用：①补脾益肠丸，每次6g，每天3次。②香砂六君子丸，水丸，每次6~9g，每天2~3次；浓缩丸，每次12丸，每天3次。

3.脾肾阳虚证型　主要表现为久泻不愈，大便清稀或伴有完谷不化或黎明前泻，脐中腹痛，喜温喜按，腰膝酸软，形寒肢冷，食少神疲，面色㿠白；舌质淡，舌体胖有齿痕，苔白润，脉沉细或尺脉弱。宜选用：四神丸（片），每次9g，每天1~2次，温开水送服；片剂，每次

4片，每天2次。

4. 肝郁脾虚证型　主要表现为腹痛则泻，泻后痛减，腹泻发作常与情志因素有关，黏液便，胸胁胀闷，喜叹息，纳差腹胀，矢气较频；舌质淡红，苔薄白，脉弦或弦细。宜选用：①香砂枳术丸，每次10 g，每天2次。②香砂六君子丸，水丸，每次6~9 g，每天2~3次；浓缩丸，每次12丸，每天3次。

5. 阴虚肠燥证型　主要表现为大便秘结或带少量脓血，虚坐努责，腹痛绵绵，心烦易怒，午后低热，形瘦乏力，口燥咽干；舌质红，苔燥少津，脉细数。宜选用：①麻仁丸（胶囊），每次1丸，每天1~2次；胶囊，每次2~4粒，早晚各1次或睡前1次服，5天为1个疗程。②麻仁润肠丸（软胶囊），每次1~2丸，每天2次；软胶囊，每次8粒，每天2次，年老体弱者酌情减量。

6. 血瘀肠络证型　主要表现为泻下不爽，下痢脓血或黑粪，腹痛拒按，痛有定处，腹部或有痞块，面色晦暗；舌质紫暗或有瘀点、瘀斑，脉沉涩。宜选用：①云南白药散（胶囊），每次0.25~0.50 g，每天4次（2~4岁按1/4量、5~12岁按1/2量服用）；胶囊，每次1~2粒，每天4次（2~5岁按1/4量、6~12岁按1/2量服用）。②失笑散，每次6~9 g，布包煎服，每天1~2次。

### （三）用药提示

1. 香连丸（片）　妊娠妇女慎用，用药期间忌辛辣、油腻食物。

2. 香连止泻片　过敏体质者慎用，儿童用药期间应少食巧克力及油腻厚味等不易消化的食物。

3.香连化滞丸　妊娠妇女禁用。

4.补脾益肠丸　妊娠妇女及泄泻时腹部热胀痛者禁用，胃肠实热、感冒发热者慎用，服药期间忌生冷、辛辣、油腻食物。

5.香砂六君子丸　妊娠妇女禁用；口干、舌少津、大便干燥，以及急性胃肠炎表现为恶心、呕吐、大便水泻者不宜服用；用药期间忌生冷油腻不易消化食物。

6.四神丸（片）　高血压病、心脏病、妊娠妇女、过敏体质者慎用，不宜与滋补类中药同时服用，用药期间忌烟酒及辛辣、油腻、海鲜类食物。

7.香砂枳术丸　过敏体质者慎用；胃脘灼热、便秘口苦者不宜服用；不宜与滋补类中药同时服用；服药期间饮食宜清淡，忌酒及辛辣、生冷、油腻食物。

8.麻仁丸（胶囊）　妊娠妇女禁用，年轻体壮者便秘时不宜服用，年老体弱者不宜久服，服药期间忌生冷、油腻、辛辣食物。

9.麻仁润肠丸（软胶囊）　少数患者服药后可有腹痛及大便次数增多、偏稀等不良反应，应酌情减量或停服；严重器质性病变引起的排便困难、严重肠道憩室、肠梗阻及炎症性肠病与妊娠妇女禁用；妇女月经期慎用；服药期间忌生冷、油腻、辛辣食物。

10.云南白药散（胶囊）　过敏体质者、妊娠妇女禁用，服药期间忌蚕豆、鱼类及酸冷食物。

11.失笑散　偶有胃痛等不良反应。妊娠妇女禁用，血虚及无瘀血者不宜服用。

# 七、肠易激综合征

## （一）用药原则

**1.辨证论治** 肠易激综合征是一种以腹痛或腹部不适并伴排便习惯改变为特征的功能性肠病，具有反复发作、较难彻底治愈的特点。尽管其不危及生命，但不同程度影响患者的生活质量。肠易激综合征属于中医学的"腹痛""腹泻""便秘"等范畴。病因病机是在饮食不节、外感时邪、情志失调或脾胃素虚等因素作用下，致使肝失疏泄条达，脾胃升降失调，还可导致肾失摄纳，心不藏神，其间又夹有寒、湿、热等诸邪瘀滞。病位主要在肝、脾、胃及大肠，日久不愈可及心肾。中医将肠易激综合征分为腹泻为主型、便秘为主型、腹泻便秘交替型3种证型，腹泻为主型又分为肝郁脾虚证型、脾虚湿盛证型、寒热错杂证型、脾肾阳虚证型；便秘为主型又分为气机郁结证型、血虚阴亏证型。因此，应先明确肠易激综合征的类型及证候，再确定治法。

**2.对症下药** 中成药治疗肠易激综合征，类型不同，用药也不同。腹泻为主型中，肝郁脾虚证型宜采用疏肝健脾、抑木扶土药物，脾虚湿盛证型宜采用健脾益气、淡渗利湿药物，寒热错杂证型宜采用辛开苦降、调理脾胃药物，脾肾阳虚证型宜采用温补脾肾、固涩止泻药物。便秘为主型中，气机郁结证型宜采用疏肝解郁、理气导滞药物，血虚阴亏证型宜采用养血润燥、滋阴通便药物。腹泻便秘交替型，应根据不同阶段的证候特点，分别参照泄泻或便秘进行辨证用药。

## （二）用药方案

1.腹泻为主型

（1）肝郁脾虚证型：主要表现为抑郁恼怒或情绪紧张时，发生腹痛泄泻，或见腹中雷鸣，攻窜作痛，便后痛减，伴心烦易怒，失眠多梦，胸胁胀闷，嗳气食少，痞满饱胀；舌淡红，苔薄白，脉弦。宜选用：逍遥丸（颗粒），大蜜丸，每次9 g，每天2次；浓缩丸，每次8粒，每天3次；颗粒，每次15 g，每天2次，开水冲服。

（2）脾虚湿盛证型：主要表现为腹部不适或疼痛，大便稀溏，迁延反复，稍进油腻或寒凉食物则大便次数明显增多，伴纳呆食少，脘闷不舒，面色萎黄，神疲倦怠；舌淡胖或见齿痕，苔白腻，脉弱。宜选用：参苓白术丸（散），每次6 g，每天3次；散剂，每次6～9 g，每天2～3次。

（3）寒热错杂证型：主要表现为腹痛不适，大便稀溏，泻下不爽，或偶见便秘，伴脘腹痞满，口苦口干，不欲多饮；舌淡红或边尖红赤，苔薄黄，脉弦滑。宜选用：肠胃康颗粒，每次8 g，每天3次，开水冲服。

（4）脾肾阳虚证型：主要表现为脐腹冷痛，腹中雷鸣，黎明泄泻或遇冷则泻，泻下完谷，泻后则安，兼腰背酸痛，形寒肢冷，女子月经不调，男子阳痿早泄；舌淡苔白，脉沉细。宜选用：①四神丸（片），每次9 g，每天1～2次，温开水送服；片剂，每次4片，每天2次。②固本益肠片，每次8片，每天3次。

2.便秘为主型

（1）气机郁结证型：主要表现为腹痛腹胀，得矢气稍缓，便干或不干，但欲便不得，排出不畅，每遇情志不畅时便秘加重，可伴嗳气频作，胸胁痞满，心情不畅，善太息；舌红，苔薄白腻或薄黄腻，脉弦。宜选用：木香顺气丸（颗粒），每次6～9 g，每天2～3次；颗粒，每次15 g，每天2次，3天为1个疗程。

（2）血虚阴亏证型：主要表现为腹痛不适，便质燥结如球，排便艰难，伴头晕心悸，失眠多梦，面色唇甲不华；舌质淡或红赤，苔薄白或少苔，脉细弱。宜选用：苁蓉通便口服液，每次10～20 mL，每天3次。

3.腹泻便秘交替型　根据临床不同阶段的证候特点，参照泄泻或便秘证型选用相应药物。

### （三）用药提示

1.逍遥丸（颗粒）　对本品过敏者禁用，过敏体质者慎用，感冒和月经过多者不宜服用；服药期间忌寒凉、生冷食物。

2.参苓白术丸（散）　泄泻兼有大便不畅、肛门有下坠感者禁用，高血压病、心脏病、肾脏病、糖尿病患者慎用，不宜与感冒类药及含藜芦、五灵脂、皂荚的制剂同时服用，服药期间不宜喝茶和食用萝卜，宜饭前或进食时服用。

3.肠胃康颗粒　偶有恶心、呕吐、皮疹和发热等不良反应，停药后即消失。对该药过敏者禁用，感冒时不宜服用，长期厌食、体弱消瘦及腹胀重、腹泻次数增多者慎用，服药期间忌生冷油腻及不易消化食物。

4.四神丸（片）　实热泄泻、腹痛者禁用，过敏体质及妊娠妇女慎用，服药期间忌生冷油腻食物。

5.固本益肠片　泄泻时腹部发热胀痛者禁用，湿热下痢者不宜用，有慢性结肠炎、溃疡性结肠炎、便脓血等慢性病史者慎用，服药期间忌生冷、辛辣、油腻食物。

6.木香顺气丸（颗粒）　口干舌燥、手心足心发热等阴液亏损者及妊娠妇女慎用，服药期间忌生冷油腻食物，宜空腹用温开水送服。

7.苁蓉通便口服液　年轻体壮便秘者及糖尿病患者不宜服用，妊娠妇女慎用，服用本药出现大便稀溏时应立即停药。本品应摇匀后服用。

## 八、酒精性肝病

### （一）用药原则

1.辨证论治　酒精性肝病是指长期过量饮酒导致的肝病，初期通常表现为脂肪肝，继而发展为酒精性肝炎、酒精性肝纤维化和酒精性肝硬化。其严重程度与饮酒量、饮酒时间、遗传、性别、营养状态及伴随疾病等因素相关。轻度酒精性肝病可无症状，酒精性脂肪肝与酒精性肝炎可有轻度乏力、肝区痛、食欲缺乏、腹泻等表现，少数患者可伴有精神症状，严重者可并发急性肝功能衰竭。酒精性肝硬化临床表现与其他原因引起的肝硬化相似。本病属于中医学的"酒疸""酒癖""积聚""胁痛""鼓胀"等范畴。中医学认为，本病基本病机是湿浊内阻，脾失健运，湿从热化，或从寒化，或见肝郁血瘀、肝阴不足；病久及肾，肝、脾、肾三脏功能失调，气、血、水互结于腹中，遂成鼓胀。本病病位在肝，涉及脾、胃、胆、肾；初期以实证多见，后期则正虚邪实、虚实夹杂。中医将酒精性肝病分为初期、后期两个阶段，初期分为湿浊中阻、湿热蕴结、肝郁脾虚3种证型；后期分为肝阴不足、脾肾阳虚、肝肾阴虚3种证型。临床治疗上，应先确定其类型及证候，再确定治法。

2. 对症下药　中成药治疗酒精性肝病，应根据其类型及证候不同选择药物，做到辨证施治，对症用药。①初期阶段：湿浊中阻证型宜采用升清降浊、除湿和中药物，湿热蕴结证型宜采用清热利湿药物，肝郁脾虚证型宜采用疏肝解郁、健脾化湿药物。②后期阶段：肝阴不足证型宜采用滋阴柔肝、理气止痛药物，脾肾阳虚证型宜采用温补脾肾、行气利水药物，肝肾阴虚证型宜采用滋养肝肾、活血利水药物。

### （二）用药方案

1. 初期阶段

（1）湿浊中阻证型：主要表现为脘腹闷满，食欲缺乏，口中黏淡无味，恶心，呕吐，泄泻，肢体困倦乏力；舌苔白腻，脉濡。宜选用：五苓散（胶囊、片），每次6～9 g，每天2次，开水冲服；胶囊，每次3粒，每天2次；片剂，每次4～5片，每天3次。

（2）湿热蕴结证型：主要表现为胁肋胀痛，身目发黄，黄色鲜明，口干口苦，恶心欲吐，小便黄赤，大便秘结或溏垢不爽；舌质红，舌苔黄腻，脉滑数或弦数。宜选用：①茵胆平肝胶囊，每次2粒，每天3次。②茵陈五苓丸，每次6 g，每天2次。

（3）肝郁脾虚证型：主要表现为胁肋胀满疼痛，善叹息，性情抑郁或急躁易怒，腹胀，食欲缺乏，少气懒言，肢体倦怠，便溏或完谷不化；苔白或白腻，脉弦。宜选用：逍遥丸（颗粒），大蜜丸，每次9 g（1丸），每天2次；浓缩丸，每次8丸，每天3次；颗粒，每次15 g，每天2次，开水冲服。

2.后期阶段

（1）肝阴不足证型：主要表现为胁肋隐痛，劳累后加重，形体消瘦，头晕目眩，失眠，口干，腰膝酸软；舌质红少津，苔薄或少苔，脉弦细。宜选用：六味地黄丸（颗粒、胶囊、片、口服液），大蜜丸，每次1丸，每天2次；浓缩丸，每次8丸，每天3次；颗粒，每次1袋，每天2次，开水冲服；胶囊，每次2粒，每天2次；片剂，每次8片，每天2次；口服液，每次10 mL，每天2次。

（2）脾肾阳虚证型：主要表现为腹部胀满，如囊裹水，朝宽暮急，小便不利，胸闷，食欲缺乏，便溏，畏寒肢冷；舌质淡，舌体胖大边有齿痕，舌苔厚腻水滑，脉沉弱。宜选用：济生肾气丸（片），大蜜丸，每次1丸，每天2～3次，温开水送服；小蜜丸，每次9 g，每天2～3次，温开水送服；水蜜丸，每次6 g，每天2～3次，温开水送服；片剂，每次6片，每天3次。

（3）肝肾阴虚证型：主要表现为大腹坚满，皮色苍黄，青筋暴露，面色晦暗，小便短少，五心烦热，或午后发热，口燥咽干，时有齿龈及鼻出血；舌质红，或有瘀斑，苔少，脉弦细数。宜选用：六味地黄丸（颗粒、胶囊、片、口服液），大蜜丸，每次1丸，每天2次；浓缩丸，每次8丸，每天3次；颗粒，每次1袋，每天2次，开水冲服；胶囊，每次2粒，每天2次；片剂，每次8片，每天2次；口服液，每次10 mL，每天2次。

### （三）用药提示

1.五苓散（胶囊、片） 湿热蕴结证禁用；不宜长期服用；与其他药物合用可能会发生药物相互作用，应在医师或药师指导下使用。

2.茵陈五苓丸 黄疸属寒湿阴证者禁用；妊娠妇女慎用；服药期间宜清淡、易消化饮食，忌酒及辛辣、油腻食物，以及忧郁、劳碌，保持心情舒畅。

3.茵胆平肝胶囊 对本品过敏及胆道完全阻塞者禁用，过敏体质者慎用。不宜与滋补类中药同时服用。高血压病、心脏病、肝病、糖尿病、肾病严重者，以及儿童、妊娠妇女、年老体弱与脾胃虚寒者应在医师指导下服用；服药后大便次数增多且不成形者，应酌情减量；服药期间出现严重胁肋痛或其他不适，应去医院就诊；服药期间忌烟、酒及辛辣食物。

4.逍遥丸（颗粒） 对本品过敏者禁用，过敏体质者慎用；感冒期间及月经过多者不宜服用；平素月经正常，服药后突然出现月经量少或经期错后及阴道不规则出血者，应去医院就诊；服药期间忌寒凉、生冷食物。

5.六味地黄丸（颗粒、胶囊、片、口服液） 老年人、妊娠妇女、小儿应在医师指导下服用；服药期间出现食欲缺乏、胃脘不适、大便稀、腹痛等症状，应去医院就诊；不宜与感冒药同时服用；服药期间忌辛辣、油腻食物。

6.济生肾气丸 偶有胃肠道不良反应；过敏体质者慎用；年老体弱者应在医师指导下服用；避免感受风寒及过度劳累，加强体育锻炼，增强体质，常做松弛腰部肌肉的体操，不可强力负重及负重久行；服药期间宜食清淡、低盐饮食，忌烟酒。

# 九、胆汁淤积性肝病

## （一）用药原则

1.辨证论治 胆汁淤积性肝病是由多种原因引起的胆汁排泌障碍，不能主动经胆小管排至肠腔，在肝内淤积，反流入血，引起一系列器质性损害、代谢失调和功能紊乱的病症。本病属于中医学的"黄疸""胆胀"等范畴。中医学认为，本病病位主要在肝、胆、脾、胃，病久亦可及肾。湿毒瘀血是基本病机，兼见阳虚、阴虚、气阴两虚表现，初病多实，久则多见虚实夹杂。中医将胆汁淤积性肝病分为肝胆湿热、瘀热互结、痰瘀阻络、寒湿内停、肝肾阴虚、气阴两虚6种证型。临床治疗上，应先确定其类型及证候，再确定治法。

2.对症下药 中成药治疗胆汁淤积性肝病，应根据其类型及证候不同选择药物，做到辨证施治，对症用药。肝胆湿热证型宜采用清热化湿药物，瘀热互结证型宜采用凉血活血、解毒化瘀药物，痰瘀阻络证型宜采用化瘀祛痰药物，寒湿内停证型宜采用温化寒湿药物，肝肾阴虚证型宜采用滋阴清热药物，气阴两虚证型宜采用益气养阴药物。

**（二）用药方案**

1.肝胆湿热证型　主要表现为身目俱黄，色泽鲜明，小便黄赤，大便色浅，纳呆呕恶，厌食油腻，乏力。湿重者，兼见头身困重，腹胀脘闷，口淡不渴，大便黏滞，苔厚腻微黄，脉濡数；热重者，兼见发热，口渴，尿少，大便臭秽或干结，苔黄腻，脉弦数。宜选用：①茵莲清肝合剂（颗粒），每次50 mL，每天2次；颗粒，每次10 g（1袋），每天3次，温开水冲服。②茵陈五苓丸，每次6 g，每天2次。③茵栀黄颗粒（口服液），每次2袋，每天3次，开水冲服；口服液，每次10 mL，每天3次，1个月为1个疗程；注射液，每次10～20 mL，用5%葡萄糖注射液250～500 mL稀释后静脉滴注，每天1次；症状缓解后可改用肌内注射，每次2～4 mL，每天1次。④苦黄注射液，每次10～60 mL（重症及郁胆型肝炎患者可用60 mL），用5%葡萄糖注射液500 mL稀释后静脉滴注，每天1次，15天为1个疗程，或遵医嘱。

2.瘀热互结证型　主要表现为黄疸较深，经久不退，皮肤瘙痒或有灼热感，搔抓后有细小出血点及瘀斑，右胁刺痛，口干咽燥，大便色浅或灰白，尿色深黄，女子或见月经不调；舌质暗红或绛红，苔少，脉实有力或弦涩。宜选用：①双虎清肝颗粒，每次2袋，每天2次，开水冲服。②乙肝清热解毒颗粒（胶囊、片），每次1袋，每天3次，开水冲服；胶囊，每次6粒，每天3次；片剂，每次8片，每天3次。③鸡骨草胶囊，每次4粒，每天3次。④复方丹参注射液，每次2 mL，肌内注射，每天1～2次；或每次

10～20 mL，用5%葡萄糖注射液250～500 mL 稀释静脉滴注。⑤清开灵注射液，轻症者每次2～4 mL 肌内注射，每天1次；重症者每次20～40 mL，用5%葡萄糖注射液200 mL 或0.9%氯化钠注射液100 mL 稀释后静脉滴注，每天1次。

3.瘀血阻络证型　主要表现为身目俱黄，色泽晦暗，口中黏腻，脘闷不饥，腹胀纳少，大便溏泄，有时灰白色，肢体倦怠，嗜卧，面色暗黑，胁下肿块胀痛或刺痛，痛处固定不移，女子行经腹痛，经血色暗结块；唇舌紫暗边有瘀斑，苔腻，脉沉细或细涩。宜选用：①鳖甲煎丸，每次3 g，每天2～3次。②大黄䗪虫丸，每次6 g，每天3次。③血塞通注射液，每次2 mL，肌内注射，每天1～2次；或每次20 mL，用5%～10%葡萄糖注射液250～500 mL 稀释后缓慢静脉滴注，每天1次。

4.寒湿内停证型　主要表现为黄疸较深，色泽晦暗，经久不退，皮肤瘙痒，右胁不适，神疲乏力，形寒肢冷，食少脘痞，大便色浅或灰白；舌体胖，舌质暗淡，苔白滑，脉沉缓。宜选用：①附子理中丸，每次1丸，每天2次。②香砂理中丸，每次1丸，每天2次。③金匮肾气丸，每次1丸，每天2次。④灯盏细辛注射液，每次20～40mL，用0.9%氯化钠注射液250～500mL 稀释后缓慢静脉滴注，每天1次。

5.肝肾阴虚证型　主要表现为面黄晦暗，口干咽燥，腹部胀满，肝区隐痛，两目干涩，头晕腰酸，五心烦热，龈鼻出血，皮肤瘙痒，入夜尤甚；舌红体瘦或有裂纹，少苔，脉濡细或弦细。宜选用：①乙肝养阴活血颗粒，每次20 g，每天3次，开水冲服。②知柏地黄丸（颗粒、口服液），大蜜丸，每次1丸，每天2次；浓缩丸，每次8丸，每天3次；颗粒，每次8 g，每天2次，开水冲服；口服液，每次10 mL，每天3次。

6.气阴两虚证型　主要表现为面目肌肤发黄，无光泽，神疲乏力，食少纳呆，胃脘隐痛或灼痛，口干咽燥，排便无力或大便秘结；舌淡或暗红，苔少，脉濡细。宜选用：①贞芪扶正颗粒（胶囊），每次1袋，每天2次，开水冲服；胶囊，每次6粒，每天2次。②生脉注射液，每次2～4 mL，肌内注射，每天1～2次；或每次20～60 mL，用5%葡萄糖注射液250～500 mL稀释后静脉滴注，每天1次。


（三）用药提示

1.茵莲清肝合剂（颗粒）　偶见恶心、呕吐、轻度腹泻等不良反应，服药期间忌辛辣、油腻等食物。

2.茵陈五苓丸　属寒湿阴虚黄疸者禁用，妊娠妇女慎用；服药期间应保持心情舒畅，忌恼怒、忧郁、劳碌；宜食清淡、易消化食物，忌酒及辛辣、油腻食物。

3.茵栀黄颗粒（口服液、注射液）　对本品过敏或过敏体质者禁用，妊娠及哺乳期妇女慎用。注射液偶见皮疹、血清病样等变态反应；滴注速度不宜过快，同时注意观察，若出现血压变化及皮疹、皮肤瘙痒等症状时，须立即停止用药，并采取相应处置措施。注射液偶有结晶或析出，可置于温水中溶解后再使用。

4.苦黄注射液　偶见注射局部有一过性潮红及轻度消化道不良反应。严重心、肾功能不全者慎用。使用剂量应逐渐增加，第1天10 mL，第2天20 mL，第3天30～60 mL。

滴速以每分钟30滴为宜，滴速快可致头晕、心悸。

5.双虚清肝颗粒　脾虚便溏者慎用。如与其他药物同时使用，请咨询医师或药师。

6.乙肝清热解毒颗粒（胶囊、片）　可有便软或便稀不良反应，脾虚泄泻者慎用或减量服用，服药期间忌烟酒及油腻食物。

7.鸡骨草胶囊　不良反应、禁忌、注意事项尚不明确。

8.复方丹参注射液　偶见皮疹不良反应，少数患者可出现过敏性休克；不宜与抗癌药、止血药、抗酸药、阿托品、细胞色素 C、维生素 $B_1$、维生素 $B_6$、麻黄碱、洛贝林、士的宁、雄性激素等药物联合使用，不宜与中药藜芦及其制剂同时使用，不宜与其他药物在同一容器中混合使用。

9.清开灵注射液　对本品过敏及有表证恶寒发热者慎用；偶有过敏反应等不良反应；用药过程中如出现过敏反应，应立即停药并做脱敏处理；不宜与其他药物（尤其是抗生素类）配伍使用。

10.大黄䗪虫丸　妊娠妇女禁用，皮肤过敏者慎用。

11.鳖甲煎丸　本品有致红色皮疹、伴轻度瘙痒不良反应，妊娠妇女禁用。

12.血塞通注射液　个别患者可出现咽干、头晕、心悸、皮疹、发热、皮肤瘙痒等不良反应。对人参、三七过敏者及出血性脑血管病急性期和妊娠妇女禁用。肌内注射若出现疼痛肿块时可改为静脉注射或静脉滴注。糖尿病患者应采用0.9%氯化钠注射液稀释。

13.附子理中丸　对本品过敏者禁用，过敏体质者及妊娠妇女慎用。感冒发热患者不宜服用，服药期间忌不易消化的食物。

14.香砂理中丸　过敏体质者及妊娠妇女慎用，服药期间忌生冷、辛辣、油腻等食物。

15.金匮肾气丸　妊娠妇女禁用，阴虚内热者慎用，服药期间忌生冷食物及房欲、气恼。

16.灯盏细辛注射液　极个别患者可出现心悸、发热、寒战、皮肤瘙痒、潮红、头晕、头痛及血压下降等不良反应，若出现以上症状，应立即停药并对症处理。脑出血急性期禁用。本品在酸性条件下，其酚酸类成分可能游离析出，故静脉滴注时不宜与其他酸性较强的药物配伍。本药出现浑浊、结晶、沉淀等情况时禁止使用。

17.乙肝养阴活血颗粒　肝胆湿热、脾虚气滞者禁用，服药期间忌烟酒及油腻食物。

18.知柏地黄丸（颗粒、口服液）　妊娠妇女慎用，不宜和感冒类药同时服用。表现为怕冷、手足凉、喜热饮等虚寒证患者不宜用，服药期间忌油腻食物，宜空腹或饭前开水或淡盐水送服。

19.黄芪扶正颗粒　不良反应、禁忌、注意事项尚不明确。

20.生脉注射液　高血压患者不宜大剂量使用；用药期间如出现血压不稳定，应注意观察；不宜与其他药物混合使用。

# 十、肝性脑病

## （一）用药原则

1.辨证论治　肝性脑病是由严重肝病引起的以代谢紊乱为基础的中枢神经系统功能失调的综合病症。其主要临床表现是意识障碍、行为失调和昏迷。肝性脑病导致急性大量肝细胞坏死，称为暴发性肝衰竭；由慢性肝病引起、病程长、发展慢、昏迷反复发作者，称慢性复发型肝性脑病。有资料显示，由肝硬化引发的肝性脑病者达70%。本病属于中医学的"癫狂""痴呆"等范畴。中医学认为，肝性脑病以风邪扰神为主要发病因素，由于痰浊蒙蔽清窍、邪热上扰心神、阴虚阳亢、阴阳两竭等导致昏迷。本病病位在肝、心、脑，病性可分虚、实两种，虚为气血阴阳不足，实为热火痰浊过盛。中医根据肝性脑病临床表现，可分闭证、脱证。痰浊、邪热、风阳、瘀血等蒙蔽清窍者，属闭证范畴；气血耗散，阴阳衰竭致神明失守者为脱证。闭证宜醒脑开窍，脱证宜回阳固脱。中医将肝性脑病分为痰浊蒙蔽、毒火攻心、阴虚阳亢、阴阳两竭4种证型。临床治疗上，应先确定其类型及证候，再确定治法。

2.对症下药　中成药等治疗肝性脑病，应根据其类型及证候不同选择药物，做到辨证施治、对症用药。痰浊蒙蔽证型宜采用涤痰开窍药物，毒火攻心证型宜采用清心泻火、醒脑开窍药物，阴虚阳亢证型宜采用滋阴潜阳、平肝息风药物，阴阳两竭证型宜采用益气回阳、救阴固脱药物。

### （二）用药方案

1. **痰浊蒙蔽证型**　主要表现为精神呆滞，语言不清，意识蒙眬，甚者神昏嗜睡，面色晦暗，脘腹胀满，泛恶纳呆，喉间痰鸣；舌暗红，苔厚腻，脉沉滑。此型多见于慢性肝昏迷。宜选用涤痰汤：南星（姜制）、半夏各12 g，枳实、茯苓各10 g，橘红7.5 g，石菖蒲、人参各5 g，竹茹3.5 g，甘草2.5 g。水煎服，每天1剂，早晚各服1次。

2. **毒火攻心证型**　主要表现为壮热烦躁，口唇干裂，神昏谵语，面赤气粗，或有抽搐，身目黄染，腹部胀大，大便秘结，小便短赤；舌质红绛，舌苔黄燥，脉洪数有力。宜选用：①安宫牛黄丸（胶囊），大蜜丸，每次1丸，每天1次，儿童≤3岁每次1/4丸，4～6岁每次1/2丸，每天1次；胶囊，每次2粒，每天3次，儿童酌减。②至宝丹，每次1丸，每天1～2次。③醒脑静注射液，肌内注射，每次2～4 mL，每天1～2次；或每次10～20 mL，用5%～10%葡萄糖注射液或0.9%氯化钠注射液250～500 mL稀释静脉滴注，每天1次。④清开灵注射液（胶囊、片、口服液），肌内注射，每次2～4 mL，每天1次，重症患者每次20～40 mL，用10%葡萄糖注射液200 mL或0.9%氯化钠注射液100 mL稀释后静脉滴注，每天1次[注射液使用1个疗程（10天）后，可改为口服颗粒、胶囊、片或口服液]；颗粒，每次1～2袋，每天2～3次，开水冲服；胶囊，每次2～4粒，每天3次，儿童酌减或遵医嘱；片剂，每次1～2片，每天3次；口服液，每次20～30 mL，每天2次，儿童酌减。

3. **阴虚阳亢证型**　主要表现为循衣摸床，躁动不安，言语错乱，两手颤动或抽搐，甚者昏迷不醒，口干唇燥，面色潮红；舌质红绛，舌苔干燥，脉弦细。宜选用：①紫雪丹，每次1.5～3g，每天2次；1岁小儿每次0.3g，大于1岁且小于5岁小儿每增加1岁递增0.3g，每天1次，5岁以上儿童酌情服用。②至宝丹，每次1丸，每天1～2次。

4.阴阳两竭证型　主要表现为昏迷不醒，两手颤抖，面色苍白，呼吸微弱，大汗淋漓，四肢厥冷，少尿或无尿，大便失禁，腹胀如鼓；舌质红绛，无苔，脉细微欲绝。此型多见于肝昏迷的终末期。宜选用参附龙牡汤加味：红参9g（先煎），制附子片10g，龙骨30g（先煎），牡蛎30g（先煎），石菖蒲10g，制南星9g。水煎服，每天1剂，早晚各服1次，紧急情况时急服1剂，以后改为每天1剂。

### （三）用药提示

1.安宫牛黄丸（胶囊）　清热解毒，镇惊开窍，用于热病邪入心包，高热惊厥，神昏谵语，中风昏迷及脑炎、脑膜炎、中毒性脑病、脑出血、败血症等。本品为热闭神昏所设，寒闭神昏不得使用。处方中含麝香，有损胎气，妊娠及哺乳期妇女禁用。肝肾功能不全、造血系统疾病患者禁用。处方中含朱砂、雄黄，不宜长期和过量服用。过敏体质者慎用。治疗过程中如出现肢寒畏冷，面色苍白，冷汗不止，脉微欲绝，由闭证变为脱证时，应立即停药。使用本品前如正在服用其他药品，请咨询医师。服药期间饮食宜清淡，忌辛辣油腻食物，以免助火生痰。

2.至宝丹　化浊开窍，清热解毒，主治痰热内闭心包证。本品含芳香辛燥药物较多，有耗阴劫液之弊，由阳盛阴虚所致神昏谵语者禁用，妊娠妇女慎用。

3. **醒脑静注射液**　清热解毒，凉血活血，开窍醒脑，用于气血逆乱，脑脉瘀阻所致中风昏迷，偏瘫口斜；外伤头痛，神志昏迷；酒毒攻心，头痛呕恶，昏迷抽搐；脑栓塞、脑出血急性期、颅脑外伤。随着醒脑静注射液在临床的广泛应用，其不良反应病例报道日趋增多，有的比较严重。醒脑静注射液所致不良反应主要为过敏反应，占87.5%，如皮疹（面部或全身皮肤潮红，出现大小不等风团样皮疹伴瘙痒等）、过敏性休克（血压下降、胸闷、呼吸困难、心率加快、恶心、呕吐、腹痛明显，全身皮肤充血、发痒、红肿，烦躁不安、大汗淋漓、四肢末梢发凉）、一般变态反应（咽喉部发痒、呼吸困难、寒战、胸闷、心悸、面色潮红、风疹、气喘、四肢麻木、面及口唇发绀、大汗淋漓、头晕、头痛、恶心、血压下降但未至休克水平），以及精神症状（双眼凝视、神志恍惚、谵语、幻视、幻觉、双手摸空、皮肤感觉过敏、狂躁）和药物热（畏寒、发热至39.7℃，伴头痛）。对本品过敏者及妊娠妇女禁用。临床应用中一旦出现过敏反应，应立即停药，并给予对症处理。

4. **清开灵注射液**　清热解毒，镇静安神，用于外感风热时毒、火毒内盛所致高热不退、烦躁不安、咽喉肿痛等。偶有过敏反应，用药过程中如出现过敏反应，应立即停药，并进行脱敏处理。本品尽量不与其他药物（尤其是抗生素类）配伍使用。对本品过敏及有恶寒发热表证者禁用。本品如出现沉淀或混浊时不得使用，经溶媒稀释后出现混浊亦不得使用。

5.清开灵颗粒（胶囊、片、口服液）　清热解毒，镇静安神，用于外感风热时毒、火毒内盛所致高热不退、烦躁不安、咽喉肿痛等。对本品过敏者禁用，过敏体质者慎用。平素脾胃虚寒及久病体虚患者出现腹泻时及高血压病、心脏病患者慎用。不宜与滋补性中药同时服用。表现为恶寒重、发热轻、无汗、头痛、鼻塞、流清涕、喉痒咳嗽等风寒感冒者不宜服用，服药期间忌烟酒及辛辣、生冷、油腻食物。

6.紫雪丹　为临床较常用开窍药，用于治疗热病神昏诸证。本品为急救用药，不宜长期服用，妊娠妇女及运动员禁用，服药期间忌辛辣、油腻食物。

## 十一、非酒精性脂肪肝

### （一）用药原则

1.辨证论治　非酒精性脂肪肝是指无过量饮酒史、以肝实质细胞变性和细胞内脂肪蓄积（主要为甘油三酯）为特征的临床病理综合征，是肝脂肪代谢功能障碍及脂类物质动态平衡失调，致使肝细胞内脂肪蓄积过多的一种病理状态。主要包括单纯性脂肪肝、脂肪性肝炎和脂肪性肝硬化3种不同病理类型。本病起病隐匿，临床症状轻微且缺乏特异性，可有肝区不适或隐痛或胀痛、疲乏无力、食欲缺乏、恶心、腹胀、腹泻等，也可无自觉症状而在体检时被发现。极少数患者可发展成肝硬化而出现黄疸、腹水、下肢水肿。本病属于中医学的"胁痛""痰证""积聚"

等范畴。中医学认为，非酒精性脂肪肝病机主要为肝失疏泄、脾失健运、湿热内蕴、痰浊内结、瘀血阻滞，最终形成痰瘀互结，痹阻于肝脏脉络。本病多为虚实夹杂，气血亏虚、肝失调养及肾精亏耗、水不涵木是影响脂肪肝预后与转归的关键。本病病位在肝，涉及脾、肾两脏。中医将非酒精性脂肪肝分为痰瘀互结、肝郁脾虚、湿热内蕴、气滞血瘀、肝肾阴虚5种证型。临床治疗上，应先确定其类型及证候，再确定治法。

2.对症下药　中成药治疗非酒精性脂肪肝，应根据其类型及证候不同选择药物，做到辨证施治，对症用药。痰瘀互结证型宜采用化痰消瘀药物，肝郁脾虚证型宜采用疏肝健脾药物，湿热内蕴证型宜采用清热化湿药物，气滞血瘀证型宜采用行气活血药物，肝肾阴虚证型宜采用补益肝肾药物。

## （二）用药方案

1.痰瘀互结证型　主要表现为胁肋刺痛或胀痛，疲乏无力，脘腹痞闷，胁下痞块；舌胖紫暗，苔白腻，脉细涩。宜选用：①山楂内消丸，每次9 g，每天3次。②大黄䗪虫丸（胶囊），大蜜丸，每次1～2丸，每天1～2次；水蜜丸，每次3 g，每天1～2次；胶囊，每次4粒，每天2次。

2.肝郁脾虚证型　主要表现为胁肋胀痛或隐痛，心情抑郁不舒，嗳气，四肢乏力，食欲缺乏，或有便溏；舌淡或胖，苔薄白或腻，脉弦细或沉细。宜选用：①逍遥丸（颗粒），大蜜丸，每次9 g，每天2次；浓缩丸，每次8丸，每天3次；颗粒，每次15 g，每天2次，开水冲服。

②香砂六君丸，水丸，每次6～9g，每天2～3次；浓缩丸，每次12丸，每天3次。

3.湿热内蕴证型　主要表现为脘腹痞闷，胁肋胀痛，便秘或秽而不爽，困倦乏力，或有恶心，小便黄，口苦口干；舌红赤，苔黄厚腻，脉弦滑。宜选用：胆宁片，每次5片，每天3次，饭后服用。

4.气滞血瘀证型　主要表现为胸胁刺痛或胀闷，窜走疼痛，或胁痛拒按，经闭或痛经，经色紫暗，夹有血块等；舌紫暗或瘀斑，脉涩。宜选用：丹参片，每次3～4片，每天3次。

5.肝肾阴虚证型　主要表现为胁肋隐痛，腰膝酸软，头晕耳鸣，失眠，或午后潮热、盗汗；舌红少津，脉虚细或细数。宜选用：六味地黄丸（颗粒、胶囊、片、口服液），大蜜丸，每次1丸，每天2次；浓缩丸，每次8丸，每天3次；颗粒，每次1袋，每天2次，开水冲服；胶囊，每次2粒，每天2次；片剂，每次8片，每天2次；口服液，每次10 mL，每天2次。

## （三）用药提示

1.山楂内消丸　妊娠妇女禁用；哺乳期妇女及月经量多者慎用；年老体弱、小儿，以及表现为身倦乏力、气短嗜卧、易汗出者不宜服用；服药3天后症状无改善或加重者，应立即停药并到医院就诊；不宜与含有人参成分药物同时服用；服药期间忌生冷、油腻等不易消化的食物。

2.大黄䗪虫丸（胶囊）　妊娠妇女禁用，服用过程中如皮肤出现过敏反应者应停用。

3. 逍遥丸（颗粒） 对本品过敏者禁用；过敏体质者慎用；月经过多者不宜服用；平素月经正常，用药期间出现月经量少或月经错后及阴道不规则出血，应立即停药并到医院就诊；感冒时不宜服用；服药期间忌寒凉、生冷食物。

4. 香砂六君丸 妊娠妇女禁用，表现为恶心、呕吐、水样便、泄泻频频及脘腹作痛急性胃肠炎患者不宜使用，不适用于口干、舌少津、大便干者，服药期间忌生冷、油腻等不易消化的食物。

5. 胆宁片 对本品过敏者禁用；妊娠妇女及过敏体质者慎用；服用本药后每天排便次数增至3次以上者，应酌情减量服用。

6. 丹参片 对本品过敏者禁用，妊娠妇女及过敏体质者慎用。

7. 六味地黄丸（颗粒、胶囊、片、口服液） 老年人、妊娠妇女、小儿应在医师指导下服用；服药期间出现食欲缺乏、胃脘不适、大便稀、腹痛等症状，应立即停药并到医院就诊；不宜与感冒药同时服用；服药期间忌辛辣、油腻食物。

# 十二、肝硬化

## （一）用药原则

1. 辨证论治 肝硬化是临床常见的慢性进行性肝病，由一种或多种病因长期或反复作用形成的弥散性肝损害。在我国，大多数患者为肝炎后肝硬化，少部分为酒精性和血吸虫性肝硬化。病理组织学上，因广泛的肝细胞坏死、残存肝细胞结节性再生、结缔组织增生与纤维隔形成，导致肝小叶结构破坏和假小叶形成，肝逐渐变形、变硬而发展为肝硬化。代偿期肝硬化多属于中医学的"癥积"范畴，失代偿期肝硬化出现腹水者则属于"鼓胀"范畴，其他还涉及"黄疸""胁痛""水肿""血证"等病证。中医学认为，本病基本病机是正虚邪恋，气虚血瘀为本，湿毒热邪稽留为标；肝阴虚、湿热之邪及血脉瘀阻为肝硬化共有的3个基本因素。根据本病气虚血瘀的基本病机特点，治疗时宜虚中求实、补泻兼施，以益气化瘀为基本治法。根据不同个体的证候表现与邪正的具体情况，或寓补于泻、滋肾养肝、理气化瘀、温肾健脾、祛湿化瘀，或寓泻于补、清热利湿、益气化瘀、清热化瘀、养阴解毒，或补泻兼施、疏肝健脾。中医将肝硬化分为肝肾阴虚、湿热内蕴、瘀热内蕴、脾肾阳虚、肝郁脾虚5种证型。临床治疗上，应先确定其类型及证候，再确定治法。

2.对症下药 中成药治疗肝硬化，应根据其类型及证候不同选择药物，做到辨证施治、对症用药。肝肾阴虚证型宜采用滋肾养肝、清热化瘀药物，湿热内蕴证型宜采用清热利湿、益气通瘀药物，瘀热内蕴证型宜采用清热化瘀、养阴解毒药物，脾肾阳虚证型宜采用温肾健脾、利湿化瘀药物，肝郁脾虚证型宜采用疏肝解郁、益气健脾药物。

## （二）用药方案

1.肝肾阴虚证型 主要表现为腰膝酸软，失眠多梦，两目干涩，视物模糊，五心烦热，耳鸣口干，性欲减退，大便干结；舌红少苔，脉细或细数。宜选用：①二至丸，每次9 g，每天3次。②麦味地黄丸（口服液），大蜜丸，每次1丸，每天2次；浓缩丸，每次8丸，每天3次；口服液，每次10 mL，每天2次。

2. **湿热内蕴证型** 主要表现为目黄，面色晦暗，口干口苦或口臭，身黄尿黄，肢体困重；舌边尖红，苔黄腻，脉弦滑或滑数。宜选用：①黄疸茵陈颗粒（片），每次10~20 g，每天2次，开水冲服；片剂，每次3片，每天2次。②垂盆草颗粒，每次10 g，每天3次，开水冲服。③甘露消毒丸，每次9 g，每天3次。

3. **瘀热内蕴证型** 主要表现为烦躁易怒，口臭，红丝赤缕，男性乳房发育，牙龈及鼻出血，腹壁脉络怒张，便秘；舌质暗红或绛红有瘀斑，脉数。宜选用：①血府逐瘀丸（胶囊、口服液），大蜜丸，每次1~2丸，每天2次，空腹红糖水送服；胶囊，每次6粒，每天2次；口服液，每次1支，每天3次。②大黄䗪虫丸（胶囊），水蜜丸，每次3 g，每天1~2次；大蜜丸，每次1~2丸，每天1~2次；胶囊，每次4粒，每天2次。

4. **脾肾阳虚证型** 主要表现为畏寒肢冷，下肢水肿，自汗，腹胀便溏；舌质淡边有齿痕，苔薄白，脉沉细或迟。宜选用：济生肾气丸（片），大蜜丸，每次1丸，每天2~3次；小蜜丸，每次9 g，每天2~3次；水蜜丸，每次6 g，每天2~3次；片剂，每次6片，每天3次。

5. **肝郁脾虚证型** 主要表现为面色萎黄，性情抑郁，便溏，胁肋胀痛；舌淡红，苔薄白或薄黄，脉弦。宜选用：逍遥丸（颗粒），大蜜丸，每次9 g，每天2次；浓缩丸，每次8丸，每天3次；颗粒，每次15 g，每天2次，开水冲服。

### （三）用药提示

1.二至丸　对本品过敏者禁用，过敏体质者慎用；有高血压病、心脏病、糖尿病、肾病等慢性病严重者应在医师指导下服用；感冒患者不宜服用；服药期间忌辛辣食物。

2.麦味地黄丸（口服液）　对本品过敏者禁用，过敏体质者慎用；有高血压病、心脏病、糖尿病、肾病等慢性病严重者应在医师指导下服用；感冒患者不宜服用；服药4周症状无缓解，应去医院就诊；服药期间忌油腻食物。

3.黄疸茵陈颗粒（片）　对本品过敏者禁用，阴黄及湿重于热者不宜服用。

4.垂盆草颗粒　过敏体质者及妊娠妇女慎用。

5.甘露消毒丸　对本品过敏者禁用，妊娠妇女及过敏体质者慎用。

6.血府逐瘀丸（胶囊、口服液）　妊娠妇女禁用，服药期间忌辛辣及生冷食物。

7.大黄䗪虫丸（胶囊）　妊娠妇女禁用，服用后出现皮肤过敏者应停用。

8.济生肾气丸（片）　妊娠妇女禁用，肾阴不足、虚火上炎所致口干咽燥及表证未解者禁用，过敏体质者慎用，年老体弱者应在医师指导下服用，服药期间宜食清淡、低盐食物，忌烟酒。

9.逍遥丸（颗粒）　对本品过敏者禁用，过敏体质者慎用，感冒期间及月经过多者不宜服用，有高血压病、心脏病、糖尿病、肾病等慢性病严重者应在医师指导下服用。平素月经正常，突然出现经量过多、经期延长，或经量过少、经期错后，或阴道不规则出血者应去医院就诊；服药期间忌生冷及油腻难消化的食物，保持情绪乐观，忌生气恼怒。

## 十三、肝硬化腹水

### （一）用药原则

1.辨证论治　肝硬化腹水又称肝腹水，是肝硬化最突出的临床表现和失代偿期肝硬化患者的重要体征。其发病机制复杂，可由门脉高压、内脏血管舒张、低蛋白血症、肾素-血管紧张素-醛固酮系统激活等多种因素引起。肝硬化腹水属于中医学的"鼓胀（水鼓）"范畴，涉及"黄疸""胁痛""水肿"等病证。中医学认为，本病基本病机在于肝脾肾功能失调，气滞、瘀血及水饮互结。本病病位主要在肝、脾、肾三脏，病机特点为本虚标实，气虚血瘀水停。治疗原则是在确立虚实的基础上，选择合适的攻补兼施之法。中医将肝腹水分为气虚血瘀、气滞血瘀、脾肾阳虚、肝肾阴虚、肝脾血瘀、气滞湿阻、湿热蕴结7种证型。临床治疗上，应先确定其类型及证候，再确定治法。

2.对症下药　中成药治疗肝腹水，应根据其类型及证候不同选择药物，做到辨证施治、对症用药。气虚血瘀证型宜采用补中益气、活血化瘀药物，气滞血瘀证型宜采用疏肝理气、活血祛瘀药物，脾肾阳虚证型宜采用温补脾肾、行气利水药物，肝肾阴虚证型宜采用滋养肝肾、凉血化瘀药物，肝脾血瘀症型宜采用活血祛瘀、行气利水药物，气滞湿阻证型宜采用疏肝理气、行湿散满药物，湿热蕴结证型宜采用清热利湿、攻下逐水药物。

### （二）用药方案

1.气虚血瘀证型　主要表现为腹大胀满，撑胀不堪，神疲乏力，少气懒言，不思饮食或食后腹胀，面色晦暗，头颈胸臂或有紫斑，或红痣赤缕，小便不利；舌质暗淡，脉细无力。宜选用：①扶正化瘀胶囊，每次5粒，每天3次，饭后服用。②复方鳖甲软肝片，每次4片，每天3次。③强肝丸（胶囊、口服液），每次2.5 g，每天2次；胶囊，每次5粒，每天2次，每服用6天停药1天；口服液，每次10 mL，每天2次。

2.气滞血瘀证型　主要表现为腹胀痛时轻时重，纳呆食少，嗳气，胁腹刺痛拒按，面色晦暗，肌肤甲错，可有瘀斑；舌质紫暗，脉细涩。宜选用：①平肝舒络丸，大蜜丸，每次1丸，每天2次，温黄酒或温开水送服；水蜜丸，每次3.5 g，每天2次，温黄酒或温开水送服。②血府逐瘀丸（胶囊、口服液），每次1～2丸，每天2次，空腹红糖水送服；胶囊，每次6粒，每天2次；口服液，每次1支，每天3次。

3.脾肾阳虚证型　主要表现为腹大胀满，形如蛙腹，朝宽暮急，面色苍黄或白，脘闷纳呆，便溏，畏寒肢冷，水肿，小便不利；舌体胖，质紫，苔淡白，脉沉细无力。

宜选用：①金匮肾气丸（片），每次1丸，每天2次；片剂，每次4片，每天2次。②刺五加片（颗粒、胶囊、注射液），每次2~3片，每天2次；颗粒，每次10 g（1袋），每天2~3次，开水冲服；胶囊，每次2~3粒，每天3次；注射液，每次20~40 mL静脉注射，或加入5%葡萄糖注射液100 mL静脉滴注，每天1~2次，2周为1个疗程。

4.肝肾阴虚证型　主要表现为腹大胀满或青筋暴露，面色晦暗，唇紫，口干舌燥，心烦失眠，时或鼻衄、牙龈出血，小便短少；舌红绛少津，苔少或光剥，脉弦细数。宜选用：①六味地黄丸（颗粒、胶囊、片、口服液），大蜜丸，每次1丸，每天2次；浓缩丸，每次8丸，每天3次；颗粒，每次1袋，每天2次，开水冲服；胶囊，每次2粒，每天2次；片剂，每次8片，每天2次；口服液，每次10 mL，每天2次。②金水宝胶囊（片），每次3粒，每天3次；片剂，每次5片，每天3次。③肝达片，每次5片，每天3次。

5.肝脾血瘀证型　主要表现为脘腹坚满，按之不陷而硬，青筋怒张，胁腹刺痛拒按，面色晦暗，头颈胸臂等处可见红点赤缕，唇色紫褐，或见大便色黑；舌质紫暗或有瘀斑，脉细涩。宜选用：①大黄䗪虫丸（胶囊），水蜜丸，每次3 g，每天1~2次；大蜜丸，每次1~2丸，每天1~2次；胶囊，每次4粒，每天2次。②鳖甲煎丸，每次3 g，每天2~3次。

6.气滞湿阻证型　主要表现为腹胀按之不坚，胁下胀满或疼痛，纳呆食少，食后胀甚，得暖则矢气稍减，或下肢水肿，小便短少；舌苔薄白腻，脉弦。宜选用：①木香顺气颗粒（丸），每次15 g，每天2次，开水冲服；丸剂，每次6～9 g，每天2～3次。②枳术颗粒（丸），每次1袋，每天3次，开水冲服，1周为1个疗程；丸剂，每次6 g，每天2次。

7.湿热蕴结证型　主要表现为腹大坚满，脘腹胀急，烦热口苦，渴不欲饮，或有面目皮肤发黄，小便赤涩，大便秘结或稀溏；舌边尖红，苔黄腻或兼灰黑，脉弦数。宜选用：①茵栀黄注射液（颗粒、口服液），每次10～20 mL，用10%葡萄糖注射液250 mL 稀释后静脉滴注，症状缓解后可改为肌内注射，每次2～4 mL，每天1次；颗粒，每次2袋，每天3次，开水冲服；口服液，每次10 mL，每天3次，1个月为1个疗程。②当飞利肝宁胶囊，每次4粒，每天3次。

### （三）用药提示

1.扶正化瘀胶囊　偶见胃部不适不良反应。妊娠妇女禁用，湿热盛者慎用。

2.复方鳖甲软肝片　偶见轻度消化道反应，一般可自行缓解。妊娠妇女禁用。

3.强肝丸（口服液、胶囊）　感冒发热患者禁用，胃、十二指肠溃疡或高酸性慢性胃炎者应减量服用，妇女经期暂停服用。

4.平肝舒络丸　含有朱砂，不宜过量久服，肝肾功能不全及虚证者慎用。

5.血府逐瘀丸（胶囊、口服液）　妊娠妇女禁用，服药期间忌辛冷食物。

6.金匮肾气丸（片）　妊娠妇女禁用，服药期间忌生冷食物及房欲、气恼。

7.刺五加片（注射剂、颗粒、胶囊）　对本品过敏者禁用，过敏体质者慎用；感冒发热患者不宜服用；高血压病、心脏病、肝病、糖尿病、肾病等慢性病严重者，应在医师指导下服用；服药4周症状无缓解，应去医院就诊；服药期间忌辛辣、油腻等不易消化食物，保持情绪稳定；宜饭前服用。

8.六味地黄丸（颗粒、胶囊、片、口服液）　不宜与感冒药同时服用；服药期间忌辛辣油腻食物；服药后出现食欲缺乏、胃脘不适、大便稀、腹痛等症状时，应去医院就诊。

9.大黄䗪虫丸（胶囊）　妊娠妇女禁用；服药期间出现皮疹等过敏反应，应立即停止用药。

10.鳖甲煎丸　有皮疹伴轻度瘙痒不良反应。妊娠妇女禁用。

11.木香顺气颗粒（丸）　口干舌燥、手心足心发热、阴液亏损者及妊娠妇女慎用，服药期间忌生冷油腻食物，宜空腹温开水送服。

12.枳术颗粒（丸）　糖尿病患者及妊娠妇女禁用，表现为口干、舌少津、大便干、脘腹作胀等脾胃阴虚者不宜用，服药期间忌生冷、油腻等不易消化食物。

13.茵栀黄注射液　偶见皮疹、血清病等不良反应，对本品过敏或过敏体质者禁用；本品如有结晶或固体析出，可将安瓿置于热水中溶解后再使用；滴注速度不宜过快，并注意观察，若出现皮疹、皮肤瘙痒等症状时，应立即停止用药，采用相应处置措施。

## 十四、门静脉高压

### （一）用药原则

1. 辨证论治 门静脉高压是一组由门静脉压力持久增高引起的症候群。本病大多数由肝硬化引起，少数继发于门静脉主干或肝静脉梗阻，以及原因不明的其他因素。当门静脉血不能顺利通过肝回流入下腔静脉，则会引起门静脉压力增高，表现为门-体静脉间交通支开放，大量门静脉血在未进入肝前就直接经交通支进入体循环，出现腹壁和食管静脉扩张、脾大和脾功能亢进、肝功能失代偿和腹水等。本病属于中医学的"鼓胀""积聚"等范畴。中医学认为，本病基本病机是瘀血阻于肝络，基本治则是活血化瘀通络，基本治法是活血祛瘀、益精养肝。中医将门静脉高压分为肝郁脾虚、湿热内蕴、肝脾血瘀、肝肾阴虚、脾肾阳虚5种证型。临床治疗上，应先确定其类型及证候，再确定治法。

2. 对症下药 中成药治疗门静脉高压，应根据其类型及证候不同选择药物，做到辨证施治，对症用药。肝郁脾虚证型宜采用柔肝解郁、健脾化湿药物，湿热内蕴证型宜采用清热解毒、利湿调肝药物，肝脾血瘀证型宜采用化瘀利水、活血通络药物，肝肾阴虚证型宜采用滋肾柔肝、养阴化瘀药物，脾肾阳虚证型宜采用温肾健脾、化瘀祛湿药物。

## （二）用药方案

1.肝郁脾虚证型　主要表现为疲乏无力，肝区不适或隐痛，胃脘胀闷，纳谷不馨；舌淡苔薄，脉弦细。宜选用：①逍遥丸（颗粒），大蜜丸，每次9 g，每天2次；浓缩丸，每次8丸，每天3次；颗粒，每次15 g，每天2次，开水冲服。②肝达康片（颗粒、胶囊），每次8～10片，每天3次；颗粒，每次1袋，每天3次，开水冲服，1个月为1个疗程，可连续使用3个疗程；胶囊，每次8～10粒，每天3次，1个月为1个疗程，可连续使用3个疗程。③肝脾康胶囊，每次5～8粒，每天3次，餐前30分钟服，3个月为1个疗程。

2.湿热内蕴证型　主要表现为多梦，大便溏滞不爽，小便色黄；舌质红，苔薄黄或黄腻，脉弦滑数。宜选用：①龙胆泻肝丸（颗粒、胶囊、片、口服液），大蜜丸，每次1～2丸，每天2次；水丸，每次3～6 g，每天2次；颗粒，每次6 g，每天2次，开水冲服；胶囊，每次4粒，每天3次；片剂，每次4～6片，每天2～3次；口服液，每次1支，每天3次。②苦黄颗粒（注射液），每次1袋，每天3次，开水冲服；注射液，每次10～60 mL，用5%葡萄糖注射液500 mL稀释后静脉滴注，每天1次，15天为1个疗程。③苏肝合剂，每次20 mL，每天2次。

3.肝脾血瘀证型　主要表现为面色晦暗，红纹赤缕，脉络怒张，胁下积块，胁腹刺痛；舌质紫暗或有瘀斑，脉沉弦而涩。宜选用：①大黄䗪虫丸（胶囊），水蜜丸，每次3 g，每天1～2次；大蜜丸，每次1～2丸，每天1～2次；

胶囊，每次4粒，每天2次。②肝复乐片，每次6片，每天3次。③肝达片，每次5片，每天3次。

4.肝肾阴虚证型　主要表现为面色晦暗或黧黑，体倦乏力，腰膝酸软，形体消瘦，两胁隐痛，胁下或见积块，眩晕耳鸣，失眠多梦，心烦易怒，口干饮不解渴；舌体瘦小，红绛少苔或欠润，脉弦细数。宜选用：①知柏地黄丸（颗粒、口服液），大蜜丸，每次1丸，每天2次；浓缩丸，每次8丸，每天3次；颗粒，每次8 g，每天2次，开水冲服；口服液，每次10 mL，每天3次。②杞菊地黄丸（胶囊、片、口服液），大蜜丸，每次1丸，每天2次；浓缩丸，每次8丸，每天3次；胶囊，每次5~6粒，每天3次；片剂，每次3~4片，每天3次；口服液，每次10 mL，每天2次。③肝肾宁胶囊，每次3~5粒，每天3次。④乙肝扶正胶囊，每次4粒，每天3次。

5.脾肾阳虚证型　主要表现为面色枯黄，畏寒肢冷，神疲气怯，口淡乏味，腹胀便溏，小便清长，或见下肢水肿；舌淡胖，苔薄白，脉沉细弱。宜选用：①金匮肾气丸（片），每次1丸，每天2次；片剂，每次4片，每天2次。②济生肾气丸（片），大蜜丸，每次1丸，每天2~3次；小蜜丸，每次9 g，每天2~3次；水蜜丸，每次6 g，每天2~3次；片剂，每次6片，每天3次。③心肝宝胶囊，每次2~4粒（肝炎6~8粒），小儿减半，每天3次，饭后30分钟服用。

## （三）用药提示

1.逍遥丸（颗粒）　对本品过敏者禁用，过敏体质者慎用；感冒期间和月经过多者不宜服用；平素月经正常，突然出现月经量少或错后、阴道不规则出血，应去医院就诊；服药期间忌寒凉、生冷食物。

2.肝达康片（颗粒、胶囊） 可有疲乏无力、食欲缺乏、腹胀恶心、大便溏薄等不良反应，停药后症状可消失。妊娠妇女慎用，舌色淡或色暗有瘀点、脉弦缓或涩者，请在医师指导下使用。

3.龙胆泻肝丸（颗粒、胶囊、片、口服液） 本品原处方中含有关木通，长期服用可导致肾损害。少数患者可见恶心、腹痛、腹泻等消化道不良反应；妊娠妇女禁用；脾胃虚弱者不宜久服（久服易伤脾胃）；服用期间应注意肾功能监测，肾功能不全者慎用；糖尿病患者不宜服颗粒剂、口服液。服药期间忌辛辣、刺激、油腻食物。

4.苦黄颗粒（注射液） ①苦黄颗粒：偶见轻微腹泻；临床有口服苦黄颗粒1天后出现频繁呕吐的报道；偶见红细胞及白细胞减少，一般停药后可恢复正常；偶见血清肌苷异常。绞窄性肠梗阻患者及妊娠妇女禁用，严重心、肾功能不全及脾虚患者慎用。②苦黄注射液：偶见注射局部有一过性潮红，个别患者可出现轻度消化道症状，严重心、肾功能不全者慎用。使用剂量应逐日增加，第1天10 mL，第2天20 mL，第3天30～60 mL；滴速以每分钟30滴为宜，滴速过快可出现头晕、心悸等。

5.大黄䗪虫丸（胶囊） 妊娠妇女禁用，服药后皮肤出现皮疹等过敏反应者应立即停用。

6.肝复乐片 少数患者服药后可出现腹泻等不良反应，一般不影响用药；妊娠妇女禁用；有明显出血倾向者慎用。

7.肝达片　有腹胀、腹泻等不良反应，一般可自行缓解；妊娠妇女慎用。

8.知柏地黄丸（颗粒、口服液）　妊娠妇女慎用，表现为畏寒、手足凉、喜热饮等虚寒证者不宜用，不宜与感冒类药同时服用，宜空腹或饭前用开水或淡盐水送服，服药期间忌油腻食物。

9.杞菊地黄丸（胶囊、片、口服液）　脾胃虚寒、大便稀溏者慎用。

10.金匮肾气丸（片）　妊娠妇女禁用；服药期间忌生冷食物，以及房欲、气恼。

11.济生肾气丸（片）　肾阴不足、虚火上炎所致咽干口燥和表证未解者，以及妊娠妇女禁用。


## 十五、急性胆道感染

### （一）用药原则

1.辨证论治　急性胆道感染是指胆道系统内发生的急性细菌性炎症，包括急性胆囊炎和急性胆管炎。细菌感染和胆管梗阻是引起急性胆囊炎的两大主要原因；胆管结石是引起急性胆管炎的最常见原因，其次为胆道蛔虫和胆道狭窄。本病主要症状是腹痛，常在饱餐、进食油腻食物后出现，开始时为中上腹部剧烈绞痛，常放射至右肩部、肩胛部和背部，疼痛呈持续性并阵发性加剧，伴恶心、呕吐、厌食等，常有轻度发热，可出现轻度黄疸。结石性胆囊炎以胆绞痛为主，非结石性胆囊炎以右上腹部持续性胀痛为主，多无明显胆绞痛。急性胆管炎起病急，病情重，变化快，是胆道良性疾病的首要致死原因，预后欠佳。本病属于中医学的"胆胀""黄疸""结胸""胁痛""厥逆"等范畴。中医将急性胆道感染分为肝胆蕴热、肝胆湿热、肝胆热毒和肝火扰神4种证型。临床治疗上，应先确定急性胆道感染的类型及证候，再确定治法。

2.对症下药　中成药治疗急性胆道感染，应根据不同类型及证候选择药物，做到辨证施治，对症用药。肝胆蕴热证型宜采用疏肝解郁、清热利胆药物，肝胆湿热证型宜采用清热利胆、化湿通下药物，肝胆热毒证型宜采用泻火解毒、养阴利胆药物，肝火扰神证型宜采用清肝泻火、解毒安神药物。

## （二）用药方案

1.肝胆蕴热证型　主要表现为胁肋灼痛或刺痛，胁下拒按或有痞块，畏寒发热，口干口苦，恶心呕吐，目身微黄，大便干结；舌质微红，苔薄白或微黄，脉平或弦微数。宜选用：消炎利胆片（颗粒、胶囊），每次6片，每天3次；颗粒，每次2.5 g（1袋），每天3次，开水冲服；胶囊，每次4粒，每天3次。

2.肝胆湿热证型　主要表现为右胁胀痛，目身发黄，发热，纳呆呕恶，小便黄，胁下痞块拒按，便溏或秘结；舌质红，苔黄厚腻，脉滑数。宜选用：双黄连合剂（颗粒、胶囊、片），每次20 mL，每天3次；颗粒，每次10 g（2袋），每天3次，开水冲服（婴幼儿，6个月以下，每次2~3 g；6个月至1岁，每次3~4 g；1~3岁，每次4~5 g；

3岁以上酌量）；胶囊，每次4粒，每天3次；片剂，每次4片，每天3次。

3.肝胆热毒证型　主要表现为胁胀灼痛，壮热，目身深黄，烦渴引饮，胁下痞块，烦躁不安，面赤潮红，大便秘结或热结旁流；舌质干红或绛红或有瘀斑，苔黄厚或焦黑或无苔，脉洪数。宜选用：清开灵颗粒（胶囊、片、口服液）每次1～2袋，每天2～3次，开水冲服；胶囊，每次2～4粒，每天3次，儿童酌减或遵医嘱；片剂，每次1～2片，每天3次；口服液，每次20～30 mL，每天2次，儿童酌减。

4.肝火扰神证型　主要表现为胁胀灼痛，神昏谵语，壮热，烦躁不安，目身深黄，胁下痞块，斑疹隐隐，齿龈和鼻衄，大便秘结或热结旁流；舌质红绛，苔黄，脉滑数或细数。宜选用：清开灵颗粒（胶囊、片、口服液、注射液），每次1～2袋，每天2～3次，开水冲服；胶囊，每次2～4粒，每天3次，儿童酌减或遵医嘱；片剂，每次1～2片，每天3次；口服液，每次20～30 mL，每天2次，儿童酌减；注射液，肌内注射，每次2～4 mL，每天1次，重症患者每次20～40 mL，用5%葡萄糖注射液250 mL 或0.9%氯化钠注射液100 mL 稀释后静脉滴注，每天1次。

## （三）用药提示

1.消炎利胆片　可引发皮疹等不良反应，服药期间忌生冷、油腻、辛辣食物。

2.双黄连合剂（颗粒、胶囊、片）　对本品过敏者禁用，过敏体质者慎用；不宜与滋补性中药同时服用；表现为恶寒重、发热轻、无汗、头痛、鼻塞、流清涕、喉痒咳嗽等风寒感冒者不宜用；高血压病、心脏病、肝病、糖尿病、肾病等慢性病严重者，以及小儿、妊娠妇女、年老体虚者，应在医师指导下服用；服药期间忌烟酒及辛辣、生冷、油腻食物。

3. 清开灵颗粒（胶囊、片、口服液）　对本品过敏者禁用，过敏体质者慎用；不宜与滋补性中药同时服用；表现为恶寒重、发热轻、无汗、头痛鼻塞、流清涕、喉痒咳嗽等风寒感冒者不宜用；高血压病、心脏病患者慎用；平素脾胃虚寒与久病体虚者出现腹泻时慎用；服药期间忌烟酒及辛辣、生冷、油腻食物。

4. 清开灵注射液　本品偶有过敏反应，用药过程中如出现过敏反应，应立即停药并进行抗过敏反应处理。对本品过敏者禁用，表现为恶寒发热等表证者慎用。本品不宜与其他药物尤其是抗生素类药物配伍使用。本品原药如出现沉淀或混浊，以及经5%葡萄糖或0.9%氯化钠注射液稀释后出现浑浊者不得使用。

## 十六、急性胰腺炎

### （一）用药原则

1. 辨证论治　急性胰腺炎是指多种病因引起的胰酶激活，继以胰腺局部炎症反应为主要特征、伴或不伴其他器官功能改变的疾病。主要表现为突然发作，呈持续性的上腹部剧痛，伴有发热、恶心呕吐、血清和尿淀粉酶活性升高。本病属于中医学的"腹痛""脾心痛""结胸"等范畴。其病因包括饮食不节、饮酒、蛔虫内扰、六淫之邪等。病机主要以湿、热、瘀、毒蕴结中焦致脾胃升降、肠之传化、肝之疏泄失常，最终导致腑气不通，并可有郁、结、湿、热、瘀、厥、脱7个关键环节。究其病性，在本则为脾胃运化失常，属虚；在标则为气滞、湿热、实热、血瘀，属实。其病位主要在脾、胃、肝、胆，常涉及心、肺、肾、脑、肠等多个脏腑。本病起病急，部分病例病情来势凶猛，迅速恶化而危及生命，若经内科治疗无效，应及时转外科手术治疗。中医治疗急性胰腺炎应重点掌握清热解毒、通里攻下、活血化瘀和理气疏肝四大原则。中医将急性胰腺炎分为急性期和恢复期两个阶段，急性期包括肝胆湿热、胃肠热结、实热结胸、瘀热互结、腑闭血瘀、内闭外脱6种证型，恢复期分为肝脾失调、气阴两虚2种证型。临床治疗上，应先确定其类型及证候，再确定治法。

2.对症下药 中成药治疗急性胰腺炎，应根据其类型及证候不同选择药物，做到辨证施治、对症用药。①急性期：肝胆湿热证型宜采用清肝利胆、清利湿热药物，胃肠热结证型宜采用清热、通腑、攻下药物，实热结胸证型宜采用清化痰热、泻肺逐饮药物，瘀热互结证型宜采用清热泻火、祛瘀通腑药物，腑闭血瘀证型宜采用清热通腑、化瘀导滞药物，内闭外脱证型宜采用回阳救逆、益气固脱药物。②恢复期：肝脾失调证型宜采用疏肝健脾、和胃化湿药物，气阴两虚证型宜采用益气生津、养阴和胃药物。

**（二）用药方案**

1.急性期

（1）肝胆湿热证型：主要表现为上腹部胀痛拒按，胁痛或呃逆，发热，倦怠，大便不畅或干结，小便短，目黄身黄；舌质红，苔薄黄或黄腻，脉弦数。宜选用：①消炎利胆片（颗粒、胶囊），每次6片，每天3次；颗粒，每次2.5 g（1袋），每天3次，开水冲服；胶囊，每次4粒，每天3次，或遵医嘱。②龙胆泻肝丸（颗粒、胶囊、片、口服液），大蜜丸，每次1～2丸，每天2次；水丸，每次3～6 g，每天2次；颗粒，每次6 g，每天2次，开水冲服；胶囊，每次4粒，每天3次；片剂，每次4～6片，每天2～3次；口服液，每次1支，每天3次。

（2）胃肠热结证型：主要表现为腹痛剧烈，由上腹至脐部，甚者从上腹至少腹满痛，有痞满燥坚征象，伴有腹胀，恶心呕吐，口干渴，尿短赤；舌红，苔黄厚腻或燥，脉洪数或弦数。宜选用：清开灵注射液，2～4 mL，肌内注射，每天1次；重症患者20～40 mL，溶于5%葡萄糖注射液200 mL或0.9%氯化钠注射液100 mL中静脉滴注，每天1次。

（3）实热结胸证型：主要表现为胸腹痛，胁痛，心下满硬，痛不可近，发热畏寒，口苦纳呆，气息短促；苔薄黄，脉弦或滑数。宜选用：①至宝丹，每次1丸，每天1～2次。②清开灵注射液，2～4 mL，肌内注射，每天1次；重症患者20～40 mL，溶于5%葡萄糖注射液200 mL或0.9%氯化钠注射液100 mL中静脉滴注，每天1次。

（4）瘀热互结证型：主要表现为腹部刺痛拒按，痛有定处，或有包块，或皮肤青紫有瘀斑，发热夜甚，口干不渴，小便短赤，大便燥结；舌质红或有瘀斑，脉弦数或涩。宜选用：①丹参注射液，2～4 mL，肌内注射，每天1～2次；或4 mL，溶于50%葡萄糖注射液20 mL 中静脉注射，每天1～2次；或10～20 mL，溶于5%葡萄糖注射液100～200 mL 中静脉滴注，每天1次。②清开灵注射液，2～4 mL，肌内注射，每天1次；重症患者20～40 mL，溶于5%葡萄糖注射液200 mL 或0.9%氯化钠注射液100 mL 中静脉滴注，每天1次。③川芎嗪注射液，80～120 mg，溶于5%葡萄糖注射液500 mL 中静脉滴注，每天1次。

（5）腑闭血瘀证型：主要表现为脘腹疼痛如锥如割，呕吐剧烈，高热不退，或兼黄疸，腹水，小便如茶，大便秘结；舌质绛或紫，苔黄燥或灰黑，脉弦数而微涩。宜选用：①丹参注射液，2～4 mL，肌内注射，每天1～2次；或4 mL，溶于50%葡萄糖注射液20 mL 中静脉注射，每天1～2次；或10～20 mL，溶于5%葡萄糖注射液100～500 mL 中静脉滴注，每天1次。②清开灵注射液，2～4 mL，肌内注射，每天1～2次；或4 mL，溶于50%葡萄糖注射液20 mL 中静脉注射，每天1～2次；或10～20 mL，溶于5%葡萄糖注射液100～500 mL 中静脉滴注，每天1次。

（6）内闭外脱证型：主要表现为脐周剧痛，呕恶身热，烦渴多汗，面色苍白，肢冷搐搦；舌质干绛，苔灰黑而燥，脉沉细而弱。宜选用：①参附注射液，5～20 mL，溶于5%或10%葡萄糖注射液20 mL 中静脉注射，每天1次；或20～100 mL，溶于5%或10%葡萄糖注射液250～

500 mL 中静脉滴注，每天1次。②参麦注射液，2～4 mL，肌内注射，每天1次；或10～60 mL，溶于5%葡萄糖注射液250～500 mL 中静脉滴注，每天1次。

2.恢复期

（1）肝脾失调证型：主要表现为上腹部不适或上腹部、胁部微感胀满，进食后明显，纳食不香，或轻微恶心；舌苔白或白腻，脉弦缓。宜选用：①金佛止痛丸，每次6 g，每天2次。②逍遥丸（颗粒），大蜜丸，每次9 g，每天2次；浓缩丸，每次8丸，每天3次；颗粒，每次15 g，每天2次，开水冲服。

（2）气阴两虚证型：主要表现为精神疲倦，少气懒言，纳呆食少，或饥而不欲食，口干，脘痞不舒，大便干；舌淡红少苔或无苔，脉沉细数。宜选用：参麦注射液，2～4 mL，肌内注射，每天1次；或10～60 mL，溶于5%葡萄糖注射液250～500 mL 中静脉滴注，每天1次。

## （三）用药提示

1.消炎利胆片（颗粒、胶囊）  偶见药疹等不良反应。过敏体质者及表现为畏寒喜暖、口淡不渴或喜热饮等者慎用，本品不宜过量、久服，糖尿病、高血压病、心脏病、肾病等严重慢性病患者应在医师指导下服用，服药期间忌生冷、油腻、辛辣食物。

2.龙胆泻肝丸（颗粒、胶囊、片、口服液）  长期服用可导致肾损害，少数患者可见恶心、腹痛、腹泻等消化道不良反应。妊娠妇女禁用，肾功能较差者慎用，脾胃虚弱者不宜久服，糖尿病患者不宜服颗粒剂、口服液，服药期间忌辛辣、刺激、油腻食物。

3.清开灵注射液　偶有过敏反应等不良反应，用药过程中如出现不良反应，应立即停药，并做脱敏处理。过敏体质者、妊娠妇女及表证恶寒发热者慎用。有心脑血管、肝、肾和造血系统等严重原发性疾病者应在医师指导下使用。本品尽量不与其他药物（尤其是抗生素类药物）配伍使用。本品产生沉淀或浑浊时不得使用。

4.丹参注射液　偶见过敏反应等不良反应；本品不宜与其他药物混合使用；使用前必须对光检查，发现药液浑浊、沉淀、变色、漏气等不能使用。

5.参附注射液　偶见过敏反应等不良反应，对本品过敏或有严重过敏史者禁用，避免直接与辅酶 A、维生素 $K_3$、氨茶碱混合使用，不宜与半夏、瓜蒌、贝母、白蔹、白及、藜芦等中药同时使用，不宜与其他药物在同一容器内混合使用。使用前必须对光检查，发现药液出现浑浊、沉淀、变色、漏气不能使用。本品含有皂苷，摇动时产生泡沫属正常现象，不影响疗效。

6.参麦注射液　偶有谷丙转氨酶升高及口干、口渴、舌燥等不良反应。对本类药物有过敏史或过敏体质者应避免使用；阴盛阳衰者不宜用；不宜在同一容器中与其他药物混用；用量过大或应用不当，可引起心动过速、晕厥等症状；使用前必须对光检查，发现药液出现浑浊、沉淀、变色、漏气等现象时不能使用。

7.金佛止痛丸　对本品过敏和月经过多、妊娠妇女及糖尿病患者禁用，过敏体质者慎用。表现为唇燥口干、喜饮、大便干结等胃阴虚者不宜用，高血压病、心脏病、肝病、肾病等慢性病严重者应在医师指导下服用。服药3天症状无缓解，应去医院就诊；不宜与滋补性中药同时服用；服药期间忌情绪激动及生闷气，饮食宜清淡，忌辛辣、生冷、油腻食物。

8.逍遥丸（颗粒）　对本品过敏者禁用，过敏体质者慎用。月经过多者和感冒时不宜服用。平素月经正常，突然出现月经量少，或月经错后，或阴道不规则出血应去医院就诊。服药期间忌寒凉、生冷食物。

# 第3章

# 循环系统疾病中成药的合理应用

## 一、冠心病心绞痛

### （一）用药原则

1. 辨证论治　冠心病是由于脂质代谢异常，血液中的质脂沉着在原本光滑的动脉内膜上，形成类似脂类物质的斑块，称为动脉硬化病变。这些斑块逐渐增多，造成动脉腔狭窄，使血流受阻，导致心脏缺血，发生心绞痛。依据中医辨证理论，冠心病心绞痛分为心血瘀阻、痰浊痹阻、阴寒凝滞、气阴两虚、心肾阳虚5种证型。同时，冠心病心绞痛有虚实之分，稳定型心绞痛以虚证为主；不稳定型心绞痛以痰浊瘀血、痹阻心脉实证为主。因此，应先确定冠心病心绞痛的类型及证候，再确定用药。

2. 针对病因　中成药治疗冠心病心绞痛，应根据类型及证候不同选药。心血瘀阻证型宜活血化瘀、通络止痛，痰浊痹阻证型宜化痰泻浊、宣痹通阳，阴寒凝滞证型宜温通行气、开痹散结，气阴两虚证型宜益气养阴、通络止痛，心肾阳虚证型宜温补心肾。

**（二）用药方案**

1.心血瘀阻证型　主要表现为心胸疼痛、痛有定处，可兼有胸闷心悸；口舌暗红，舌质暗或有瘀斑，脉涩或结代。宜选用：①复方丹参颗粒（胶囊、片、丸、注射液），每次1袋，每天3次；胶囊，每次3粒，每天3次；片剂，每次3片，每天3次；浓缩丸，每次5丸，每天3次；滴丸，每次10粒，口服或舌下含服，每天3次；注射液，肌内注射，每次2 mL，每天1～2次，或每次10～20 mL，用5%葡萄糖注射液或0.9%氯化钠注射液250～500 mL稀释静脉滴注。14天为1个疗程。②银杏叶片（胶囊剂、口服液、注射液），每次2片，每天3次；胶囊，每次1～2粒，每天3次；口服液，每次10 mL，每天3次；注射液，肌内注射，每次10 mL，每天1～2次，或每次20 mL，用5%葡萄糖注射液250 mL或500 mL稀释静脉滴注。14天为1个疗程。

2.痰浊痹阻证型　主要表现为胸脘满闷、恶心，可兼有胸痛隐隐、气短、纳呆、腹胀等；舌苔腻，脉滑或弦。宜选用二陈丸，每次9 g，每天3次。

3.阴寒凝滞证型　主要表现为心痛如绞，遇寒即发，可兼有面青唇紫等；舌质淡暗，苔薄，脉沉弦或迟。宜选用：①冠心苏合丸（滴丸、胶囊、软胶囊），每次2粒，每天3次；滴丸，每次10～15粒，每天3次，含服或口服；胶囊，每次2粒，每天1～3次，临睡前或发病时服用；软胶囊，每次2粒，每天3次，急重症可嚼碎服。②苏合香丸，每次1丸，每天1～2次。

4.气阴两虚证型　主要表现为胸痛隐隐、气短乏力、心悸汗出，可兼有口干舌燥、眩晕耳鸣、五心烦热等；舌质红，苔薄少津，脉细数或沉细。宜选用：①生脉饮口服液（片），每次1支，每天3次；片剂，每次8片，每天3次。②天王补心丸（片），浓缩丸，每次8丸，每天3次；蜜丸，每次1丸，每天2次；片剂，每次4~6片，每天2次。③补心口服液，每次10 mL，每天3次。

5.心肾阳虚证型　主要表现为胸痛心悸、形寒肢冷，可兼有神倦懒言、自汗乏力、小便清长、心悸怔忡等；舌质淡胖，有齿痕，舌苔薄，脉沉细或微。宜选用：①金匮肾气丸（片），每次1丸，每天2次；片剂，每次4片，每天2次。②桂附理中丸，每次1丸，每天2次，用姜汤或温开水送服。

### （三）用药提示

1.复方丹参制剂　个别患者有胃肠不适。宜饭后口服，妊娠妇女慎用，注射液不宜与抗癌药、止血药、抗酸药、阿托品、细胞色素 C、维生素 $B_1$、维生素 $B_6$、麻黄碱、洛贝林、士的宁、雄性激素等联合使用，不宜与中药藜芦同时使用，也不宜与其他药物在同一容器中混合使用。

2.银杏叶制剂　少见轻微胃肠不适及皮肤过敏等不良反应。心力衰竭、妊娠妇女及过敏体质者慎用；口服液有少量乙醇，对乙醇过敏者慎用。

3.二陈丸　对本品过敏者禁用，过敏体质者慎用。服药期间忌烟酒及辛辣、生冷、油腻食物；不宜同时服用滋补性中药；肺阴虚所致的燥咳不宜使用；有高血压病、心脏病、肝病、糖尿病、肾病等慢性病及妊娠与哺乳期妇女、年老体弱者，应在医师指导下服用。

4.冠心苏合丸　个别患者可出现上腹部不适、胃痛、咽痛、胸闷、面部皮炎等不良反应，均在开始服药时出现，继续用药可消失。阴虚火旺、闭证和脱证者禁用。不宜长期服用。

5.生脉饮　对本品过敏者禁用，过敏体质者及脾胃虚弱、呕吐泄泻、腹胀便溏、咳嗽痰多者慎用。宜饭前服用，感冒发热者不宜服用，糖尿病、高血压病、心脏病、肝病、肾病等慢性病严重者及妊娠与哺乳期妇女，应在医师指导下服用。本品不宜与藜芦、五灵脂、皂荚或其制剂同时服用，服用期间不宜饮茶和食用萝卜。

6.天王补心丸　含朱砂，不宜长期服用；服用本品超过1周者，应检查血液中汞离子浓度及肝肾功能，超过规定限度者，立即停用；糖尿病患者慎用；宜餐后服用。

7.金匮肾气丸　妊娠妇女禁用，服药期间忌房欲、气恼及生冷食物。

8.桂附理中丸　急性胃肠炎、泄泻兼有大便不畅、肛门灼热者不宜服用；高血压病、心脏病、肾病、咳喘、水肿患者，应在医师指导下服用；妊娠妇女禁用；服药期间忌生冷、油腻食物。

## 二、心力衰竭

### （一）用药原则

1.辨证论治　心力衰竭是指在静脉正常回流的情况

下，由于原先的心脏损害引起心排血量减少，不能满足组织代谢需要的一种综合征。临床上以肺循环和（或）体循环瘀血及组织血液灌注不足为主要特征，又称为充血性心力衰竭，常是各种病因所致心脏病的终末阶段。中医理论认为，心力衰竭病位在心，涉及肺、脾、肾三脏，属本虚标实、虚实交错之证。阳气衰弱为本，痰、水、瘀为标。中医将心力衰竭分为心肺气虚、气阴两虚、气虚血瘀、阳虚水停、热痰壅肺、寒痰阻肺、阴竭阳脱7种证型。

2. 对症下药　心力衰竭的病因为心、肺、肾阳气不足，血脉运行无力，血行缓慢而瘀滞，水湿不化，聚生痰饮，卫外不固，湿邪内侵。因此，中成药治疗心力衰竭，应先确定心力衰竭的类型及证候，再选择用药。心肺气虚证型宜补益心肺，气阴两虚证型宜益气养阴，气虚血瘀证型宜益气活血，阳虚水停证型宜温阳利水，热痰壅肺证型宜清肺化痰、泻肺利水，寒痰阻肺证型宜温肺化痰，阴竭阳脱证型宜固阴回阳救逆。

### （二）用药方案

1. 心肺气虚证型　以胸闷气短、心悸咳嗽为主，可兼见动则加剧、面色灰青等；舌淡，苔薄白，脉沉弱。宜选用：①补心气口服液，每次10~20 mL，每天3次。②人参保肺丸，每次6 g（1丸），每天3次。

2. 气阴两虚证型　以心悸气短、五心烦热为主，可兼见失眠多梦、目眩乏力、口干舌燥等；舌红，苔少或无苔，脉细数。宜选用：①生脉注射液，每次20 mL，加入50%葡萄糖液20~40 mL 静脉注射，每隔15~30分钟1次，连续3～5次；起效后，再以50～100 mL加入10%葡萄糖液250 mL静脉滴注。②生脉饮（片），每次10～20 mL，每天3次；片剂，每次8片，每天3次。

3. 气虚血瘀证型　以心悸怔忡、胸胁作痛、状若针刺、水肿尿少为主，可兼见腹胀痞满、口唇发绀等；舌质紫暗或有瘀点、瘀斑，脉涩或结代。宜选用：①心通口服液，每次10～20 mL，每天3次。②通心络胶囊，每次3～4粒，每天3次。

4. 阳虚水停证型　以怔忡喘促、水肿尿少为主，可兼见畏寒肢冷，或夜尿频数、神志恍惚、面色苍白等；舌淡，苔薄白滞，脉沉细。宜选用：①补肾康乐胶囊，每次0.75 g（3粒），每天3次。②心宝丸，每次120～360 mg，每天3次。

5. 热痰壅肺证型　以心悸咳喘、发热口渴、咳痰黏稠为主，可兼见神昏谵语；舌红，苔黄，脉滑数。宜选用：①清肺化痰丸，每次9 g（1丸），每天3次。②鲜竹沥口服液，每次10 mL，每天3次。

6. 寒痰阻肺证型　以心悸咳喘、水肿尿少、痰多质稀或泡沫样痰为主；舌淡暗，苔白、脉弦滑。宜选用：①复方蛤青片，每次3片，每天3次。②消咳喘胶囊（片、糖浆），每次2粒，每天3次；片剂，每次4～5片，每天3次；糖浆，每次10 mL，每天3次。

7. 阴竭阳脱证型　以呼吸喘促、呼多吸少、烦躁不安、张口抬肩、汗出如油为主，可兼见四肢厥逆或昏厥谵语等；舌质紫暗，苔少或无苔，脉微细欲绝。宜选用：①固本定喘丸，每次1.5～2.0 g，每天3次。②人参固本丸，每次1丸，每天2次。

### （三）用药提示

1.人参保肺丸 感冒咳嗽者禁用；含罂粟壳，不宜长时间服用。

2.生脉注射液 不良反应表现为：过敏反应为皮疹及过敏性休克，神经系统不良反应为头晕、全身乏力、腰背剧痛，循环系统为胸闷、心悸，呼吸系统为呼吸困难，消化系统为腹胀。对本品过敏或有严重不良反应史者及新生儿、婴幼儿禁用。不宜与藜芦或五灵脂同时使用；大剂量高浓度时对心脏有先抑制后兴奋作用，故浓度不宜过高，滴速不宜过快（一般以每分钟40～50滴为宜，不宜超过每分钟60滴）；不宜与其他药物混用；用药过程中应密切观察，特别是开始用药30分钟内。

3.生脉饮（片） 脾胃虚弱、呕吐泄泻、腹胀便溏、咳嗽痰多及妊娠妇女慎用，感冒患者不宜服用，用药期间忌油腻食物及茶和萝卜，宜饭前服，不宜与藜芦、五灵脂、皂荚或其制剂同时服用。

4.心通口服液 可有胃部不适或反酸等不良反应，故宜饭后服用。

5.通心络胶囊 可出现胃部不适或胃痛；出血性疾病、阴虚火旺型中风，以及经期和妊娠妇女禁用；宜饭后服。

6.补肾康乐胶囊 宜淡盐水送服，感冒时应停用。

7.心宝丸 阴虚内热、肝阳上亢、痰火内盛及妊娠妇女、青光眼患者禁用。服药后口干者可饮淡盐水或用生地黄10 g 水煎送饮。运动员慎用。

8.清肺化痰丸　服药期间忌食辛辣、油腻食物，高血压病、心脏病、儿童、妊娠妇女、体质虚弱及脾胃虚寒者慎用。

9.鲜竹沥口服液　寒痰咳嗽或脾寒便溏者忌用；有中风痰迷、突然昏倒、喉间痰多者，可用鲜竹沥水加生姜汁调匀，鼻饲或灌服。

10.复方蛤青片　服药期间禁烟酒、辛辣等刺激性食物。

11.消咳喘胶囊（片、糖浆）　可引起心律失常和过敏反应，长期大量服用可导致中毒，对本品或乙醇过敏者慎用。

12.固本定喘丸　感冒发热患者禁用。

13.人参固本丸　对本品过敏者禁用，服药期间忌油腻食物，不宜与藜芦、五灵脂、皂荚或其制剂同时服用，不宜饮茶和进食萝卜，感冒患者不宜服用，高血压病及过敏体质者慎用，宜饭前服用。


# 三、室性期前收缩

## （一）用药原则

1.辨证论治　室性期前收缩简称室早，是早搏的一种，可以发生在正常人，也可以发生在器质性心脏病的基础上，可以通过检查来进行区分。室性期前收缩属于中医学的"心悸""怔忡"范畴。患者自感胸闷、心悸、心跳间歇、脉结代等。室性期前收缩病机既有先天禀赋不足，饮食劳倦或情志所伤，也有因感受外邪或药物中毒所致。

室性期前收缩分为气阴两虚、心阳不振、心脉瘀阻、肝气郁结、痰湿阻滞5种证型。证候多为虚实相兼，虚者为脏腑气血阴阳亏虚，心神失养；实者多为痰饮、瘀血阻滞心脉和火邪上扰心神致心脉不畅，心神不宁。病位在心，发病与脾、肾、肺、肝功能失调有关，病机属本虚标实，临床表现多为虚实夹杂。

2.对症下药　中成药治疗室性期前收缩，应根据证候的不同，选择不同的药物。气阴两虚证型宜益气养阴、宁心安神，心阳不振证型宜温补心阳，心脉瘀阻证型宜活血化瘀通脉，肝气郁结证型宜疏肝解郁、调畅气机，痰湿阻滞证型宜燥湿健脾、化痰通络。

## （二）用药方案

1.气阴两虚证型　以心悸怔忡、五心烦热、气短乏力为主，兼见头晕口干、失眠多梦等；舌红，少苔，脉细数兼结代。宜选用：①稳心颗粒，每次9 g，每天3次，开水冲服，4周为1个疗程。②生脉饮（颗粒、胶囊），每次10 mL，每天3次；颗粒，每次10 g，每天3次，开水冲服；胶囊，每次3粒，每天3次。③参松养心胶囊，每次2～4粒，每天3次。④芪冬颐心口服液，每次20 mL，每天3次，饭后服，4周为1个疗程。

2.心阳不振证型　以心悸怔忡、形寒肢冷为主，兼见胸闷气短、面色白、畏寒喜温，或伴心痛等；舌淡，苔白，脉沉迟或结代。宜选用：复心宁胶囊，每次4粒，每天3次。

3.心脉瘀阻证型　以心悸怔忡，心前区刺痛、入夜尤甚为主，兼见面色、唇甲发绀等；舌质紫暗或有瘀斑，脉涩或结代。宜选用：①血府逐瘀丸（胶囊、口服液），每次1~2丸，每天2次，空腹红糖水送服；胶囊，每次6粒，每天2次；口服液，每次1支，每天3次。②稳心颗粒，每次9g，每天3次，开水冲服。

4.肝气郁结证型　以心悸怔忡、胸闷胁胀、情绪变化可诱发或加重为主，兼见嗳气叹息、心烦失眠、大便不畅等；舌质暗红，苔薄黄，脉弦或结代。宜选用：舒肝止痛丸，每次4.5g，每天3次，温开水送服。

5.痰湿阻滞证型　以心悸怔忡、胸脘胀满为主，兼见口黏纳呆、大便黏滞不爽等；舌质暗红，苔白厚腻或黄腻，脉滑。宜选用：温胆宁心颗粒，每次6g，每天2次，开水冲服。


（三）用药提示

1.稳心颗粒　偶见轻度头晕、恶心等不良反应，一般不影响用药；妊娠妇女慎用。

2.生脉饮（颗粒、胶囊）　宜饭前服用，服药期间忌油腻食物，不宜与藜芦、五灵脂、皂荚或其制剂同时服用，服用期间不宜喝茶和吃萝卜，感冒患者不宜服用，脾胃虚弱、呕吐泄泻、腹胀便溏、咳嗽痰多者及高血压病、糖尿病患者慎用。

3.参松养心胶囊　个别患者服药期间可出现胃胀等不良反应。应注意原发性疾病的治疗。

4.芪冬颐心口服液　偶见胃部不适等不良反应，宜饭后服用；妊娠妇女禁用。

5.血府逐瘀丸（胶囊、口服液）　妊娠妇女禁用，无瘀血者慎用。服用期间忌辛冷食物。

6.舒肝止痛丸　过敏体质者及妊娠妇女慎用。服药期间忌气怒及生冷油腻不易消化食物。

## 四、病毒性心肌炎

### （一）用药原则

1.辨证论治　病毒性心肌炎是心肌炎症性疾病，最常见的病因是病毒感染。临床表现主要为胸闷、胸痛、乏力、心动过速等。病毒性心肌炎属于中医学的"心悸""胸痹""怔忡"等范畴。外感温热邪毒为发病主要因素，劳累过度、情志损伤等亦可致病。病位主要在心，涉及肺、脾、肾。病机为邪犯人体，心气受损，痰饮内停或瘀血阻络。究其病性，在本为心气不足，属虚；在标为热毒、痰饮、瘀血，属实。中医将病毒性心肌炎分为急性期和恢复期（慢性期），急性期分为热毒侵心证型和阳虚气脱证型2种证型；慢性期分为肺气不足证型、痰湿内阻证型、气滞血瘀证型、阴虚火旺证型、心脾两虚证型、阴阳两虚证型6种证型。因此，应先确定病毒性心肌炎的类型及证候，再确定治法及用药。

2.对症下药　中成药治疗病毒性心肌炎，应注意急性期、慢性期及证候，其治法、选药不同。①急性期：热毒侵心证型宜清心解毒，阳虚气脱证型宜回阳救逆、益气固脱。②慢性期：肺气不足证型宜益气清肺、固护卫气，痰湿内阻证型宜祛湿化痰、温通心阳，气滞血瘀证型宜疏肝理气、活血化瘀，阴虚火旺证型宜滋阴降火、养血安神，心脾两虚证型宜健脾益气、养心安神，阴阳两虚证型宜温阳益气、滋阴通脉。

## （二）用药方案

1.急性期

（1）热毒侵心证型：主要表现为发热身痛，鼻塞流涕，咽红肿痛，咳嗽咳痰或腹痛泄泻，肌痛肢楚，继之心悸，胸闷气短；舌质红，苔薄黄或腻，脉细数或结代。宜选用：清热解毒颗粒（胶囊、片剂、口服液），每次1袋，每天3次；胶囊，每次2～4粒，每天3次；片剂，每次2～4片，每天3次；口服液，每次10～20 mL，每天3次。

（2）阳虚气脱证型：主要表现为起病急骤，喘息心悸，倚息不得卧，口唇青紫，心悸惕动，烦躁不安，自汗不止，手足不温；舌质淡白，脉微欲绝。宜选用：生脉饮（颗粒、胶囊、注射液），每次10 mL，每天3次；颗粒，每次10 g，每天3次，开水冲服；胶囊，每次3粒，每天3次。病情危重者，可使用参麦注射液，肌内注射，每次2～4 mL，每天1次；或每次10～60 mL，用5%葡萄糖注射液250～500 mL稀释静脉滴注。

2.慢性期

（1）肺气不足证型：主要表现为气短乏力，胸闷隐痛，自汗恶风，咳嗽，反复感冒；舌淡红，苔薄白，脉细无力。宜选用玉屏风颗粒（丸、口服液、袋泡剂），每次1袋，每天3次，开水冲服；水丸，每次6 g，每天3次；口服液，每次10 mL（1支），每天3次；袋泡剂，每次3 g，开水浸泡15分钟后饮服，每天2~3次。

（2）痰湿内阻证型：主要表现为胸闷气促，头晕目眩，脘闷纳呆，口渴不饮，咳吐痰涎；苔白腻或白滑，脉滑。宜选用：二陈丸，每次9g，每天3次。

（3）气滞血瘀证型：主要表现为心区刺痛，痛有定处，胸闷胁胀；舌质暗红或有瘀点，脉弦涩。宜选用：血府逐瘀丸（胶囊、口服液），每次1~2丸，每天2次，空腹红糖水送服；胶囊，每次6粒，每天2次；口服液，每次1支，每天3次。

（4）阴虚火旺证型：主要表现为心悸不宁，五心烦热，潮热盗汗，失眠多梦，夜寐不安，口干；舌红，少苔，脉细数。宜选用：天王补心丸（片），大蜜丸，每次1丸，每天2次；浓缩丸，每次8丸，每天3次；片剂，每次4~6片，每天2次。

（5）心脾两虚证型：主要表现为心悸怔忡，神疲乏力，肢体倦怠，自汗短气，面色无华；舌淡，苔薄，脉细数。宜选用：人参归脾丸，每次1丸，每天3次。

（6）阴阳两虚证型：主要表现为心悸怔忡，面色无华，四肢厥冷，大便溏，腰酸乏力；舌质淡胖，脉沉细无力或结代。宜选用：金匮肾气丸（片），每次1丸，每天2次；片剂，每次4片，每天2次。

## （三）用药提示

1.清热解毒颗粒（胶囊、片、口服液）　对本品过敏者及妊娠妇女禁用，服药期间忌烟酒及辛辣、生冷、油腻食物，风寒感冒者不宜用。脾胃虚寒，症见腹痛、喜暖、泄泻者慎用，高血压病、心脏病、肝病、肾病、糖尿病等慢性病严重者、过敏体质者慎用，不宜与滋补性中药同时服用。

2. 生脉饮（颗粒、胶囊、注射剂）　①生脉饮（颗粒、胶囊）：不宜同时服用藜芦、五灵脂、皂荚或其制剂，不宜饮茶和吃萝卜；感冒患者不宜服用；脾胃虚弱、呕吐泄泻、腹胀便溏、咳嗽痰多者，以及高血压病、糖尿病患者慎用；宜饭前服用，服药期间忌油腻食物。②参麦注射液：偶有患者谷丙转氨酶升高，少数患者有口干、口渴、舌燥；对本类药物过敏或过敏体质者禁用；不宜与其他药物混用；阴盛阳衰者不宜用；用量过大或应用不当，可引起心动过速、晕厥等。

3. 玉屏风颗粒（丸、口服液、袋泡剂）　宜饭前服用，服药期间忌油腻食物。

4. 血府逐瘀丸（胶囊、口服液）　妊娠妇女禁用，服药期间忌辛冷食物。

5. 二陈丸　对本品过敏者禁用，过敏体质者慎用。服药期间忌烟酒及辛辣、生冷、油腻食物；不宜同时服用滋补性中药；肺阴虚所致的燥咳不宜使用；有高血压病、心脏病、肝病、糖尿病、肾病等慢性病，以及妊娠与哺乳期妇女、年老体弱者，应在医师指导下服用。

6. 天王补心丸（丹、片）　含朱砂，不宜长期服用；服用本品超过1周者，应检查血液中汞离子浓度及肝肾功能，超过规定限度及异常者，立即停用。

7. 人参归脾丸　不宜与感冒类药同时服用，不宜同时服用藜芦、五灵脂、皂荚或其制剂，高血压病患者及小儿与年老体虚者慎用，宜饭前或进食时服用。

8.金匮肾气丸（片）　妊娠妇女禁用，服药期间忌生冷食物及房事与气恼。

## 五、短暂性脑缺血发作

### （一）用药原则

1.辨证论治　短暂性脑缺血发作是由颅内血管病变引起的一过性或短暂性、可反复发作的脑或视网膜局灶功能障碍，导致短暂性神经功能缺失的一种临床综合征。短暂性脑缺血发作属于中医学的"中风先兆""小中风"范畴。中医学认为，短暂性脑缺血发作卒然为病、旋即而复，符合风邪致病的特点，同时具有痰瘀互结、络脉痹阻的病理特征。在此基础上，来势凶猛，急骤而至，为肝阳亢盛，阳亢化风，内风扰动致络脉绌急，表现为风动频频，风动不已，小动不休，症状时发时止，或在近期中风的基础上反复发生短暂性脑缺血发作，为正气不足，阴虚风动。平素或病情缓解后，多表现为肝肾不足、气血亏损的本虚证候。中医将短暂性脑缺血发作分为肝阳上亢、痰浊壅滞、气虚血瘀、肾虚血阻4种证型。因此，应先确定短暂性脑缺血发作的类型及证候，再确定治法。

2.对症下药　中成药治疗短暂性脑缺血发作，应根据类型及证候不同选择相应药物。肝阳上亢证型宜采用平肝潜阳药物，痰浊壅滞证型宜采用化痰通络药物，气虚血瘀证型宜采用益气活血药物，肾虚血阻证型宜采用补肾通络药物。

## （二）用药方案

1.**肝阳上亢证型** 主要表现为阵发性眩晕，发作性偏身麻木，短暂性言语謇涩，一过性偏身瘫软，瞬时性视歧昏瞀，面色发红，头脑胀痛，目赤口苦，急躁易怒，手足颤抖，尿黄赤；舌红，苔薄黄或黄干，脉弦数。宜选用：①天麻钩藤颗粒，每次10 g，每天3次，温开水冲服。②清开灵注射液，轻症患者每次2~4 mL，肌内注射，每天1次；重症患者每次20~40 mL，加入10%葡萄糖注射液200 mL或0.9%氯化钠注射液100 mL中静脉滴注，每天1次。

2.**痰浊壅滞证型** 主要表现为阵发性眩晕，发作性偏身麻木，短暂性言语謇涩，一过性偏身瘫软，瞬时性视歧昏瞀，头沉重感，或伴有胸闷痰多，纳呆多寐，肢体困重；舌质淡红或暗红，舌体胖大或有齿痕，苔白腻或黄腻，脉弦滑或濡数。宜选用：半夏天麻丸，每次6 g（1袋），每天2~3次。

3.**气虚血瘀证型** 主要表现为阵发性眩晕，发作性偏身麻木，短暂性言语謇涩，一过性偏身瘫软，瞬时性视歧昏瞀，面色无华，心悸气短，自汗乏力，大便溏薄；舌质暗淡或有瘀斑或边有齿痕，苔白腻，脉沉细。宜选用：①消栓通络胶囊（颗粒、片），每次6粒，每天3次；颗粒，每次1袋，每天3次，开水冲服；片剂，每次6片，每天3次。②脑安颗粒（胶囊、片、滴丸），每次1袋，每天2次，或遵医嘱，温开水吞服或冲服；胶囊，每次2粒，每天2次；片剂，每次2片，每天2次，疗程4周，或遵医嘱；滴丸，每次20粒，每天2次。

4.肾虚血阻证型 主要表现为阵发性眩晕，发作性偏身麻木，短暂性言语謇涩，一过性偏身瘫软，瞬时性视歧昏瞀，步履不正，胫软乏力，筋惕肉瞤；舌质嫩红，少苔，脉细尺弱或弦。宜选用：①杞菊地黄丸（胶囊、片、口服液），大蜜丸，每次1丸，每天2次；浓缩丸，每次8丸，每天3次；胶囊，每次5～6粒，每天3次；片剂，每次3～4片，每天3次；口服液，每次10 mL，每天2次。②刺五加片（颗粒、胶囊、注射液），每次2～3片，每天2次；颗粒，每次10 g（1袋），每天2～3次，开水冲服；胶囊，每次2～3粒，每天3次；注射液，每次300～500 mg加入0.9%氯化钠注射液或5%葡萄糖注射液中静脉滴注，每天1～2次。

## （三）用药提示

1.天麻钩藤颗粒 阴虚之动风证者禁用。

2.清开灵注射液 偶有过敏反应，用药过程中如出现过敏反应，应立即停药并采用相应处理措施。不宜与其他药物尤其是抗生素类配伍使用，如出现沉淀及经葡萄糖或氯化钠注射液稀释后出现混浊不得使用。

3.半夏天麻丸 肝肾阴虚、肝阳上亢所致头痛、眩晕者禁用，平素大便干燥者慎用。服药期间忌生冷、油腻及海鲜类食物。

4.消栓通络胶囊（颗粒、片） 妊娠妇女及对本品过敏者禁用，过敏体质者慎用。服药期间禁生冷、辛辣、动物油脂食物。肝病、肾病、出血性疾病、糖尿病患者，以及年老体弱者，应在医师的指导下服药。

5.脑安颗粒（胶囊、片、滴丸）　少数患者服药初期可有头胀、头晕不良反应，无须特殊处理，对本品过敏者禁用，过敏体质者、妊娠妇女及出血性中风患者急性期慎用。

6.杞菊地黄丸（胶囊、片、口服液）　对本品过敏者禁用；过敏体质者及脾胃虚寒、大便稀溏者慎用；感冒发热患者不宜服用；有高血压病、心脏病、糖尿病、肝病、肾病等慢性病者，应在医师指导下服用。服药期间忌不易消化食物。

7.刺五加片（注射液、颗粒、胶囊）　对本品过敏者及过敏体质或对同类产品有过敏史者禁用，正在接受其他药物治疗的患者应在医师指导下服用。服药期间忌辛辣、油腻食物及保持情绪稳定，宜饭前服用。刺五加注射液应用后个别患者可有皮疹、头晕，甚者过敏性休克不良反应；不得与其他药物配伍使用，如必须联合使用，应更换输液器或使用生理盐水冲洗输液器至无药物残留；静脉滴注开始时应为每分钟20滴，15～20分钟后，如无不适，可改为每分钟40～50滴。

# 六、脑梗死

## （一）用药原则

1.辨证论治　脑梗死是缺血性卒中的总称，包括脑血栓形成、腔隙性梗死和脑栓塞等。脑梗死属于中医学的"中风"范畴。中医学认为，脑梗死是在气血内虚的基础上，以劳倦内伤、忧思恼怒、饮食不节等诱因，引起脏腑阴阳失调，气血逆乱，直冲犯脑，导致脑脉痹阻而发病。病位在脑髓血脉，与肝、心、脾、肾有关。病性属本虚标实，肝肾不足、气血亏虚为本，风、火、痰、瘀等为标。急性期常以风、火、痰、瘀等标实为主，可兼见正气不足；恢复期和后遗症期则多为虚实夹杂。大多数脑梗死患者以半身不遂、口舌㖞斜、言语謇涩或语不达意及不语为主症，而无神志障碍，病位较浅，属于中医学的"中经络"范畴，经治疗可逐渐恢复。少数起病即见神志障碍，病位深，属于中医学的"中脏腑"范畴，病情重，预后差。中医将脑梗死分为风痰阻络、痰热腑实、气虚血瘀、阴虚风动、痰蒙清窍、痰热内闭、元气败脱7种证型。因此，应先确定脑梗死的类型及证候，再确定治法。

2.对症下药　中成药治疗脑梗死，应根据类型及证候选择药物。风痰阻络证型宜采用息风化痰、活血通络药物，痰热腑实证型宜采用化痰通腑药物，气虚血瘀证型宜采用益气活血药物，阴虚风动证型宜采用育阴息风、活血通络药物，痰蒙清窍证型宜采用温阳化痰、醒神开窍药物，痰热内闭证型宜采用清热解毒、醒神开窍药物，元气败脱证型宜采用益气回阳固脱药物。

## （二）用药方案

1.风痰阻络证型　主要表现为半身不遂，口舌㖞斜，言语謇涩或不语，偏身麻木，头晕目眩，痰多而黏；舌质暗淡，舌苔薄白或白腻，脉弦滑。多见于急性期。宜选用：①全天麻胶囊，每次2～6粒，每天3次。②中风回春颗粒（胶囊、片），每次1.2～1.8 g，每天3次，温开水送服；胶囊，每次2～3粒，每天3次；片剂，每次4～6片，每天3次。

2.痰热腑实证型　主要表现为半身不遂，口舌㖞斜，言语謇涩或不语，偏身麻木，腹胀，便秘，头痛目眩，咳嗽痰多；舌质暗红，苔黄腻，脉弦滑或偏瘫侧脉弦滑而大。急性期多见。宜选用：①新清宁片，每次3片，每天3次。②牛黄清心丸（片），大蜜丸，每次1丸，每天1次；水丸，每次20粒，每天1次；片剂，每次2片，每天1次，温开水化服。③清开灵注射液，每天20～40 mL，加入5%葡萄糖注射液250 mL 或0.9%氯化钠注射液100 mL 中静脉滴注，每天1次。

3.气虚血瘀证型　主要表现为半身不遂，口舌㖞斜，言语謇涩或不语，偏身麻木，面色白，气短乏力，口角流涎，自汗，心悸便溏，手足肿胀；舌质暗淡，有齿痕，舌苔白腻，脉沉细。多见于恢复期和后遗症期，急性期亦可出现。宜选用：①脑心通胶囊，每次2～4粒，每天3次。②脑安颗粒（胶囊、片、滴丸），每次1袋，每天2次，温开水送服；胶囊，每次2粒，每天2次；片剂，每次2片，每天2次，疗程4周；滴丸，每次10粒，每天2次。③消栓通络胶囊（颗粒、片），每次6粒，每天3次；颗粒，每次1袋，每天3次；片剂，每次6片，每天3次。④生脉注射液，每次20～60 mL，加入5%葡萄糖注射液250～500 mL 中静脉滴注，每天1次，连续使用7～10天。

4.阴虚风动证型　主要表现为半身不遂，口舌㖞斜，言语謇涩或不语，偏身麻木，眩晕耳鸣，手足心热，咽干口燥；舌红而体瘦，少苔或无苔，脉弦细数。多见于恢复期和后遗症期，急性期亦可出现。宜选用：①大补阴丸，每次6 g，每天2～3次。②天麻钩藤颗粒，每次10 g，每天3次。

5.痰蒙清窍证型　主要表现为神志昏蒙，半身不遂，口舌㖞斜，痰鸣漉漉，面白唇暗，肢体松懈，瘫软不温，静卧不烦，二便自遗，周身湿冷；舌质紫暗，苔白腻，脉沉滑缓。多见于急性期。宜选用：①苏合香丸，每次1丸，每天2～3次。②醒脑静注射液，每次10～20 mL，加入5%葡萄糖注射液或0.9%氯化钠注射液250～500 mL中静脉滴注，每天1次，连续使用7～10天。

6.痰热内闭证型　主要表现为神志昏蒙，半身不遂，口舌㖞斜，鼻鼾痰鸣，肢体强痉拘急，项强身热，气粗口臭，躁扰不宁，甚则手足厥冷，频繁抽搐，偶见呕血；舌质红绛，舌苔褐黄干腻，脉弦滑数。多见于急性期，重症患者发病即可出现，亦可由痰热腑实证演化而来。宜选用：①安宫牛黄丸，每次1丸，每天2～3次。②牛黄清心丸，每次1丸，每天1～2次。③紫雪散，每次1.5～3.0 g，每天2次。④清开灵注射液，每次20～40 mL，加入5%葡萄糖注射液250 mL或0.9%氯化钠注射液100 mL中静脉滴注，每天1次。

7.元气败脱证型　多见于病情危笃临终之时，属中风危候，多难救治。昏愦不知，目合口开，四肢松懈瘫软，肢冷汗多，二便自遗，舌痿；舌质紫暗，苔白腻，脉微欲绝。宜选用：①参附注射液，每次20～100 mL，加入5%或10%葡萄糖注射液250～500 mL中静脉滴注，每天1次。②参麦注射液，每次10～60 mL，加入5%葡萄糖注射液

250～500 mL中静脉滴注，每天1次。

### （三）用药提示

1.全天麻胶囊　对本品过敏者禁用，过敏体质者慎用。高血压病、心脏病、肝病、肾病、糖尿病等慢性病严重者，以及妊娠及哺乳期妇女、年老体弱者，应在医师指导下服用。服药期间忌生冷、油腻难消化的食物及生气恼怒。服药3天症状无缓解及眩晕、头痛症状严重者应去医院就诊。

2.中风回春丸（颗粒、胶囊、片）　急性期脑出血患者禁用。

3.新清宁片　对本品过敏者禁用，过敏体质、脾胃虚寒者慎用。服药期间忌烟酒及辛辣、油腻食物。

4.牛黄清心丸　妊娠妇女慎用；不宜长期服用；服药期间定期检查血、尿中汞离子浓度及肝、肾功能，超过规定限度立即停用。

5.清开灵注射液　偶有过敏反应，用药过程中如出现过敏反应，应立即停药并采用相应处理措施。注射液不宜与其他药物尤其是抗生素类配伍使用，如出现沉淀及经葡萄糖或氯化钠注射液稀释后出现浑浊不得使用。

6.脑心通胶囊　妊娠妇女禁用，宜饭后服用。

7.脑安颗粒（胶囊、片、滴丸）　个别患者服药初期可出现头胀、头晕，无须特殊处理。对本品过敏者禁用，妊娠妇女、过敏体质者及出血性中风急性期者慎用。

8.消栓通络胶囊（颗粒、片）　对本品过敏者及妊娠妇女禁用；过敏体质者慎用；肝病、肾病、出血性疾病、糖尿病或正在接受其他治疗患者及年老体虚者，应在医师的指导下服用；服药期间忌生冷、辛辣、动物油脂食物。

9.生脉注射液　不宜与其他药物混用，高血压病患者慎用，服药期间应注意观察血压稳定性。

10.大补阴丸　妊娠妇女慎用，感冒患者不宜服用，表现为怕冷、手足凉、喜热饮等虚寒者不适用，宜饭前用开水或淡盐水送服，服药期间忌辛辣、生冷、油腻食物。

11.天麻钩藤颗粒　阴虚动风证者禁用。

12.苏合香丸　过敏体质者及妊娠妇女慎用。

13.醒脑静注射液　偶见皮肤瘙痒、皮疹、药物热，以及胸闷、憋气和呼吸心率加快等不良反应，妊娠妇女禁用，对本品过敏者及运动员慎用。

14.安宫牛黄丸　肝肾功能不全、造血系统疾病患者以及妊娠与哺乳期妇女禁用，服药期间忌油腻厚味食物，不宜长期使用。

15.紫雪散　妊娠妇女禁用，不宜长期服用。

16.参附注射液　偶见过敏反应，对本品过敏者禁用；妊娠妇女慎用；不宜与辅酶A、维生素$K_3$、氨茶碱等药物配伍使用，不宜与半夏、瓜蒌、贝母、白蔹、白及、藜芦等同时使用；使用前必须对光检查，如发现药液浑浊、沉淀、变色，以及漏气或瓶身细微破裂时不能使用。

## 七、脑出血

### （一）用药原则

1.辨证论治　脑出血是指非外伤性原发性脑实质内出

血。常见诱因有高血压病、脑血管畸形、脑淀粉样血管病、溶栓或抗凝治疗、脑梗死等，其中高血压性脑出血最为常见。本病属于中医学的"中风"范畴。中医学认为，脑出血基本病机是脏腑功能失调，阴阳失衡，气血逆乱，上犯于脑，络破血溢于脑脉之外，重症者可闭塞清窍，蒙蔽神明。其病位在脑，与心、肾、肝、脾密切相关。病性是本虚标实，上盛下虚。在本为肝肾阴虚，气血亏虚；在标为风火相煽，痰湿壅盛，气血逆乱，络破血溢。"风证""火证""痰证""阴虚证"为出血性中风急性期的基本证候，"风证"为发病的启动因素，急性期以"火证"最为明显，而"瘀证"贯穿于疾病的始终。中医将脑出血分为肝阳暴亢、风火上扰证型，痰热腑实、风痰上扰证型，阴虚风动证型，痰热内闭清窍证型，痰湿蒙塞清窍证型，元气败脱、神明散乱证型及气虚血瘀证型7种证型。因此，应先确定脑出血的证型再确定治法。

2.对症下药　中成药治疗脑出血，应根据具体证型选择药物。肝阳暴亢、风火上扰证型宜采用平肝潜阳、清热息风药物，痰热腑实、风痰上扰证型宜采用化痰通腑药物，阴虚风动证型宜采用滋养肝肾、潜阳息风药物，痰热内闭清窍证型宜采用清热化痰、醒神开窍药物，痰湿蒙塞清窍证型宜采用温阳化痰、醒神开窍药物，元气败脱、神明散乱证型宜采用益气回阳固脱药物，气虚血瘀证型宜采用益气活血药物。

### （二）用药方案

1.肝阳暴亢、风火上扰证型　主要表现为半身不遂，口舌㖞斜，言语謇涩或不语，偏身麻木，头晕头痛，面红目赤，口苦咽干，心烦易怒，尿赤便干；舌质红或红绛，舌苔薄黄，脉弦有力。宜选用：①天麻钩藤颗粒，每次10g，每天3次，开水冲服。②清开灵注射液，每次20～40mL加入5%葡萄糖注射液或0.9%氯化钠注射液250～500mL中静脉滴注，每天1次，连续使用7～14天。

2.痰热腑实、风痰上扰证型　主要表现为半身不遂，口舌㖞斜，言语謇涩或不语，偏身麻木，腹胀，便干便秘，头晕目眩，咳痰或痰多；舌质暗红或暗淡，苔黄或黄腻，脉弦滑或偏瘫侧脉弦滑而大。宜选用：①牛黄清心丸，每次1丸，每天1次。②清开灵注射液，每次20～40mL加入5%葡萄糖注射液或0.9%氯化钠注射液250～500mL中静脉滴注，每天1次，连续使用7～14天。

3.阴虚风动证型　主要表现为半身不遂，口舌㖞斜，言语謇涩或不语，偏身麻木，烦躁失眠，头晕耳鸣，手足心热，咽干口燥；舌质红绛或暗红，或舌红瘦，少苔或无苔，脉弦细或弦细数。宜选用：①大补阴丸，每次6g，每天2～3次。②知柏地黄丸（颗粒、口服液），大蜜丸，每次1丸，每天2次；浓缩丸，每次8粒，每天3次；颗粒，每次8g，每天2次；口服液，每次10mL，每天3次。③生脉注射液，每次20～60mL加入5%葡萄糖注射液250～500mL中静脉滴注，每天1次，连续使用7～10天。

4.痰热内闭清窍证型　主要表现为神志昏蒙，半身不遂，鼻鼾痰鸣，项强身热，气粗口臭，躁扰不宁，甚则手足厥冷，频繁抽搐，偶见呕血；舌质红绛，舌苔黄腻或干腻，脉弦滑数。宜选用：①安宫牛黄丸，每次1丸，每

6～8小时1次，灌服或鼻饲。②珠珀猴枣散，每次0.3 g，每天2次。③清开灵注射液，每次20～40 mL 加入5%葡萄糖注射液或0.9%氯化钠注射液250～500 mL 中静脉滴注，每天1次，连续使用7～14天。

5. **痰湿蒙塞清窍证型** 主要表现为神志昏蒙，半身不遂，口舌㖞斜，痰鸣漉漉，面白唇暗，肢体松懈，瘫软不温，静卧不烦，二便自遗，或周身湿冷；舌质紫暗，苔白腻，脉沉滑缓。宜选用：①苏合香丸，每次1丸，每天2～3次，鼻饲。②醒脑静注射液，每次20～40 mL 加入5%葡萄糖注射液或0.9%氯化钠注射液250～500 mL 中静脉滴注，每天1次，连续使用7～10天。

6. **元气败脱、神明散乱证型** 主要表现为神志昏蒙，肢体瘫软，目合口张，呼吸微弱，手撒肢冷，汗多，重则周身湿冷，二便失禁，舌痿不伸；舌质紫暗，苔白腻，脉沉缓或沉微。宜选用：①参附注射液，每次20～100 mL 加入5%或10%葡萄糖注射液250～500 mL 中静脉滴注，每天1次。②参麦注射液，每次10～60 mL 加入用5%葡萄糖注射液250～500 mL 中静脉滴注，每天1次。

7. **气虚血瘀证型** 主要表现为半身不遂，口舌㖞斜，言语謇涩或不语，偏身麻木，面色白，气短乏力，口角流涎，自汗，心悸，便溏，手足肿胀；舌质暗淡或舌边有齿痕，舌苔薄白或白腻，脉沉细、细缓或细弦。本证多见于恢复期。宜选用：①脑安胶囊，每次2粒，每天2次。②生脉注射液，每次20～60 mL 加入5%葡萄糖注射液250～500mL 中静脉滴注，每天1次，连续使用7～10天。

## （三）用药提示

1.天麻钩藤颗粒　阴虚动风证型禁用。

2.清开灵注射液　偶有过敏反应，如出现过敏反应，应立即停药并采取相应处理措施。不宜与其他药物尤其是抗生素类配伍使用，如出现沉淀及经葡萄糖或氯化钠注射液稀释后浑浊等情况不得使用。

3.牛黄清心丸　不宜长期服用，服药期间定期检查血、尿中汞离子浓度及肝、肾功能，超过规定限度立即停用。

4.大补阴丸　感冒患者不宜用，表现为怕冷、手足凉、喜热饮等虚寒病证者不宜使用，妊娠妇女慎用，宜饭前开水或淡盐水送服，服药期间忌辛辣、生冷、油腻食物。

5.知柏地黄丸（颗粒、口服液）　不宜与感冒类药物同时服用，虚寒病证者不宜使用，妊娠妇女慎用，服药期间忌油腻食物。

6.生脉注射液　不宜与其他药物混用，高血压病患者慎用，服药期间应注意监测血压稳定性。

7.安宫牛黄丸　肝肾功能不全及有造血系统疾病患者，以及妊娠与哺乳期妇女禁用；服药期间忌油腻厚味；不宜长期使用。

8.珠珀猴枣散　服药期间忌生冷、油腻、煎炸、燥热等食物。

9.苏合香丸　过敏体质者及妊娠妇女慎用。

10.醒脑静注射液 偶见皮肤瘙痒、皮疹、药物热，以及胸闷、憋气和呼吸心率加快等不良反应，妊娠妇女禁用，对本品过敏者及运动员慎用。

11.参附注射液 偶见过敏反应，对本品过敏者禁用，妊娠妇女慎用，不宜与辅酶 A、维生素 $K_3$、氨茶碱等药物配伍使用；不宜与半夏、瓜蒌、贝母、白蔹、白及和藜芦等中药同时使用；使用前必须做对光检查，如发现药液浑浊、沉淀、变色、漏气或瓶身细微破裂则不得使用。

12.脑安胶囊 个别患者服药初期会出现轻微头胀、头晕不良反应，无须特殊处理；对本品过敏者禁用，妊娠妇女、过敏体质者及出血性卒中急性期慎用。

# 八、高血压病

## （一）用药原则

1.辨证论治 高血压病是一种以动脉压升高为特征，可伴有心脏、血管和肾等器官功能性或器质性改变的全身性疾病。其有原发性高血压和继发性高血压之分。高血压病属于中医学的"眩晕""头痛"等范畴。中医理论认为，高血压病主要缘于情志失调、饮食不节、过度劳逸及先天禀赋，病变在心、肝、脾、肾，病性有实有虚与虚实夹杂。一般情况下，中医将高血压病分为肝火上炎、痰湿内阻、瘀血内阻、阴虚阳亢、肾精不足、气血两虚、冲任失调7种证型。因此，应先确定高血压病的类型及证候，再确定治法。

2.对症下药 中成药治疗高血压病，应根据类型及证候选择不同药物。肝火上炎证型宜采用清肝泻火药物，痰湿内阻证型宜采用化痰祛湿、和胃降浊药物，瘀血内阻证型宜采用活血化瘀药物，阴虚阳亢证型宜采用平肝潜阳、清火息风药物，肾精不足证型宜采用滋养肝肾药物，气血两虚证型宜采用补益气血、调养心脾药物，冲任失调证型宜采用调摄冲任药物。

**（二）用药方案**

1.肝火上炎证型 以头晕胀痛、面红目赤、烦躁易怒为主症，兼见耳鸣如潮、胁痛口苦、便秘溲黄等症；舌红，苔黄，脉弦数。宜选用：①泻青丸，每次1丸，每天2次。②当归龙荟丸，每次6 g，每天2次。③牛黄降压丸（片），小蜜丸，每次20～40丸，每天2次；大蜜丸，每次1～2丸，每天1次；片剂，每次2～4片，每天1次。④松龄血脉康胶囊，每次3粒，每天3次，饭后服。

2.痰湿内阻证型 以头重如裹为主症，兼见胸脘痞闷、纳呆恶心、呕吐痰涎、身重困倦、少食多寐等症；苔腻，脉滑。宜选用：眩晕宁颗粒（片），每次8 g，每天3～4次，开水冲服；片剂，每次4～6片，每天3～4次。

3.瘀血内阻证型 以头痛如刺、痛有定处为主症，兼见胸闷心悸、手足麻木、夜间尤甚等症；苔质暗，脉涩。宜选用：①心脉通片，每次4片，每天3次。②心安宁片，每次4片，每天3次。

4.阴虚阳亢证型 以眩晕、耳鸣、腰酸膝软、五心烦热为主症；兼见头重脚轻、口燥咽干、两目干涩等症，舌红，少苔，脉细数。宜选用：①清脑降压颗粒（胶囊、片），每次2～3g，每天3次，开水冲服；胶囊，每次3～5粒，每天3次；片剂，每次4～6片，每天3次。②脑立清丸（胶囊），每次10粒，每天2次；胶囊，每次3粒，每天2次。

5. 肾精不足证型　以心烦不寐、耳鸣腰酸为主症，兼见心悸健忘、失眠梦遗、口干口渴等症；舌红，脉细数。宜选用：①健脑补肾丸，每次15粒，每天2次，淡盐水或温开水送服。②益龄精合剂，每次10mL，每天2～3次。

6. 气血两虚证型　以眩晕时作、短气乏力、口干心烦为主症，兼见面白、自汗盗汗、心悸失眠、纳呆、腹胀便溏等症；舌淡，脉细。宜选用：归脾丸（合剂），每次1丸，每天3次，温开水或生姜汤送服；合剂，每次10～20mL，每天3次，摇匀后服用。

7. 冲任失调证型　以妇女月经来潮或更年期前后出现头痛、头晕为主症，兼见心烦、失眠、胁痛、全身不适等症，血压波动；舌淡，脉弦细。宜选用：龟鹿补肾胶囊（片、丸），每次2～4粒，每天2次；片剂，每次2～4片，每天2次；水蜜丸，每次4.5～9g（1～2袋），每天2次。

### （三）用药提示

1. 泻青丸　年老体弱、大便溏软及脾肾两虚寒证者慎用；不宜与温补性中药同时服用；用药期间忌辛辣、鱼腥刺激性食物；服药3天后症状无改善或出现其他症状者，应去医院就诊。

2. 当归龙荟丸　妊娠妇女禁用；用药期间忌烟、酒及辛辣、油腻食物；儿童、哺乳期妇女、年老体弱及脾虚便溏者慎用；不宜与滋补性中药同时服用；服药后大便次数增多且不成形者，应酌情减量。

3.牛黄降压丸（片）　妊娠妇女及腹泻者禁用。

4.松龄血脉康胶囊　个别患者服用后可出现轻度腹泻、胃脘胀满等，饭后服用有助于减轻或改善这些不良反应。

5.眩晕宁颗粒（片）　妊娠妇女和外感及糖尿病患者禁用；用药期间少食生冷与油腻、难消化食物，并保持乐观情绪，忌生气恼怒；宜餐后服用。

6.心脉通片　偶有口干、腹胀、食欲缺乏等不良反应，饭后服用可避免，妊娠妇女及月经过多者慎用。

7.清脑降压颗粒（胶囊、片）　妊娠妇女禁用。

8.脑立清丸（胶囊）　对本品过敏者禁用；用药期间忌生冷与油腻、难消化食物，并保持乐观情绪，忌生气恼怒；儿童、哺乳期妇女、年老及过敏体质者慎用。服药3天后症状无缓解及头晕目眩症状严重者，应去医院就诊。

9.健脑补肾丸　对本品过敏者禁用，过敏体质者慎用；服药期间忌油腻食物，宜饭前服用；外感或实热内盛者不宜服用；不宜与藜芦、五灵脂、皂荚或其制剂同时服用；不宜饮茶和吃萝卜；服药2周症状无改善或加重者，应立即停药并去医院就诊。

10.益龄精合剂　糖尿病患者慎用。

11.归脾丸　外感或实热内盛者不宜服用，小儿、妊娠妇女慎用，忌油腻食物，宜饭前服用。

12.龟鹿补肾胶囊（片、丸）　妊娠妇女及儿童禁用；

脾胃虚弱、食入难化、呕吐泄泻、腹胀便溏、咳嗽痰多者禁用；服药期间忌辛辣食物；宜饭前或进食时服用；不宜与感冒类药同时服用；服药1周症状无明显改善，或服药期间出现血压上升、面红、皮疹、头痛、食欲缺乏、恶心呕吐、腹胀便溏等症状时，应停药并去医院就诊。

## 九、高脂血症

### （一）用药原则

1. 辨证论治　高脂血症是指由于脂肪代谢或运转异常，致使血液中总胆固醇、甘油三酯、低密度脂蛋白胆固醇等升高的病症。根据病因不同，高脂血症分为原发性与继发性两类。原发性高脂血症多有家族遗传倾向，原因未明；继发性高脂血症多继发于糖尿病、肾病、甲状腺功能减退等疾病。本病多与不良生活方式、饮食习惯和年龄等有关。高脂血症属于中医学的"痰饮"等范畴。中医学认为，高脂血症主要由于饮食不节，过食肥甘厚味，加之脾失健运，肝失疏泄，水聚痰饮，痰浊不化，痰瘀结聚，变生脂膏；老年肾虚，五脏衰减，易发本病。本病本虚标实，涉及肝、脾、肾三脏，应以健脾化湿、行气化痰、活血祛瘀、补益肝肾为治疗原则。中医将高脂血症分为湿热蕴结、痰湿内阻、痰瘀结滞、脾虚湿盛、肝肾阴虚、脾肾阳虚6种证型。应先确定高脂血症的类型及证候，再确定治法。

2. 对症下药　中成药治疗高脂血症，应注意类型及证候不同选择用药。湿热蕴结证型宜采用清热利湿药物，痰湿内阻证型宜采用化痰祛湿药物，痰瘀结滞证型宜采用化痰行瘀药物，脾虚湿盛证型宜采用健脾利湿药物，肝肾阴虚证型宜采用滋补肝肾药物，脾肾阳虚证型宜采用补肾健脾药物。

### （二）用药方案

1. **湿热蕴结证型**　主要表现为头晕，口干口苦，肥胖，疲乏，烦热，便干尿赤；舌红，苔黄腻，脉弦滑。宜选用：桑葛降脂丸，每次4 g，每天3次，30天为1个疗程。

2. **痰湿内阻证型**　主要表现为胸脘满闷，胃纳呆滞，头晕身重，大便不畅；舌苔白腻，脉濡滑。宜选用：①脂可清胶囊，每次2～3粒，每天3次，温开水送服，30天为1个疗程。②血脂灵片（胶囊），每次4～5片，每天3次；胶囊，每次4～5粒，每天3次。③月见草油乳（胶丸），每次10 mL，每天3次；胶丸，每次5～6粒，每天2次。

3. **痰瘀结滞证型**　主要表现为头晕身重，胸胁胀闷，肢体麻木，口干纳呆，大便不爽；舌质暗红或紫暗，有瘀斑，脉弦滑或细涩。宜选用：①山庄降脂片（颗粒），每次4片，每天3次；颗粒，每次1袋，每天3次，开水冲服。②通脉降脂片（胶囊），每次4片，每天3次；胶囊，每次2～4粒，每天3次。

4. **脾虚湿盛证型**　主要表现为倦怠乏力，腹胀纳呆，头晕身重，大便溏薄；舌质淡胖，边有齿痕，脉濡缓。宜选用：①健脾降脂颗粒，每次10 g，每天3次，20天为1个疗程。②脂必妥片（胶囊），每次3片，每天2次，饭后服用；胶囊，每次2粒，每天2次，饭后服用。③绞股蓝总苷片（胶囊），每次2~3片（分散片每次1片），每天3次；胶囊，每次1粒，每天3次，或遵医嘱。

5.肝肾阴虚证型　主要表现为腰膝酸软，口燥咽干，头晕耳鸣，右胁隐痛，手足心热；舌质红，少苔，脉弦细。宜选用：①益多脂（降脂灵）颗粒（片、胶囊），每次3 g，每天3次，开水冲服；片剂，每次5片，每天3次；胶囊，每次5粒，每天3次。②玉金方胶囊（片），每次2粒，每天3次，饭前服用；片剂，每次2片，每天3次，饭前服用。③制何首乌颗粒，每次14 g，每天2次，开水冲服。

6.脾肾阳虚证型　主要表现为腰膝酸软，畏寒肢冷，脘痞腹胀，夜尿频多，大便不实；舌质淡，苔薄白，脉沉迟。宜选用：丹田降脂丸，每次1~2 g，每天2次。

## （三）用药提示

1.桑葛降脂丸　补肾健脾，通下化瘀，清热利湿。主治脾肾两虚、痰浊血瘀型高脂血症。妊娠妇女禁用，脾虚便溏者慎用。如与其他药物同时使用，应咨询医师或药师。

2.脂可清胶囊　宣通导滞，通络散结，消痰渗湿。用于痰湿证引起的眩晕、四肢沉重、神疲气少、肢麻、胸闷、舌苔黄腻或白腻等症，临床见于高脂血症。体弱者及妊娠妇女禁用。服药后如大便次数增加，可减量或停药，待症状缓解后再继续用药。

3.月见草油乳（胶丸）　用于防治动脉粥样硬化、高脂血症。个别患者用药初期可有恶心、便稀等不良反应，继续用药多可缓解。对本品过敏及出血性疾病患者和妊娠妇女禁用。

4.脂必妥片（胶囊）　健脾消食，除湿祛痰，活血化瘀。用于脾虚痰瘀阻滞，症见气短乏力、头晕头痛、胸闷腹胀、食少纳呆等。妊娠妇女及哺乳期妇女禁用。

5.绞股蓝总苷片（胶囊）　养心健脾，益气和血，除痰化瘀。用于心悸气短、胸闷肢麻、眩晕头痛、健忘耳鸣、自汗乏力或脘腹胀满等心脾气虚、痰阻血瘀者。对本品过敏者禁用，过敏体质慎用。伴有其他严重慢性疾病，或在治疗期间罹患其他疾病，应去医院就诊，在医师指导下服药。

6.降脂灵颗粒（片、胶囊）　补肝益肾，养血，明目，黑发，降脂。用于肝肾阴虚，头晕，目昏，须发早白，脂肪肝，高脂血症及冠心病的辅助治疗。脾虚、腹泻者慎用。

7.玉金方胶囊（片）　补益元气，滋补肝肾，调气和血。用于因元气亏虚、肝肾不足所致的心悸、胸痹，以及冠心病、动脉硬化、高脂血症等。偶见全身发痒、胸闷、乏力、皮疹、心悸等现象；个别患者服用初期有咽干、轻度腹泻，一般不影响继续服用；对本品过敏者禁用；如与其他药物同时使用，应咨询医师或药师。

8.制何首乌颗粒　补肝肾，益精血，乌须发，强筋骨。用于血虚萎黄，眩晕耳鸣，须发早白，腰膝酸软，肢体麻木。服用后可有腹泻及肠鸣、腹痛、便溏、消化不良、大便次数增多等不良反应。对本品过敏者禁用，过敏体质者慎用；感冒患者不宜服用；服药2周症状无改善或加重，或出现新的严重症状，应立即停药去医院就诊；使用本品前若正在使用其他药品，应咨询医师或药师；小儿、妊娠妇女及糖尿病患者，应在医师指导下服用；服药期间忌辛辣食物。

# 第4章

# 神经系统疾病中成药的合理应用

## 一、特发性面神经麻痹

### （一）用药原则

1.辨证论治　特发性面神经麻痹又称贝尔麻痹，是由面神经管内急性非化脓性面神经炎所引起的周围性面神经麻痹。目前，本病病因尚未明确。有资料表明，面神经麻痹的主要病因是潜伏在脑神经节的疱疹病毒（单纯疱疹Ⅰ型病毒和带状疱疹病毒），极少是 Lyme 病、Ramsay-Hunt综合征（面神经受带状疱疹病毒感染）所引起。本病属于中医学的"口僻"范畴。中医学认为，本病多因起居不慎、烦劳体倦或因气血不足，导致脉络空虚，卫外不固，外邪乘虚入侵面部经络，或夹伏痰走窜经络，致经络痹阻，气血不通，筋脉失养而致。病性属本虚标实，病位在面部经筋。中医将特发性面神经麻痹分为风寒阻络、风热阻络、风痰阻络、瘀血阻络4种证型，治疗时应先确定其类型及证候，再确定治法。

2.对症下药　中成药治疗特发性面神经麻痹，应根据辨证结果采用不同药物。风寒阻络证型宜采用祛风散寒、解表通络药物，风热阻络证型宜采用祛风清热、解表通络药物，风痰阻络证型宜采用祛风通络化痰药物，瘀血阻络证型宜采用活血通络药物。

## （二）用药方案

1.风寒阻络证型　主要表现为突然口眼㖞斜，眼睑闭合不全，伴恶风寒、发热、肌肉酸痛；苔薄白，脉浮紧。宜选用：①玉屏风颗粒（丸、口服液、袋泡剂），每次1袋，每天3次；水丸，每次6 g，每天3次；口服液，每次10 mL（1支），每天3次；袋泡剂，每次3 g，开水浸泡15分钟后饮服，每天2～3次。②通天口服液，每次10 mL，第1天服7次，分别于即刻、1小时、2小时、4小时和以后每6小时服1次，第2天、第3天每次10 mL，每天3次，3天为1个疗程，或遵医嘱。

2.风热阻络证型　主要表现为突然口眼㖞斜，眼睑闭合不全，额纹消失，伴口苦咽干、肌肉酸痛；舌边尖红，苔薄黄，脉浮数。宜选用：秦归活络口服液，每次1支，每天3次。

3.风痰阻络证型　主要表现为突然口眼㖞斜，口角流涎，眼睑闭合不全，伴脘闷恶心；苔白腻，脉浮滑。宜选用：全天麻胶囊（片），每次2粒，每天3次；片剂，每次2～6片，每天3次。

4.瘀血阻络证型　主要表现突然口眼㖞斜，面肌不仁，日久不愈；舌质紫暗，脉细涩。宜选用：血府逐瘀胶囊（片、丸、颗粒、口服液、软胶囊），每次6粒，每天2

次；片剂，每次2片，每天3次，生姜汤或温开水送服；丸剂，每次1~2丸，每天2次，空腹红糖水送服；颗粒，每次1袋，每天3次，开水冲服，或遵医嘱；口服液，每次1支，每天3次；软胶囊，每次4粒，每天2次。

## （三）用药提示

1.玉屏风颗粒（丸、口服液、袋泡剂）　热病汗出及阴虚盗汗者慎用；服药期间饮食宜清淡，忌油腻食物，宜饭前服用。

2.通天口服液　对本品过敏、妊娠妇女和出血性脑血管病及阴虚阳亢者禁用，过敏体质者慎用，高血压病、心脏病、肝病、肾病等慢性病患者应在医师指导下服用，不宜与滋补类中药同时服用，服药期间忌辛辣刺激性食物。

3.秦归活络口服液　个别患者服药后可出现轻度腹泻，一般不用停药可自行缓解；出血性脑卒中患者禁用，妊娠妇女慎用。

4.全天麻胶囊（片、丸）　对本品过敏者及外感头痛眩晕者禁用，过敏体质者慎用，有高血压病、心脏病、肝病、糖尿病、肾病等慢性病严重者应在医师指导下服用；服药期间应保持乐观心态，忌生气恼怒及油腻难消化食物。

5.血府逐瘀胶囊（片、丸、颗粒、口服液、软胶囊）个别患者用药后出现轻度面部感觉异常、面部潮红和凝血功能异常等不良反应，妊娠妇女禁用，服药期间忌辛辣刺激性食物。

## 二、抑郁症

### （一）用药原则

1.辨证论治　抑郁症是指以明显而持久的情绪低落、活动能力减退、思维与认知功能迟缓为临床特征的情感性精神障碍。本病属于中医学的"郁病""失眠""善忘""癫痫证""百合病""梅核气"等范畴，但又不等同于"郁病"。中医学认为，抑郁症是因情志所伤、五脏气血阴阳不和、脑神不利所致。情志因素是抑郁症致病的外在原因，而"脏气弱"是抑郁症发病的重要内在因素。其病位在脑，涉及五脏，以心、肝、脾、肾为主。发病初期以实证或虚证多见，日久则多虚实夹杂。本虚以肝肾阴亏、肾精亏虚、心脾两虚为主；标实以肝郁气滞、痰浊、血瘀为主。中医将抑郁症分为肾虚肝郁、肝郁脾虚、肝胆湿热、心肾不交、心脾两虚、心胆气虚6种证型。治疗时应先辨别类型及证候，再确定治法。

2.对症下药　中成药治疗抑郁症，应辨别阴阳虚实，注重虚实兼顾，其类型及证候不同用药也不同。实证以理气开郁为主，或兼活血、清热、化痰、祛湿；虚证则以养心、健脾、滋肝、补肾为主。肾虚肝郁证型宜采用益肾调气、解郁安神药物，肝郁脾虚证型宜采用疏肝健脾、化痰散结药物，肝胆湿热证型宜采用清肝利胆、宁心安神药物，心肾不交证型宜采用滋阴清心、养脑安神药物，心脾两虚证型宜采用养心健脾、补益气血药物，心胆气虚证型宜采用益气镇惊、安神定志药物。

## （二）用药方案

1. 肾虚肝郁证型　主要表现为情绪低落，烦躁兼兴趣索然，神思不聚，忧愁善感，胁肋胀满，腰酸背痛，性欲低下；脉沉细弱或沉弦。宜选用：刺五加片（颗粒、胶囊、注射液），每次2～3片，每天2次；颗粒，每次10 g（1袋），每天2～3次，开水冲服；胶囊，每次2～3粒，每天3次；注射液，每次20～40 mL，静脉注射，每天1～2次，或每次200 mL，加入5%葡萄糖注射液中静脉注射，每天1次。

2. 肝郁脾虚证型　主要表现为精神抑郁，胸胁胀满，多疑善虑，纳呆，消瘦，稍事活动便觉倦怠，脘痞嗳气，大便时溏时干，咽中不适，有异物梗阻感；舌苔薄白，脉弦细或弦滑。宜选用：①加味逍遥丸，每次6 g，每天2次。②舒肝解郁胶囊，每次2粒，每天2次（早晚各1次），疗程6周。

3. 肝胆湿热证型　主要表现为烦躁易怒，胸胁胀满，多梦，耳中轰鸣，头晕头胀，腹胀，口苦，咽有异物感，恶心，小便短赤；舌质红，舌苔黄腻，脉弦数或滑数。宜选用：龙胆泻肝丸（颗粒、胶囊、片、口服液），大蜜丸，每次1～2丸，每天2次；水丸，每次3～6 g，每天2次；颗粒，每次6 g，每天2次，开水冲服；胶囊，每次4粒，每天3次；片剂，每次4～6片，每天2～3次；口服液，每次1支，每天3次。

4. 心肾不交证型　主要表现为情绪低落，心绪不宁，形体消瘦，足膝酸软，手足心热，口干津少，或见盗汗，入睡难，早醒多梦，心悸健忘；舌红或暗红，脉细数。宜选用：归脾丸（合剂），每次1丸，每天3次，温开水或生姜汤送服；合剂，每次10～20 mL，每天3次，用时摇匀。

5.心脾两虚证型　主要表现为多思善虑，头晕神疲，心悸胆怯，失眠健忘，食欲缺乏，倦怠乏力，面色不华；舌质淡，苔薄，脉细缓。宜选用：人参归脾丸，每次1丸，每天2次。

6.心胆气虚证型　主要表现为抑郁善忧，情绪不宁，胆怯恐惧，惶惶不安，自卑绝望，难以决断，或伴失眠多梦，易于惊醒，心悸气短，面色白；舌质淡，苔薄白，脉沉细或细而无力。宜选用：①解郁安神颗粒，每次5 g，每天2次，开水冲服。②安神定志丸，每次1丸，每天2次，温开水送服。

## （三）用药提示

1.刺五加片（注射液、颗粒、胶囊）　服药期间应保持情绪稳定，忌辛辣、油腻食物；宜饭前服用。

2.加味逍遥丸　妊娠妇女慎用；月经量过多过少、经期延长，以及青春期少女和更年期妇女应在医师指导下服用；服药期间忌生冷、油腻、辛辣食物，以及气恼劳累。

3.舒肝解郁胶囊　偶见恶心呕吐、口干、头痛、头昏或晕厥、失眠、食欲减退、腹泻、便秘、视物模糊、皮疹、心悸、转氨酶轻度升高等不良反应，肝功能不全的患者慎用。

4.龙胆泻肝丸（颗粒、胶囊、片、口服液）　含有关木通（马兜铃酸），长期服用可导致肾毒性，服药期间应注意肾功能监测；妊娠妇女禁用，肾功能较差者慎用，脾胃虚弱者不宜久服；少数患者可见恶心、腹痛、腹泻等消化道反应；糖尿病患者不宜服颗粒剂、口服液；服药期间忌辛辣、刺激、油腻食物。

5.归脾丸（合剂） 外感或实热内盛者不宜服用，高血压病、糖尿病、妊娠妇女应在医师指导下服用，宜饭前服用，服药期间忌油腻食物。

6.人参归脾丸 身体健壮者禁用；不宜和感冒类药及藜芦、五灵脂、皂荚或其制剂同时服用；高血压病及年老体虚者，应在医师指导下服用；宜饭前或进食时服用。

7.解郁安神颗粒 对本品过敏者禁用，过敏体质者慎用；表现为口苦咽干、面色红赤、心中烦热、胁胀不眠、大便秘结者不宜用；有高血压病、心脏病、糖尿病、肝病、肾病等慢性疾病者应在医师指导下服用；服药期间保持情绪乐观，忌生气恼怒，少食生冷、油腻难消化的食物。

## 三、多发性硬化

### （一）用药原则

1.辨证论治 多发性硬化是一种中枢神经脱髓鞘疾病。本病以中枢神经系统白质脱髓鞘病变为特点，其症状和体征的空间多发性和病程的时间多发性为主要临床特征。根据多发性硬化不同临床表现，中医学将其归属于"痿病""眩晕""暗痱"等不同范畴。中医学认为，多发性硬化的基本病机是本虚标实，病位主要在肝、肾、脾三脏。本虚主要表现为气血阴阳不足、脏腑功能失调，标实主要表现为湿热、湿浊、瘀血等。本病初期多为邪盛，反复发作后邪去正伤，逐渐演变为肝肾亏虚、脾肾阳虚。发作期表现多以邪实为主，可兼有本虚，缓解期则以本虚为主。发作期治疗重在祛邪，以及清热利湿、健脾化湿、活血通络等，以减轻症状；缓解期治疗以温肾助阳、育阴通络等为主。中医将多发性硬化分为湿热浸淫、湿浊内蕴、脾肾阳虚、肝肾亏虚、气虚血瘀5种证型。治疗上应先确定多发性硬化的类型及证候，再确定治法。

2.对症下药　中成药治疗多发性硬化，应注意类型及证候不同选择用药。湿热浸淫证型宜采用清热利湿、活血通络药物，湿浊内蕴证型宜采用化湿行气药物，脾肾阳虚证型宜采用温补脾肾药物，肝肾亏虚证型宜采用滋补肝肾药物，气虚血瘀证型宜采用益气活血药物。

### （二）用药方案

1.湿热浸淫证型　主要表现为肢体痿软，身体困重或发热，口苦咽干，大便秘结，小便短赤不利，虚烦不眠，咳痰黄稠；舌苔黄腻，脉濡数或弦数有力。宜选用：①二妙丸，每次6～9 g，每天2次。②清开灵注射液，轻者肌内注射，每次2～4 mL，每天1次；重者每次20～40 mL，溶于10%葡萄糖注射液200 mL或0.9%氯化钠注射液100 mL中静脉滴注，每天1次。

2.湿浊内蕴证型　主要表现为下肢困重，僵硬无力，步履失调，言语不利，头重如裹，胸闷腹胀；舌苔腻，脉滑或濡。宜选用：①五苓散（胶囊、片），每次6～9g，每天2次；胶囊，每次3粒，每天2次；片剂，每次4～5

片，每天3次。②平胃丸，每次6g，每天2次，饭前服。

3.脾肾阳虚证型 主要表现为小便频数或失禁，肢麻筋紧，步态不稳，下肢无力，甚至瘫痪，视物昏花或复视，畏寒肢冷，头晕耳鸣，大便稀溏，记忆力下降，言语不利，神倦乏力；舌质淡，舌体胖大，苔薄白或白腻，脉沉细。宜选用：①八味肾气丸，每次9g，每天2次。②无比山药丸，每次9g，每天2次。

4.肝肾亏虚证型 主要表现为四肢麻木或挛急，腰膝酸软，步态不稳，头晕耳鸣，视物不清，两目干涩，五心烦热，少寐健忘，咽干舌燥；舌红，苔少或薄黄，脉细数或细弦。宜选用：①知柏地黄丸（颗粒、口服液），大蜜丸，每次1丸，每天2次；浓缩丸，每次8丸，每天3次；颗粒，每次8g，每天2次；口服液，每次10 mL，每天3次。②大补阴丸，每次6g，每天2～3次。

5.气虚血瘀证型 主要表现为肢体麻木、束带感或痉挛疼痛，步态不稳，气短乏力，心悸，便溏，头晕眼花，面色萎黄；舌质紫暗或有瘀点、瘀斑，苔白，脉细涩。宜选用：①人参养荣丸，每次1丸，每天2次。②人参归脾丸，每次1丸，每天2次。③玉屏风颗粒（丸、口服液、袋泡剂），每次1袋，每天3次；水丸，每次6g，每天3次；口服液，每次10 mL，每天 3次；袋泡剂，每次3g，开水浸泡15分钟后饮服，每天2～3次。

（三）用药提示

1.二妙丸 服药期间忌生冷、辛辣、油腻、鱼虾海鲜类食物，患处尽量少接触水及肥皂、洗衣粉等碱性、刺激性物品。

2. 清开灵注射液　偶有过敏反应，用药过程中如出现过敏反应，应立即停药并进行脱敏处理；不宜与其他药物（尤其是抗生素类药物）配伍使用，如出现沉淀或浑浊，以及用10%葡萄糖或生理盐水稀释后出现浑浊，不得使用。

3. 五苓散（胶囊、片）　不良反应、禁忌证、注意事项等尚不明确。

4. 平胃丸　表现为口干、舌红少津、大便干燥等脾胃阴虚者不宜用，不适用于表现为剧烈恶心、呕吐、大便水泻不止、脘腹作痛或发烧者，服药期间忌生冷油腻不易消化食物。

5. 八味肾气丸　不良反应、禁忌证、注意事项等尚不明确。

6. 无比山药丸　对本品过敏者禁用，过敏体质及妊娠妇女慎用，外感或实热内盛者不宜服用，宜饭前服用，服药期间忌油腻食物。

7. 知柏地黄丸（颗粒、胶囊、口服液）　不宜与感冒类药同时服用。表现为怕冷、手足凉、喜热饮等虚寒证者不宜用，妊娠妇女慎用，宜空腹或饭前用开水或淡盐水送服，服药期间忌油腻食物。

8. 大补阴丸　对本品过敏者禁用，过敏体质者及妊娠妇女慎用；感冒患者及表现为怕冷、手足凉、喜热饮等虚寒证者不宜用；宜饭前用开水或淡盐水送服，服药期间忌辛辣、生冷、油腻食物。

9. 人参养荣丸　身体健壮者及妊娠妇女禁用，出血者不宜用，不宜与感冒类药及藜芦、五灵脂、皂荚或其制剂同时服用，服药期间不宜饮茶和食萝卜，宜饭前服或进食时服用。

10.人参归脾丸　身体健壮者禁用，不宜与感冒类药及藜芦、五灵脂、皂荚或其制剂同时服用，宜饭前服或进食时服用。

11.玉屏风颗粒（丸、口服液、袋泡剂）　宜饭前服用，服药期间忌油腻食物。

## 四、癫痫

### （一）用药原则

1.辨证论治　癫痫是慢性反复发作性短暂脑功能失调综合征，以脑神经元异常放电引起反复性发作为特征。属于中医学"痫证"的范畴。中医学认为，本病大多由七情失调、禀赋不足、脑部外伤或病后脏腑失调、痰浊阻滞、气机逆乱、风阳内动所致，尤其与痰邪关系密切。其中痰浊内阻、脏气失和、阴阳偏胜、神机受累和元神失控是病机关键所在。其病位在脑，与心、肝、脾、肾关系密切，但主要责之于心、肝。本病的病性比较复杂，多为虚实兼杂之证。虚多为气虚、阴虚，实多为风、痰、热、瘀。中医将癫痫分为风痰上扰、痰火扰神、瘀阻脑络、心脾两虚、肝肾阴虚5种证型。因此，应先确定癫痫的类型及证候，再确定治法。

2.对症下药　中成药治疗癫痫，应根据类型及证候不同选择用药。风痰上扰证型宜采用涤痰息风、开窍定痫药物，痰火扰神证型宜采用清热化痰、开窍定痫药物，瘀阻脑络证型宜采用活血化瘀、息风通络药物，心脾两虚证型宜采用补益气血、健脾宁心药物，肝肾阴虚证型宜采用滋阴补肾、养阴柔肝药物。

## （二）用药方案

1.风痰上扰证型　主要表现为发则猝然昏仆，目睛上视，口吐白沫，手足抽搐，喉中痰鸣，移时苏醒如常人，病发前多有眩晕，头昏，胸闷乏力，痰多，心情不悦；舌质淡红，苔白腻，脉滑。宜选用：①医丸，每次3g，每天3次；②癫痫宁片，每次2~4片，每天3次。③羚羊角胶囊，每次2~4粒，每天1次。

2.痰火扰神证型　主要表现为猝然昏仆，不省人事，四肢强直拘挛，口中有声，口吐白沫，烦躁不安，气高息粗，痰鸣漉漉，口臭便干；舌质红或暗红，苔黄腻，脉弦滑。宜选用：①礞石滚痰丸，每次6~12g，每天1次。②珍黄安宫片，每次4~6片，每天3次。③牛黄清心丸（片），大蜜丸，每次1丸，每天1次，小儿酌减；水丸，每次20粒，每天1次；片剂，每次2片，每天1次，温开水化服。

3.瘀阻脑络证型　主要表现为发则猝然昏仆，瘛疭抽搐，或单以口角、眼角、肢体抽搐，颜面口唇青紫；舌质紫暗或瘀点，脉弦或涩。宜选用：血府逐瘀丸（胶囊、口服液），大蜜丸，每次1~2丸，每天2次，空腹用红糖水送服；胶囊，每次6粒，每天2次；口服液，每次1支，每天3次。

4.心脾两虚证型　主要表现为久发不愈，猝然昏仆，或仅头部下垂，四肢抽搐无力，伴面色苍白，口吐白沫，口噤目闭，二便自遗；舌质淡，苔白，脉弱。宜选用：①人参归脾丸，每次1丸，每天2次。②归脾丸（合剂），大蜜丸，每次1丸，每次3次，温开水或生姜汤送服；合剂，每次10~20 mL，每天3次，用时摇匀。

5.肝肾阴虚证型　主要表现为发则猝然昏仆，或失神发作，或语謇，四肢逆冷，肢搐瘛疭，手足蠕动，健忘失眠，腰膝酸软；舌质红绛，少苔或无苔，脉弦细数。宜选用：①补脑丸，每次2~3 g，每天2~3次。②大补阴丸，每次6 g，每天2次。

### （三）用药提示

1.医丸　妊娠妇女禁用。本品含剧毒性药物，不宜多服。

2.癫痫宁片　不宜久服，尽可能使用单药治疗，定期复查肝（肾）功能及脑电图等。

3.羚羊角胶囊　不良反应、禁忌证、注意事项等尚不明确。

4.礞石滚痰丸　非痰热实证、体虚及小儿虚寒者禁用，妊娠妇女禁用，过敏体质者慎用；癫痫狂重症患者须在医师指导下配合其他治疗；药性峻猛，易耗损气血，切勿过量久服；服药期间忌辛辣油腻食物。

5.珍黄安宫片　妊娠妇女禁用，虚寒、脾胃虚弱者慎用，服药期间忌辛辣食物。

6.牛黄清心丸（片）　妊娠妇女慎用。

7.血府逐瘀丸（胶囊、口服液）　妊娠妇女禁用，服药期间忌辛冷食物。

8.人参归脾丸　身体健壮、实热内盛者禁用，不宜与感冒类药及藜芦、五灵脂、皂荚或其制剂同时服用，高血压病或正在接受其他药物治疗的患者应在医师指导下服用，宜饭前或进食时服用。

9.归脾丸（合剂）　外感或实热内盛者不宜服用，高血压病、糖尿病患者应在医师指导下服用，服药期间忌油腻食物，宜饭前服用。

10.补脑丸　对本品过敏者禁用，过敏体质者及脾胃虚弱、呕吐泄泻、腹胀便溏、咳嗽痰多者慎用，感冒患者不宜服用，妊娠妇女、心脏病、糖尿病及小儿患者应在医师指导下服用。用药期间忌油腻食物，宜饭前服用，服药2周症状无改善或症状加重者，应立即停药并及时就诊。

11.大补阴丸　感冒患者不宜服用，妊娠妇女慎用，表现为怕冷、手足凉、喜热饮等虚寒证者不适用，服药期间忌辛辣、生冷、油腻食物，饭前用开水或淡盐水送服。


## 五、帕金森病

### （一）用药原则

1.辨证论治　帕金森病是一种发生于中老年的缓慢进展的黑质和黑质纹状体通路变性疾病。本病属于中医学的"震颤""颤病"等范畴。中医学认为，帕金森病多因肝脾肾阴精气血虚损，上不能充养髓海，下不能濡润肢体，虚风内动致颤；或因先天禀赋不足、后天失养而加重耗血伤津、痰瘀内阻，致虚风内动；或外邪侵扰而发颤动等诸多因素导致虚、瘀，由虚生风，因风致颤。故肝肾亏虚为帕金森病的本源，其标在风痰，病位主要在肝、脾、肾，以肝脾肾亏虚、气血不足为其本，风火痰瘀引动内风为其标，总属本虚标实证。本病以虚实并治为原则，以化痰通络、息风潜阳、益气养血、滋补肝肾为基本治疗方法。中医将帕金森病分为风阳内动、痰热动风、气血不足、肝肾阴虚、脾肾阳虚、气虚血瘀6种证型。临床应先确定帕金森病的类型及证候，再确定治法。

2.对症下药　中成药治疗帕金森病，应根据其类型及证候不同选择用药。风阳内动证型宜采用育阴潜阳药物，痰热动风证型宜采用清热化痰、息风止颤药物，气血不足证型宜采用益气养血、息风通络药物，肝肾阴虚证型宜采用补益肝肾、滋阴息风药物，脾肾阳虚证型宜采用补肾助阳、温煦筋脉药物，气虚血瘀证型宜采用健脾益气、活血化瘀药物。

## （二）用药方案

1.风阳内动证型　主要表现为头摇肢颤，不能自止，头晕头胀，面红，口干舌燥，急躁易怒，或项强不舒；舌质红苔黄，脉弦或弦数。宜选用：①六味地黄丸（颗粒、胶囊、片、口服液），大蜜丸，每次1丸，每天2次，浓缩丸，每次8丸，每天3次；颗粒，每次1袋，每天2次，开水冲服；胶囊，每次2粒，每天2次；片剂，每次8片，每天2次；口服液，每次10 mL，每天2次。②全天麻胶囊，每次2～6粒，每天3次。

2.痰热动风证型　主要表现为神呆懒动，头或肢体震颤，胸脘痞满，头晕或头沉，咯痰色黄，小便短赤，大便秘结；舌质红或暗红，苔黄或黄腻，脉弦滑。宜选用：①清开灵注射液，每次2～4 mL，肌内注射；重症患者，每次20～40 mL，加入10%葡萄糖注射液200 mL 或0.9%氯化钠注射液100 mL 中静脉滴注，每天1次。②全天麻胶囊，每次2～6粒，每天3次。③葛根素注射液，每次0.4 g加入5%葡萄糖注射液250 mL 中静脉滴注，每天 1 次。

3.气血不足证型　主要表现为病久气血不足，筋脉拘急震颤，面色无华，神疲乏力，动作困难，自汗头晕，食欲缺乏，便溏；舌淡苔白，脉细。宜选用：①补中益气丸（合剂、颗粒、口服液），浓缩丸，每次8～10丸，每天3次；水丸，每次6 g，每天2～3次；合剂，每次10～15 mL，每天 3次；颗粒，每次6 g，每天2～3次，开水冲服；口服液，每次10 mL，每天2～3次。②参苓白术丸（散），每次6 g，每天3次；散剂，每次6～9 g，每天2～3次。③人参养荣丸，每次1丸，每天2次。

4.肝肾阴虚证型　主要表现为四肢震颤，日久不愈，拘急强直，头晕目眩，耳鸣，腰膝酸软，肢体麻木，五心烦热，大便秘结；舌红苔少，脉弦细。宜选用：①杞菊地黄丸（胶囊、片、口服液），大蜜丸，每次1丸，每天2次，温开水送服；浓缩丸，每次8丸，每天3次；胶囊，每次5～6粒，每天3次；片剂，每次3～4片，每天3次；口服液，每次10 mL，每天2次。②健步壮骨丸，每次1丸，每天2次。③清开灵注射液，用法用量同痰热动风证型。

5.脾肾阳虚证型　主要表现为头摇肢颤，筋脉拘挛，畏寒肢冷，四肢麻木，心悸懒言，动则气短，自汗，小便清长或自遗，大便溏；舌淡苔薄白，脉沉细无力。宜选用：金匮肾气丸（片），每次1丸，每天2次；片剂，每次4片，每天2次。

6.气虚血瘀证型　主要表现为动作减少，迟缓，表情呆板，肢体僵硬，屈伸不利，乏力气短，自汗，时有头部刺痛或头部摇动；舌暗红，或有瘀点瘀斑，苔薄，脉弦涩。宜选用：丹参注射液，肌内注射，每次2~4 mL，每天1~2次；静脉注射，每次4 mL（以50%葡萄糖注射液20 mL稀释），每天1~2次；静脉滴注，每次10~20 mL（以5%葡萄糖注射液100~200 mL稀释），每天1次。

## （三）用药提示

1.六味地黄丸（颗粒、胶囊、片、口服液）　不宜与感冒药同时服用，服药期间忌辛辣油腻食物，服药期间如出现食欲缺乏、胃脘不适、大便稀、腹痛等症状应去医院就诊。

2.清开灵注射液　偶有过敏反应，用药过程中如出现过敏反应，立即停药并采用相应处理措施。不宜和其他药物尤其是抗生素类配伍使用，如出现沉淀及经葡萄糖或氯化钠注射液稀释后出现浑浊，不得使用。

3.葛根素注射液　个别患者用药开始时可出现暂时性腹胀、恶心等消化道反应，继续用药自行消失。少数患者可出现皮疹、变应性哮喘、过敏性休克、发热等不良反应，偶见急性血管内溶血、寒战、发热、黄疸、腰痛、尿色加深等不良反应。严重肝肾功能不全，心力衰竭，以及其他严重器质性疾病患者禁用，对本品过敏或过敏体质者禁用，有出血倾向者慎用。本品低温（10℃以下）存放可能析出结晶，将安瓿置温水中待结晶溶解后仍可使用。糖尿病患者使用时应以生理盐水稀释；用药期间定期监测胆红素、网织红细胞、血红蛋白及尿常规；出现寒战、发热、黄疸、腰痛、尿色加深等症状者，应立即停药，及时治疗。

4.补中益气丸（合剂、颗粒、口服液）　不宜和感冒药及藜芦或其制剂同时服用；本品不适用于恶寒发热表证及暴饮暴食脘腹胀满实证者；高血压病患者慎用；宜空腹或饭前服，亦可在进食时服用。服药期间出现头痛、头晕、复视等症状，或出现皮疹、面红，以及血压有上升趋势时，应立即停药。

5.参苓白术丸（散）　泄泻兼有大便不通畅，肛门有下坠感者禁用；不宜和感冒药及藜芦、五灵脂、皂荚或其制剂同时服用；服药期间不宜饮茶和食萝卜；宜饭前或进食时服用。

6.人参养荣丸　身体健壮者禁用，不宜和感冒药及藜芦、五灵脂、皂荚或其制剂同时服用，服药期间不宜饮茶和食萝卜，有出血倾向者慎用，宜饭前或进食时服用。

7.杞菊地黄丸（胶囊、片、口服液）　对本品过敏者禁用，过敏体质者及脾胃虚寒、大便稀溏者慎用，感冒发热患者不宜服用，高血压病、心脏病、肝病、糖尿病、肾病等慢性病严重者应在医师指导下服用，服药期间忌不易消化食物。

8.金匮肾气丸（片）　妊娠妇女禁用，服药期间忌生冷食物及房欲、气恼。

9.丹参注射液　偶见过敏反应；不宜与其他药物混用；使用前必须对光检查，发现药液浑浊、沉淀、变色，则不能使用。

## 六、偏头痛

### （一）用药原则

1.辨证论治　偏头痛是一种由神经-血管功能障碍引起的头痛，通常以一侧或两侧反复发作的搏动性头痛为主要表现，具有病程长、间歇性反复发作、缠绵难愈的特点。偏头痛属于中医学的"头风""头痛""偏头风"等范畴。中医学认为，偏头痛是在脏腑功能失调、气血阴阳逆乱的基础上，内有痰浊、瘀血内阻，外受风、寒、湿、热等六淫邪气引发。一般根据发作期还是缓解期，进行脏腑辨证和分经辨证。发作期多以实证或本虚标实为主，多见寒凝、湿热、肝阳、肝风、瘀血、痰浊等。缓解期多以本虚为主，多见气血不足及肝肾亏虚。痰浊和瘀血既是病理产物又是病因，与偏头痛发作密切相关。太阳头痛多见头后痛且下连于项，阳明头痛多见前额及眉棱骨等处，少阳头痛多见头两侧并连及耳部，厥阴头痛多见巅顶部位且连于目。发作期治疗，多以祛邪为主，重在温经散寒、平肝潜阳、息风化痰、活血清热等；缓解期治疗，多以补虚为主，重在益气养血、滋补肝肾。中医将偏头痛分为寒凝肝脉、肝阳上亢、风痰上扰、瘀血阻络、气血不足、肝肾亏虚6种证型。临床应先确定偏头痛类型及证候，再确定治法。

2.对症下药　中成药治偏头痛，应注意类型及证候不同选择用药。寒凝肝脉证型宜采用温经散寒、活血通络药物，肝阳上亢证型宜采用平肝潜阳、息风止痛药物，风痰上扰证型宜采用息风化痰、通络止痛药物，瘀血阻络证型宜采用活血化瘀、通络止痛药物，气血不足证型宜采用益气养血、息风止痛药物，肝肾亏虚证型采用滋肝养肾、益髓止痛药物。

## （二）用药方案

1.寒凝肝脉证型　　多见于发作期，常因感受寒邪诱发。主要表现为头痛较剧，呈掣痛，多位于巅顶，面色发青，呕吐清水痰涎，甚至四肢厥冷，或兼口唇青紫；舌质淡暗或青紫，苔薄白，脉沉细弦。宜选用：①复方羊角颗粒（胶囊、片），每次8 g，每天2～3次，开水冲服；胶囊，每次5粒，每天2～3次；片剂，每次5片，每天3次。②通天口服液，每次10 mL，第1天分为即刻、1小时、2小时、4小时，以后每6小时服1次，共7次；第2和第3天，每次10 mL，每天3次。3天为1个疗程，或遵医嘱。

2.肝阳上亢证型　　多见于发作期，常因情志过激、劳累过度等诱发。主要表现为头痛突然出现，一侧或两侧跳痛或胀痛，伴头晕或目眩，常波及巅顶，颜面潮红，眼目抽痛，心烦易怒，夜眠不宁，或兼胁痛，口干口苦，尿赤，便秘；舌红或绛，苔薄黄，脉弦或弦数。宜选用：①天麻钩藤颗粒，每次10 g，每天3次，温开水或开水冲服。②全天麻胶囊，每次2～6粒，每天3次。

3.风痰上扰证型　　多见于发作期，常因情志不遂、劳逸过度或饮食不节等诱发。主要表现为头痛突然出现，起止无常，头部昏痛或胀痛，头重如裹，胸脘满闷，恶心、呕吐痰涎，口淡食少，或口苦、口中黏腻，大便不爽；舌胖大，苔白腻或黄腻，脉弦滑或弦滑数。宜选用：半夏天麻丸，每次6 g（1袋），每天2～3次。

4. 瘀血阻络证型　发作期和缓解期均可见，主要表现为头痛反复，痛如锥刺，或左或右，经久不愈，面色晦滞，妇女行经色暗或夹血块，唇紫暗或见瘀斑；舌紫暗，有瘀点或瘀斑，脉细涩。宜选用：①大川芎口服液，每次10 mL，每天3次，15天为1个疗程。②天舒胶囊，每次4粒，每天3次，饭后服。③血府逐瘀丸（胶囊、口服液），每次 1～2丸，每天2次，空腹红糖水送服；胶囊，每次6粒，每天2次；口服液，每次1支，每天3次。

5. 气血不足证型　见于缓解期，多以脑力劳动、饮食作息无常为诱因。主要表现为头痛隐隐，反复发作，遇劳加重，食欲缺乏，易醒多梦，神疲乏力，自汗气短，面色苍白；舌质淡，苔薄白，脉沉细。宜选用：①脑络通胶囊，每次1～2粒，每天3次。②养血清脑颗粒，每次3 g（1袋），每天3次。③天麻头痛片，每次4～6片，每天3次。

6. 肝肾亏虚证型　多见于缓解期。主要表现为头痛隐隐，眩晕，时轻时重，腰膝酸软，遗精带下，视物模糊，耳鸣少寐，烦热口干；舌红少苔，脉弦细或细数。宜选用：①健脑安神片，每次5片，每天2次。②天麻首乌片，每次6片，每天3次。③天麻头风灵胶囊，每次4粒，每天2次。

## （三）用药提示

1. 复方羊角颗粒（胶囊、片）　妊娠妇女慎用。

2.通天口服液　出血性脑血管病、阴虚阳亢患者、妊娠妇女及对本品过敏者禁用，过敏体质者慎用，不宜与滋补性中药同时服用，服药期间忌辛辣刺激性食物。

3.天麻钩藤颗粒　阴虚动风者禁用。

4.半夏天麻丸　肝肾阴虚、肝阳上亢所致的头痛、眩晕者禁用，平素大便干燥者慎用，服药期间忌生冷、油腻及海鲜类食物。

5.大川芎口服液　外感头痛、出血性脑血管病急性期患者及妊娠妇女禁用。

6.天舒胶囊　偶见胃部不适、头胀、月经过多等不良反应，妊娠妇女及月经过多者禁用，过敏体质者慎用。

7.血府逐瘀丸（胶囊、口服液）　妊娠妇女禁用，服药期间忌辛冷食物。

8.脑络通胶囊　含盐酸托哌酮，有一过性食欲缺乏、腹痛、头晕、嗜睡、面部潮红、四肢疼痛、下肢无力等不良反应，一般不严重，停药后1~2天消失。对盐酸托哌酮过敏者禁用。含维生素 $B_6$，可引起神经感觉异常、进行性步态不稳及足麻木、手不灵活等不良反应，停药后可缓解。有报道显示，维生素 $B_6$ 内服可导致便秘、嗜睡、食欲缺乏，可使寻常性痤疮恶化或痤疮性皮疹糜烂，妊娠妇女大量服用可致新生儿维生素 $B_6$ 依赖综合征。重症肌无力患者禁用。

9.养血清脑颗粒　服药后偶见恶心，可自行消失，一般不影响继续用药；妊娠妇女禁用。

10.天麻头痛片　妊娠妇女及糖尿病患者禁用。

11.健脑安神片　高血压病患者禁用。

12.天麻首乌片　对本品过敏者禁用，过敏体质者慎用，感冒发热患者不宜服用，服药期间忌不易消化食物。

13.天麻头风灵胶囊　对本品过敏者禁用，过敏体质及外感风寒头痛者慎用；不宜与温补性中成药同时服用；服药期间忌辛辣刺激性食物。

## 七、焦虑症

### （一）用药原则

1.辨证论治　焦虑症是以广泛和持续性焦虑或反复发作的惊恐不安为主要特征，常伴有自主神经功能紊乱及运动性不安的病症，临床主要分为广泛性焦虑与惊恐障碍两种。广泛性焦虑症属于中医学的"郁病""怔忡""失眠""善忘""百合病""脏燥"等范畴，惊恐障碍发作则属于"惊悸"范畴。本病病因以七情所伤，五脏气血阴阳不和，心神失养，脑神不利所致。其病位在脑，涉及五脏，而以心、肝、脾、肾为主。病起时以实证或虚证多见，发病日久则多虚实夹杂。本病属本虚标实，虚实夹杂之证。本虚以肾精亏虚、心脾两虚、心胆气虚为主；标实以肝郁气滞、痰浊、血瘀为主。治疗应注意辨别阴阳虚实，注重虚实兼顾。实证给予理气开郁，或兼活血、清热、化痰、祛湿；虚证则给予养心、健脾、滋肝、补肾。中医将焦虑症分为肝郁化火、瘀血内阻、痰火扰心、阴虚内热、心脾两虚、心胆气虚、肾精亏虚及心肾不交8种证型。临床应先确定焦虑症的类型及证候，再确定治法。

2.对症下药　中成药治焦虑症，应注意类型及证候不同选择用药。肝郁化火证型宜采用疏肝解郁、清肝泻火、理气和中药物，瘀血内阻证型宜采用活血化瘀、理气通络药物，痰火扰心证型宜采用清热涤痰、宁心安神药物，阴虚内热证型宜采用养血滋阴、凉血清热药物，心脾两虚证型宜采用益血健脾、宁心解虑药物，心胆气虚证型宜采用镇惊定志、宁心安神药物，肾精亏虚证型宜采用补肾益髓、填精安神药物，心肾不交证型宜采用滋阴清心、养脑安神药物。

## （二）用药方案

1.肝郁化火证型　主要表现为情绪不宁，郁闷烦躁，胸胁胀痛，脘闷嗳气，不思饮食，大便不调，或急躁易怒，口苦口干，或头痛，目赤，耳鸣，或嘈杂吞酸，大便秘结；舌质红，苔黄，脉弦或弦数。宜选用：柴胡舒肝丸，每次6～9g，每天3次。

2.瘀血内阻证型　主要表现为心悸怔忡，夜寐不安，或夜不能睡，多疑烦躁，胸闷不舒，时有头痛、胸痛如刺；舌暗红边有瘀斑，或舌面有瘀点，唇紫暗或两目暗黑，脉涩或弦紧。宜选用：血府逐瘀丸（胶囊、口服液），每次1～2丸，每天2次，空腹红糖水送服；胶囊，每次6粒，每天2次；口服液，每次1支，每天3次。

3.痰火扰心证型　主要表现为惊恐不安，心烦意乱，性急多言，夜寐易惊，头晕头痛，口苦口干；舌红，苔黄腻，脉滑数。宜选用：黄连温胆汤，水煎服，每天2次；实火较盛、烦躁不安者，黄连加至15g；痰盛者，去大枣、炒酸枣仁；热久气阴两伤者，加五味子10g，黄精10g。

4.阴虚内热证型 主要表现为欲食不能食，欲卧不能卧，欲行不能行，口苦尿赤，多疑惊悸，少寐多梦；舌红苔微黄少津，脉细数。宜选用：知柏地黄丸（颗粒、口服液），大蜜丸，每次1丸，每天2次；浓缩丸，每次8丸，每天3次；颗粒，每次8 g，每天2次；口服液，每次10 mL，每天3次。

5.心脾两虚证型 主要表现为心悸头晕，善恐多惧，失眠多梦，面色无华，身倦乏力，食欲缺乏；舌淡苔薄，脉细弱。宜选用：人参归脾丸，每次1丸，每天2次。

6.心胆气虚证型 主要表现为心悸胆怯，善恐易惊，精神恍惚，情绪不宁，坐卧不安，少寐多梦，多疑善虑；苔薄白或正常，脉沉或虚弦。宜选用：安神温胆丸，每次1丸，每天2次。

7.肾精亏虚证型 主要表现为心悸善恐，少寐健忘，精神萎靡，腰膝酸软，头晕耳鸣，遗精阳痿，闭经；舌质淡，苔薄白或无苔，脉沉弱。宜选用：金匮肾气丸（片），每次1丸，每天2次；片剂，每次4片，每天2次。

8.心肾不交证型 主要表现为情绪低落，多愁善感，虚烦不寐，心悸不安，健忘，头晕耳鸣，腰膝酸软，手足心热，口干津少或盗汗；舌红，苔薄，脉细或细数。宜选用：养心安神丸，每次6 g，每天2次。

## （三）用药提示

1.柴胡舒肝丸 妊娠妇女慎用。服药期间如出现舌红少苔、口燥咽干、心烦失眠等阳虚证应停药。

2.血府逐瘀丸（胶囊、口服液） 妊娠妇女禁用。服药期间忌辛辣、生冷食物。

3.知柏地黄丸（颗粒、胶囊、口服液） 表现为怕冷、手足凉、喜热饮等虚寒证者不宜服用，妊娠妇女慎用。不宜和感冒类药同时服用，宜空腹或饭前用开水或淡盐水送服，服药期间忌油腻食物。

4.人参归脾丸 身体健壮者禁用，不宜和感冒类药及藜芦、五灵脂、皂荚或其制剂同时服用，宜饭前或进食时服用。

5.安神温胆丸 妊娠妇女禁用。

6.金匮肾气丸（片） 妊娠妇女禁用，服药期间忌生冷食物及房事、气恼。

7.养心安神丸 妊娠妇女及外感发热者禁用；服药期间忌烟酒及辛辣油腻食物，保持情绪乐观，忌气恼；高血压病、心脏病、糖尿病、肝病、肾病等慢性病者应在医师指导下服用。


# 八、血管性痴呆

## （一）用药原则

1.辨证论治 血管性痴呆是在脑血管疾病基础上，以记忆、认知功能缺损，或伴有视空间技能和情感人格障碍的疾病。本病属于中医学的"痴呆""善忘"等病证范畴。中医学认为，血管性痴呆发生是在虚、痰、瘀、络脉阻滞的基础上，痰瘀互结，蕴积化毒，毒损脑络，损害脑髓，致神明失用、灵机记忆减退或丧失的疾病。其病位在脑，与心、肾、肝、脾密切相关。病机为本虚标实，本虚以肾精亏虚、肝肾阴亏、脾肾不足为主，标实则为痰、瘀、风、火、毒，肾虚、痰瘀阻络贯穿疾病始终。在疾病相对平稳期，以虚夹痰瘀阻络为主；病情波动期，以痰浊、痰热、风痰诸邪壅滞为主；下滑期，以痰瘀浊毒损伤络脉为主。血管性痴呆早期，病情较平稳，虚中夹实，络脉结滞之势尚轻；中期，虚损日重而络脉瘀阻更甚，浊实之邪易壅滞，酿生浊毒，病情易波动下滑；晚期，虚痰瘀毒胶结深伏，病情深重。中医将血管性痴呆分为肝肾精亏、痰瘀内阻，脾肾两虚、痰浊瘀阻，肝肾阴虚、风痰瘀阻，痰热内扰，痰浊蒙窍5种证型。临床应先确定血管性痴呆的类型及证候，再确定治法。

2.对症下药　中成药治疗血管性痴呆，类型及证候不同选择用药也不同。肝肾精亏、痰瘀内阻证型宜采用益精补肾、化痰通络药物，脾肾两虚、痰浊瘀阻证型宜采用益肾健脾、化痰通络药物，肝肾阴虚、风痰瘀阻证型宜采用平肝息风、化痰通络药物，痰热内扰证型宜采用化痰通腑、清热解毒药物，痰浊蒙窍证型宜采用涤痰醒神、泄浊开窍药物。

## （二）用药方案

1.肝肾精亏、痰瘀内阻证型　主要表现为善忘失算，反应迟钝，动作笨拙，头晕目眩，耳鸣耳聋，腰膝酸软，肢体麻木，或夜尿频，尿有余沥、失禁，大便秘结；舌体偏瘦，舌质暗红或有瘀点瘀斑，苔腻或薄，脉细弦或细数。宜选用：①活力苏口服液，每次10 mL，每天1次，睡前服，3个月为1个疗程。②补脑丸，每次2～3 g，每天

2~3次。

2.脾肾两虚、痰浊瘀阻证型　主要表现为神情呆滞，善忘迟钝，嗜卧懒动，头晕或头重如裹，神疲倦怠，面色白，气短乏力，肢体瘫软，手足不温，夜尿频或尿失禁，尿余沥不尽，大便黏滞不爽或溏；舌体胖大有齿痕，舌质暗红或有瘀点，苔腻或水滑，脉沉。宜选用：①益脑颗粒（胶囊），每次1袋，每天3次，开水冲服；胶囊，每次3粒，每天3次。②固精补肾丸，每次6~10丸，每天2~3次。

3.肝肾阴虚、风痰瘀阻证型　主要表现为神情呆滞较重，嗜睡，烦躁，头晕头痛，目眩，口舌㖞斜，吞咽困难，言语不利，反复发作，舌强舌麻或颜面发麻，肢麻阵作或肢体抽搐，半身不遂，便秘；舌红，苔白或腻，脉弦或弦滑。宜选用：①滋补肝肾丸，每次1~2丸，每天2次。②天麻钩藤颗粒，每次10g，每天3次，开水冲服。③天麻首乌片，每次6片，每天3次。

4.痰热内扰证型　主要表现为神情呆滞较重，躁扰不安，头晕头胀，胸脘痞闷，口气臭秽或口苦口黏，恶心呕吐，痰多黄黏，不寐，大便秘结；舌红，苔黄腻，脉滑数。宜选用：①牛黄清心片（丸），每次4~5片，每天2~3次，小儿酌减；大蜜丸，每次1丸，每天2~3次；浓缩丸，每次4丸，每天2~3次。②安脑丸，每次1~2丸，每天3次。

5.痰浊蒙窍证型　主要表现为双目无神，呆滞深重，面垢如蒙油腻污浊，头晕头沉，嗜卧懒动，口多黏液，口角流涎，喉间痰鸣，痰多而黏，呃逆，恶心呕吐或干呕，呕吐痰涎；苔腻或水滑、厚腻，脉滑或濡。宜选用：①心脑健胶囊，每次2粒，每天3次。②苏和香丸，每次1丸，每天1~2次。

## （三）用药提示

1.活力苏口服液　外感或实热内盛者不宜服用，高血压病、心脏病、糖尿病等患者及妊娠妇女应在医师指导下服用，服药期间忌油腻食物，宜饭前服用。

2.补脑丸　对本品过敏者禁用，过敏体质者慎用，脾胃虚弱、呕吐泄泻、腹胀便溏、咳嗽痰多者慎用，感冒患者不宜服用，服药期间忌烟酒及辛辣、生冷、油腻食物。本品为补血滋阴之药，性质黏腻，妊娠妇女、糖尿病患者应在医师指导下服用；宜饭前或进食时服用。服药2周症状无改善或加重，应立即停药并去医院就诊。

3.益脑颗粒（胶囊）　外感发热患者禁用，不宜与藜芦、五灵脂、皂荚或其制剂同时服用，服药期间不宜饮茶、食萝卜，宜餐后服。

4.固精补肾丸　对本药过敏者及妊娠妇女禁用，过敏体质者慎用，外感或实热内盛者不宜服用，服药期间忌油腻食物，宜饭前服用。

5.天麻钩藤颗粒　阴虚动风证者禁用。

6.天麻首乌片　对本品过敏者禁用，过敏体质者慎用，发热患者不宜服用，有高血压病、心脏病、糖尿病、肝病、肾病等慢性病者应在医师指导下服用，服药期间忌不易消化的食物。

7.牛黄清心丸（片）　不宜长期服用；服药期间应定期检查血、尿汞离子浓度及肝肾功能，超过规定限度者立即停用。

8.苏和香丸　脱证、热闭证患者及妊娠妇女禁用，服药期间忌气恼及辛辣食物。

## 九、坐骨神经痛

### （一）用药原则

1.辨证论治　坐骨神经痛是指沿坐骨神经通路及其分布区如臀部、大腿后侧、小腿后外侧和足外侧的疼痛。本病分为原发性和继发性两种，原发性坐骨神经痛即坐骨神经炎，临床上少见；继发性坐骨神经痛是因坐骨神经邻近的组织病变压迫、刺激所致，常见的为骨关节病中的腰椎间盘突出症、骶髂关节炎、腰椎结核、腰椎肿瘤、椎管狭窄、黄韧带增厚、梨状肌损伤等。本病属于中医学的"腰腿痛""腰痛""痹证"等范畴。中医学认为，坐骨神经痛为腰腿经络阻滞、气血运行不畅所致，病因病机错综复杂，与体质强弱、生活环境及气候条件等密切相关。临床应分清标本虚实，实证以祛邪为主，察脉视症，知犯何邪，可酌情选用疏风、散寒、祛湿、清热、化瘀等药物；虚证以扶正为主，益气血、补肝肾、强筋骨为常用之法。中医将坐骨神经痛分为寒客经脉、湿热流注、痰瘀阻络、气血两虚、肝肾不足5种证型。应先确定坐骨神经痛的类型及证候，再确定治法。

2.对症下药　中成药治疗坐骨神经痛，类型及证候不同，用药也不同。寒客经脉证型宜采用温经散寒、通络止痛药物，湿热流注证型宜采用清利湿热、舒筋活络药物，痰瘀阻络证型宜采用化痰散结、活血止痛药物，气血两虚证型宜采用益气养血、温经通络药物，肝肾不足证型宜采用滋补肝肾、通络止痛药物。

### （二）用药方案

1.寒客经脉证型　　主要表现为腰腿局部冷痛，痛势较剧，夜间更剧，恶风畏寒，遇寒尤剧，患肢屈曲，不敢活动，咳嗽或用力时加剧，环跳、委中、承山、昆仑穴压痛明显；舌淡苔白，脉弦紧。宜选用：①活络丸（胶囊），每次1丸，每天2次，温黄酒或温开水送服；胶囊，每次4粒，每天3次。②野木瓜片（胶囊），每次4片，每天3次，饭后服，1个月为1个疗程，服用2～3个疗程效果佳，病情缓解后可适当减量继续服用，以巩固疗效；胶囊，每次4粒，每天3次。

2.湿热流注证型　　主要表现为腿呈烧灼样痛，伴口渴，心烦，大便秘，小便黄赤；舌红，苔黄腻，脉濡数或弦数。宜选用：①活络丸，每次1丸，每天2次，温黄酒或温开水送服。②健步壮骨丸，每次1丸，每天2次。

3.痰瘀阻络证型　　主要表现为腰腿痛持续，咳嗽、行走时疼痛加剧，坐卧屈膝则痛稍减，疼痛如刺，痛处拒按，下肢麻木或如有物覆盖，日久不愈，兼见头眩目胀，咳多痰白，胸闷泛恶，食欲缺乏；舌质淡暗或瘀点，苔白腻，脉沉滑或涩。宜选用：大活络丸（胶囊），每次1丸，每天1～2次，温黄酒或温开水送服；胶囊，每次4粒，每天3次。

4.气血两虚证型　　主要表现为下肢持续疼痛、麻木，劳累或夜间疼痛加剧，筋脉拘急，屈伸受限，面黄少华，短气自汗，食少便溏；舌淡苔白，脉细弱无力。宜选用：①壮骨关节丸，每次6 g，每天2次，饭后服。②大活络丸（胶囊），每次1丸，每天1～2次，温黄酒或温开水送服；胶囊，每次4粒，每天3次。③人参养荣丸，每次1丸，每天1～2次。

5.肝肾不足证型　主要表现为腰腿绵绵隐痛，遇劳尤甚，卧则痛减，腿膝酸软无力，声低气微或短促；舌淡红苔少，脉弦细。宜选用：①壮骨关节丸，每次6 g，每天2次，饭后服用。②大活络丸（胶囊），每次1丸，每天1～2次，温黄酒或温开水送服；胶囊，每次4粒，每天3次。

### （三）用药提示

1.活络丸（胶囊）　妊娠妇女禁用；含有朱砂，肝肾功能不全及运动员慎用；不宜过量久服；蜜丸宜嚼碎或分份服用。

2.壮骨关节丸　偶有肝功能异常、皮疹、瘙痒、恶心、呕吐、腹痛、腹泻、胃痛、血压升高等不良反应。肝损伤多为胆汁瘀积型肝炎，主要表现为乏力、食欲缺乏、尿黄、皮肤瘙痒、大便颜色灰白、皮肤巩膜黄染，个别病例可出现肝大及肝功能异常。肝功能不全患者、妊娠及哺乳期妇女禁用。治疗期间应注意监测肝功能，发现异常应立即停药，并采取相应的处理。避免大剂量、长疗程服用，1个月为1个疗程，长期服用者每个疗程应间隔15～20天。服药期间出现乏力、食欲缺乏、尿黄、皮肤瘙痒、大便颜色灰白等症状应停药。

3.大活络丸（胶囊）　肾病患者、妊娠妇女禁用；含有马兜铃科植物细辛，应在医师指导下使用，并定期复查肾功能。

4.人参养荣丸　对本品过敏者、妊娠妇女及身体健壮者禁用，过敏体质者慎用，感冒发热者及有出血倾向者不宜服用，不宜与感冒类药及藜芦、五灵脂、皂荚或其制剂同时服用，高血压病、心脏病、肝病、糖尿病、肾病等慢性病严重者应在医师指导下服用。宜饭前服用或进食时服用，服药期间不宜饮茶和进食萝卜，忌不易消化的食物。

## 十、重症肌无力

### （一）用药原则

1.辨证论治　重症肌无力是一种抗体介导、细胞免疫依赖、补体参与的神经肌肉接头间传递障碍的获得性自身免疫性疾病。病变主要累及神经-肌肉接头处突触后膜上的烟碱型乙酰胆碱受体。临床主要表现为受累横纹肌病态疲劳，如上睑下垂、复视、吞咽困难、构音不清、四肢无力及呼吸困难等。本病属于中医学的"痿病"等病证范畴。中医学认为，重症肌无力是一种慢性虚损性病证，以虚为主，除病程中出现暂时痰浊阻滞或湿热浸淫为实邪较盛外，一般均为正气虚衰。根据临床表现，可辨其属脾、属肝、属肾。脾胃虚损、五脏相关是主要病理基础，临床证候复杂，应分清病势缓急、标本虚实及脏腑主次。中医将重症肌无力分为脾胃虚损、脾肾阳虚、肝肾阴虚、气血两虚、湿邪困脾5种证型。治疗时应辨病论治和辨证论治相结合，中西医结合、分期论治，将补益肝脾贯穿始终，避免燥热伤阴。

2.对症下药　中成药治疗重症肌无力，应注意其类型及证候选择不同药物。脾胃虚损证型宜采用益气升阳、调补脾胃药物，脾肾阳虚证型宜采用温补脾肾药物，肝肾阴虚证型宜采用滋补肝肾药物，气血两虚证型宜采用补气养血药物，湿邪困脾证型宜采用醒脾化湿药物。

### （二）用药方案

1.脾胃虚损证型　主要表现为上睑下垂，朝轻暮重，少气懒言，肢体无力，或吞咽困难，纳差便溏，面色萎黄；舌质淡胖，边有齿痕，苔薄白，脉细弱。宜选用：①补中益气丸（颗粒、口服液），浓缩丸，每次8～10丸，每天3次；水丸，每次6 g，每天2～3次；颗粒，每次6 g，每天2～3次，开水冲服；口服液，每次10～15 mL，每天3次。②参苓白术丸（散），每次6 g，每天3次；散剂，每次6～9 g，每天2～3次。③人参养荣丸，每次1丸，每天1～2次。

2.脾肾阳虚证型　主要表现为四肢倦怠无力，畏寒肢冷，吞咽困难，口齿不清，腰膝酸软，小便清长，或有便溏；舌体胖，苔薄白，脉沉细。宜选用：金匮肾气丸（片），每次1丸，每天2次；片剂，每次4片，每天2次。

3.肝肾阴虚证型　主要表现为上睑下垂，视物不清，或复视，目干而涩，少寐多梦，五心烦热，口干咽燥，头晕耳鸣，四肢乏力，腰膝酸软；舌红少苔，脉细数。宜选用：①六味地黄丸（颗粒、胶囊、片、口服液），大蜜丸，每次1丸，每天2次；浓缩丸，每次8丸，每天3次；颗粒，每次1袋，每天2次，开水冲服；胶囊，每次2粒，每天2次；片剂，每次8片，每天2次；口服液，每次10 mL，每天2次。②杞菊地黄丸（胶囊、片、口服液），大蜜丸，每次1丸，每天2次；浓缩丸，每次8丸，每天3次；胶囊，每次5~6粒，每天3次；片剂，每次3~4片，每天3次；口服液，每次10 mL，每天2次。③健步壮骨丸，每次1丸，每天2次。

4.气血两虚证型　主要表现为神疲乏力，四肢软弱无力，行动困难，心悸气短，少气懒言，面色无华，自汗；舌淡而嫩，苔薄白，脉弱。宜选用：①归脾丸（合剂），每次1丸，每天3次，温开水或生姜汤送服；合剂，每次10~20 mL，每天3次，用时摇匀。②参麦注射液，肌内注射，每次2~4 mL，每天1次；或每次10~60 mL，用5%葡萄糖注射液250~500 mL稀释静脉滴注，每天1次。

5.湿邪困脾证型　主要表现为上睑下垂、肿胀，肢体困重，倦怠无力，胸膈痞闷，脘腹胀满，或纳呆便溏，面晦污垢；舌胖大，边有齿痕，苔白腻，脉濡缓或滑。宜选用：藿香正气水（丸、颗粒、胶囊、片），每次5~10 mL，每天2次，用时摇匀；浓缩丸，每次8丸，每天3次；颗粒，每次1袋，每天2次，温开水冲服；胶囊，每次4粒，每天2次；片剂，每次4~8片，每天2次。

## （三）用药提示

1.补中益气丸（合剂、颗粒、口服液）　高血压病患者慎用；恶寒发热表证、暴饮暴食脘腹胀满实证者不宜服用；不宜和感冒类药及含藜芦或其制剂同时服用；空腹或饭前服为佳，亦可在进食时服用；服药期间出现头痛、头晕、复视、皮疹、面红，以及血压有上升趋势者，应立即停药。

2.参苓白术丸（散） 泄泻兼有大便不通畅，肛门有下坠感者禁用；不宜和感冒类药及含藜芦、五灵脂、皂荚或其制剂同时服用；服药期间不宜饮茶和食萝卜，宜饭前或进食时服用。

3.人参养荣丸 妊娠妇女及身体健壮者禁用；不宜和感冒类药及藜芦、五灵脂、皂荚或其制剂同时服用；服药期间不宜饮茶和食萝卜，宜饭前或进食时服药；糖尿病、心肾功能不全者应在医师指导下服用。本品含有肉桂，出血者不宜用。

4.金匮肾气丸（片） 妊娠妇女禁用，服药期间忌生冷食物及房欲与气恼。

5.六味地黄丸（颗粒、胶囊、片、口服液） 不宜与感冒药同时服用，服药期间忌辛辣油腻食物，服药期间出现食欲缺乏、胃脘不适、大便稀溏等应去医院就诊。

6.杞菊地黄丸（胶囊、片、口服液） 脾胃虚寒，大便稀溏者慎用。

7.归脾丸（合剂） 外感或实热内盛者不宜服用，高血压病、糖尿病患者应在医师指导下服用，服药期间忌油腻食物，宜饭前服。

8.参麦注射液 对本类药物有过敏史或过敏体质者应避免使用，阴盛阳衰者不宜用；偶有谷丙转氨酶升高、口干、口渴、舌燥、过敏等不良反应；不宜与其他药物混用；使用前应仔细检查，一旦发现药液浑浊、沉淀、变色、漏气等严禁使用；严格按照适应证范围使用；用药期间应加强监护。

9.藿香正气水（丸、颗粒、胶囊、片） 对本品过敏者禁用，过敏体质者慎用；偶见瘙痒、荨麻疹、心动过速、过敏性休克等不良反应；不宜与滋补性中药同时服用；风热感冒发热明显、有汗、口渴、流浊涕、咽喉肿痛、咳嗽痰黄者不宜使用；服药期间饮食宜清淡，忌烟酒及辛辣、生冷、油腻食物。

## 十一、阿尔茨海默病

### （一）用药原则

1.辨证论治 阿尔茨海默病又称老年性认知障碍，是一种病因不明的中枢神经系统进行性疾病。本病起病缓慢隐匿，呈进行性加重，主要表现为获得性认知功能障碍综合征，包括记忆、语言、视空间功能不同程度受损，人格异常和认知（概括、计算、判断、综合和解决问题）能力降低，常伴行为和情感异常，日常生活、社交和工作能力明显减退。本病属于中医学的"痴呆""呆病""善忘"等范畴。中医学认为，本病病位在脑，与心、肾、肝、脾有关，尤其与肾关系密切，且病性以虚及虚实夹杂为主。虚者多为肝肾精亏、脾肾俱虚、气血衰少、髓海不足，实者常见痰浊、痰热、气滞及血瘀。脑络为痰瘀浊毒所塞滞，脑髓消减，神明失养，神机失用。本病初期常由肝肾阴亏、脾肾不足、气血失养、髓海失充或兼痰、瘀、火、郁所致。随着病情进展，可出现因虚致实，而邪盛壅积又耗气血阴精，进而导致心、肝、脾、肾功能俱损，阴阳气血失调，痰瘀壅塞脑络，脑髓消减之势更甚，终可致五脏形神俱损。中医将阿尔茨海默病分为髓海不足、肝肾阴虚、脾肾阳虚、痰浊阻窍、瘀血阻窍5种证型。临床应先确定其类型及证候，再确定治法。

2.对症下药　中成药治疗阿尔茨海默病，类型及证候不同，用药也不同。髓海不足证型宜采用补肾养神、益精填髓药物，肝肾阴虚证型宜采用补益肝肾、滋阴潜阳药物，脾肾阳虚证型宜采用补益脾肾、生精益智药物，痰浊阻窍证型宜采用健脾化湿、涤痰开窍药物，瘀血阻窍证型宜采用活血化瘀、通络开窍药物。

### （二）用药方案

1.髓海不足证型　主要表现为智能减退，遇事多忘，近记忆力减退，头晕耳鸣，齿枯发焦，腰酸腿软，懒惰思卧，步行艰难，舌瘦色淡，苔白，脉沉细弱。宜选用：安神补脑液（片），每次1支，每天2次；片剂，每次1片，每天2次。

2.肝肾阴虚证型　主要表现为记忆力、理解力和计算力减退，神情呆滞，反应迟钝，沉默寡言，举动不灵，头晕目眩或耳鸣，或肢体麻木，腰膝酸软；舌质暗红，或舌体瘦小，苔薄白或少苔，脉沉细弱或沉细弦。宜选用：①六味地黄丸（颗粒、胶囊、片、口服液），大蜜丸，每次1丸，每天2次；浓缩丸，每次4丸，每天3次；颗粒，每次1袋，每天2次，开水冲服；胶囊，每次2粒，每天2次；片剂，每次4片，每天2次；口服液，每次10 mL，每天2次。②杞菊地黄丸（胶囊、片、口服液），大蜜丸，每次1丸，每天2次；浓缩丸，每次8丸，每天3次；胶囊，每次5～6粒，每天3次；片剂，每次3～4片，每天3次；口服液，每次10 mL，每天2次。

3. **脾肾阳虚证型**　主要表现为记忆力减退，失认失算，表情呆滞，沉默寡言，口齿含糊，腰膝酸软，倦怠流涎，四肢欠温，纳呆乏力，腹胀便溏；舌淡体胖，苔白或白滑，脉沉细弱。宜选用：还少丹胶囊，每次4～6粒，每天2次。

4. **痰浊阻窍证型**　主要表现为记忆力减低，表情呆钝，喃喃自语或终日无语，或哭笑无常，头重如裹，口多涎沫，不思饮食，倦怠嗜卧，脘腹胀痛或痞满；舌质淡，苔白腻，脉细滑。宜选用：归脾丸（合剂），每次1丸，每天3次，用温开水或生姜汤送服；合剂，每次10～20 mL，每天3次，用时摇匀。

5. **瘀血阻窍证型**　主要表现为智力低减，神情呆滞，肢体酸胀麻木，或兼胸闷太息，唇甲色暗，心烦失眠；舌暗淡有瘀斑或瘀点，脉弦细或涩。宜选用：血府逐瘀胶囊（片、丸、颗粒、口服液、软胶囊），每次6粒，每天2次；片剂，每次2片，每天3次，生姜汤或温开水送服；大蜜丸，每次1～2丸，每天2次，空腹红糖水送服；颗粒，每次1袋，每天3次，开水冲服，或遵医嘱；口服液，每次1支，每天3次；软胶囊，每次4粒，每天2次。

### （三）用药提示

1.安神补脑液（片）　对本品过敏者禁用，过敏体质者慎用；感冒发热者不宜服用；高血压病、心脏病、肝病、糖尿病、肾病等慢性病严重者应在医师指导下服用；宜饭后服；服药期间保持情绪乐观，忌生气恼怒及辛辣、油腻食物。

2.六味地黄丸（颗粒、胶囊、片、口服液）　不宜与感冒药同时服用；服药期间出现食欲缺乏、胃脘不适、大便溏稀、腹痛等症状，应去医院就诊；服药期间忌辛辣油腻食物。

3.杞菊地黄丸（胶囊、片、口服液）　对本品过敏者禁用，过敏体质及脾胃虚寒、大便稀溏者慎用；高血压病、心脏病、肝病、糖尿病、肾病等慢性病严重者应在医师指导下服用；感冒发热者不宜服用；服药期间忌不易消化食物。

4.还少丹胶囊　对本品过敏者禁用，过敏体质者慎用；高血压病、心脏病、肝病、糖尿病、肾病等慢性病严重者应在医师指导下服用；宜饭前服用；服药期间忌辛辣、生冷、油腻食物。

5.归脾丸（合剂）　外感或实热内盛者不宜服用，高血压病、糖尿病患者应在医师指导下服用，宜饭前服用，服药期间忌油腻食物。

6.血府逐瘀胶囊（片、丸、颗粒、口服液、软胶囊）妊娠妇女禁用，个别患者用药后可出现轻度面部潮红及凝血指标异常等不良反应，服药期间忌辛辣刺激性食物。

## 十二、蛛网膜下腔出血

### （一）用药原则

1.辨证论治　蛛网膜下腔出血多因情绪激动、用力排便、咳嗽等诱发。本病属于中医学的"真头痛""中风"等范畴。中医学认为，青壮年平素性情急躁，五志过极皆可化火，心肝火旺，灼伤肝阴，肝阳偏亢；中老年人肝肾渐亏，水不涵木，肝阳偏亢，复因暴怒，肝阳暴涨，风煽火炽，或因用力，气机升降失常，气血逆乱，上冲于脑，脑脉破裂发病。本病初起多以实邪阻滞为主，表现为风火痰瘀诸邪胶结互现。轻者邪阻脉络，不通则痛，表现为剧烈头痛；重者则邪闭脑窍，神志不清。本病主要为肝经病变，以实证居多，风、火、痰、瘀为其标，肝肾阴虚、气血亏虚为其本，情志内伤为其最常见的诱发因素，风（肝风）、火（心火、肝火）、痰、瘀乃是重要的病理因素，相兼互化，互为因果；病变部位在脑，病变脏腑涉及肝、心、肾，病性以实证为主。中医将蛛网膜下腔出血分为肝阳暴亢、瘀血阻窍证型，肝风上扰、痰蒙清窍证型，瘀血阻络、痰火扰心证型，心神散乱、元气败脱证型4种证型。临床应先确定类型及证候，再确定治法。

2.对症下药　中成药治疗蛛网膜下腔出血，其类型及证候不同用药也不同。肝阳暴亢、瘀血阻窍证型宜采用平肝潜阳、活血止痛药物，肝风上扰、痰蒙清窍证型宜采用平肝息风、化痰开窍药物，瘀血阻络、痰火扰心证型宜采用活血化瘀、清化痰热药物，心神散乱、元气败脱证型宜采用益气固脱、回阳救逆药物。

### （二）用药方案

1.肝阳暴亢、瘀血阻窍证型　具有情绪激动、用力等诱因，主要表现为突发头痛，疼痛剧烈，痛如刀劈，伴有恶心呕吐、烦躁激动、口干口苦、渴喜冷饮；舌暗红，或有瘀斑，舌下脉络迂曲，苔黄，脉弦。宜选用：①天麻钩藤颗粒，每次10 g，每天3次，开水冲服。②安宫牛黄丸（胶囊），每次1丸，每天1次；胶囊，每次2粒，每天3次。③羚羊角颗粒（口服液、胶囊），每次5 g，每天2次，开水冲服；口服液，每次5 mL，每天2次；胶囊，每次2～4粒，每天1次。④清开灵颗粒（胶囊、片、口服液、注射液），每次1～2袋，每天2～3次，开水冲服；胶囊，每次2～4粒，每天3次；片剂，每次1～2片，每天3次；口服液，每次20～30 mL，每天2次；注射液，肌内注射，每次2～4 mL，每天1次；或每次20～40 mL，用5%葡萄糖注射液200 mL稀释，静脉滴注，每天1次。

2.肝风上扰、痰蒙清窍证型　主要表现为突然发病，头痛剧烈，伴有恶心、呕吐、嗜睡或神志昏蒙，项背强直，或肢体抽搐，可伴有头晕谵妄，口苦咽干，痰鸣；舌红，苔腻，脉弦滑。宜选用：①至宝丹，每次1丸（3 g），每天1～2次，口服或鼻饲。②安宫牛黄丸（胶囊），每次1丸，每天1次；胶囊，每次2粒，每天3次。③清开灵颗粒（胶囊、片、口服液、注射液），用法用量见肝阳暴亢、瘀血阻窍证型。

3.瘀血阻络、痰火扰心证型　主要表现为头痛剧烈，恶心呕吐，躁扰不宁或谵妄，呼吸急促，痰鸣口臭，发热，可有偏瘫，偏身麻木，口眼㖞斜，大便干燥，小便短赤；舌红，苔黄腻，脉洪大数。宜选用：①牛黄宁宫片，每次3～6片，每天3次。②安脑丸，每次1～2丸，每天2次。③清开灵颗粒（胶囊、片、口服液、注射液），用法用量见肝阳暴亢、瘀血阻窍证型。

4. 心神散乱、元气败脱证型　主要表现为神昏或昏愦，肢体瘫软，呼吸微弱或不规则呼吸，目合口开，汗出肢冷，二便自遗；脉沉弱或沉微。宜选用：①参脉注射液，每次20～60 mL，用5%葡萄糖注射液200 mL 或0.9%氯化钠注射液100 mL 稀释，静脉滴注，每天1次。②生脉饮（颗粒、胶囊），每次1支，每天3次；颗粒，每次10 g，每天3次，开水冲服；胶囊，每次3粒，每天3次。③参附注射液，静脉滴注，每次20～60 mL，用5%葡萄糖注射液250～500 mL 稀释，每天1次；静脉注射，每次5～20 mL，以5%～10%葡萄糖注射液20 mL 稀释，每天1次。

## （三）用药提示

1. 安宫牛黄丸（胶囊）　肝肾功能不全、造血系统疾病、妊娠及哺乳期妇女禁用。该药含朱砂、雄黄，不宜长期使用。服药期间忌油腻厚味食物。

2. 清开灵胶囊（片、口服液、注射液）　①胶囊、片、口服液：对本品过敏者禁用，过敏体质者慎用；不宜与滋补性中药同时服用；表现为恶寒重、发热轻、无汗、头痛鼻塞、流清涕、喉痒咳嗽等风寒感冒，以及高血压病、心脏病患者不宜服用；平素脾胃虚寒及久病体虚出现腹泻时慎用；服药期间忌烟酒及辛辣、生冷、油腻食物。

②注射液：偶有过敏反应，用药过程中如出现过敏反应，应立即停药并进行脱敏处理；不宜与其他药物（尤其是抗生素类药物）配伍使用；药液出现沉淀或浑浊时不得使用。

3. **至宝丹** 本品含芳香辛燥药较多，故阳盛阴虚所致神昏谵语者及妊娠妇女禁用。

4. **牛黄宁宫丸（片）** 妊娠妇女禁用，虚证及低血压者慎用，服药期间忌酸辣、油腻等食物。

5. **生脉饮口服液（颗粒、胶囊、注射液）** ①口服液（颗粒、胶囊）：感冒患者不宜服用；脾胃虚弱、呕吐泄泻、腹胀便溏、咳嗽痰多者慎用；不宜与藜芦、五灵脂、皂荚或制剂同时服用；服药期间不宜饮茶食萝卜，忌油腻食物；高血压病、糖尿病患者应在医师指导下服用；宜饭前服用。②生脉饮注射液：不宜与其他药物混合使用，高血压病患者不宜大剂量使用，用药期间如出现血压不稳定应立即停药。

6. **参附注射液** 偶见过敏反应，对本品过敏者禁用；妊娠妇女慎用；不宜与其他药物在同一容器内混合使用；避免与辅酶 A、维生素 $K_3$、氨茶碱配伍使用；不宜与半夏、瓜蒌、贝母、白蔹、白及、藜芦等中药同时使用；使用前必须对光检查，如发现药液出现浑浊、沉淀、变色、漏气或瓶身细微破裂，不能使用。

# 第5章

# 泌尿系统疾病中成药的合理应用

## 一、急性肾衰竭

### （一）用药原则

1.**辨证论治**　急性肾衰竭，广义上是指以迅速的肾小球滤过率（GFR）下降和血肌酐（SCr）及尿素氮（BUN）上升为特点的临床综合征；狭义上是指因肾严重缺血或肾毒素引起的肾功能急剧减退，从而出现进行性氮质血症和水电解质及酸碱平衡紊乱等一系列临床表现。急性肾衰竭的症状可概括为非少尿型、少尿型、高分解型3种类型，其中少尿、无尿为急性肾衰竭的突出症状。急性肾衰竭属于中医学的"癃闭""关格""水肿"等范畴。中医学认为，急性肾衰竭病位在肾，涉及肺、脾（胃）、三焦、膀胱，病机主要为肾失气化，水湿浊瘀潴留。初期主要为火热、湿毒、浊瘀之邪壅滞三焦，水道不利，以实热居多；后期以脏腑虚损为主。早期、少尿期多表现为实证，以热证居多，故治疗以通为原则，通腑泻热、通络祛瘀、通淋泄浊等是基本方法。而中期、恢复期则以正伤不复为主，中期多见脾肾两虚，恢复期则为肝肾阴虚或气阴两虚，治疗上多以补益脾肾、益气养阴为主，兼以祛邪。但运用攻伐之药不宜过度，以防伤正；调补脏腑气血应把握时机，以防留邪，攻补适宜，方可收到较好效果。中医将急性肾衰竭分为热毒炽盛、火毒瘀滞、湿热蕴结、气脱津伤、气阴两虚证5种证型。临床应先确定急性肾衰竭的类型及证候，再确定治法。

2.对症下药　中成药治疗急性肾衰竭，应注意类型及证候不同选择药物，做到辨证施治，对证用药。热毒炽盛证型宜采用泻火解毒药物，火毒瘀滞证型宜采用清热解毒、活血化瘀药物，湿热蕴结证型宜采用清热利湿、降逆泄浊药物，气脱津伤证型宜采用益气养阴、回阳固脱药物，气阴两虚证型宜采用益气养阴、扶正固本药物。

### （二）用药方案

1.热毒炽盛证型　主要表现为尿量急剧减少，甚至闭塞不通，发热不退，口干欲饮，头痛身痛，烦躁不安；舌质绛红，苔黄，脉数。宜选用：三黄片，每次5片，每天3次。

2.火毒瘀滞证型　主要表现为尿点滴难出，或尿血、尿闭，高热谵语，吐血、衄血，斑疹紫黑或鲜红；舌质紫绛，苔黄焦或芒刺遍起，脉细数。宜选用：①神犀丹，每次1粒，每天1次。②清开灵颗粒（胶囊、片、口服液、注射液），每次1～2袋，每天2～3次，开水冲服；胶囊，每次2～4粒，每天3次，儿童酌减或遵医嘱；片剂，每次1～2片，每天3次；口服液，每次20～30 mL，每天2次，儿童酌减；注射液，肌内注射，每次2～4 mL，每天1次；重症，每次20～40 mL，加入10%葡萄糖注射液200 mL 或

0.9%氯化钠注射液100 mL中静脉滴注，每天1次。

3.湿热蕴结证型　主要表现为尿少尿闭，恶心呕吐，口中尿臭，发热，口干而不欲饮，头痛烦躁，严重者可昏迷抽搐；舌苔黄腻，脉滑数。宜选用：尿毒清颗粒，每天4次，于6：00、12：00、18：00各服5 g（1袋），22：00服10 g（2袋），温开水冲服，每天最大剂量不超过40 g（8袋）；也可另订服药时间，但两次服药间隔不得超过8 h。

4.气脱津伤证型　多见于吐泻失水或失血之后。主要表现为尿少或无尿，汗出黏冷，气微欲绝，或喘咳息促，唇黑甲青；脉沉伏或细数。宜选用：①参麦注射液，肌内注射，每次2~4 mL，每天1次；静脉滴注，每次10~60 mL，用5%葡萄糖注射液250~500 mL稀释或遵医嘱。②参附注射液，静脉滴注，每次20~100 mL，每天1次，用5%~10%葡萄糖注射液250~500 mL稀释；静脉注射，每次5~20 mL，用5%~10%葡萄糖注射液20 mL稀释，每天1次。

5.气阴两虚证型　主要表现为全身疲乏，腰酸，咽干思饮，尿多清长；舌红少津，脉细。宜选用：麦味地黄丸（口服液），大蜜丸，每次1丸，每天2次；浓缩丸，每次8丸，每天3次；口服液，每次10 mL，每天2次。

**（三）用药提示**

1.三黄片　对本品过敏者禁用，过敏体质者慎用；心脏病、肝肾疾病、糖尿病等慢性病患者，以及小儿、妊娠妇女、年老体弱和脾胃虚寒者，必须在医师指导下使用；服药期间忌烟酒及辛辣、油腻食物。

2.清开灵颗粒（胶囊、片、口服液、注射液）　对本品过敏者禁用，过敏体质者慎用；高血压病、心脏病及平素脾胃虚寒和久病体虚者慎用；不宜与滋补性中药同时服用；恶寒重、发热轻、无汗、头痛、鼻塞、流清涕、喉痒咳嗽等风寒感冒者不宜使用；服药期间忌烟酒及辛辣、生冷、油腻食物。注射剂偶有不良反应，用药过程中如出现过敏反应，应立即停药并做抗过敏反应处理；不能与其他药物尤其是抗生素类药物配伍使用；出现沉淀或浑浊不得使用。

3.尿毒清颗粒　可与对肾功能无损害的抗生素、降压、利尿、抗酸降尿酸药并用，糖尿病肾病所致肾衰竭不宜使用。服药后大便呈半糊状为正常现象，如呈水样需减量。按照肾功能衰竭程度，采用相应的饮食，忌豆类食品，并在医师指导下定时定量服用。

4.参麦注射液　应严格按照适应证范围使用，使用时务必加强监护。偶有谷丙转氨酶升高及口干、口渴、舌燥等不良反应，对本类药物有过敏史或过敏体质者避免使用。阴盛阳衰者不宜用，不宜在同一容器中与其他药物混合使用，药液如出现浑浊、沉淀、变色、漏气等不能使用。

5.参附注射液　偶见过敏反应，对本品过敏或有严重过敏史者禁用；妊娠妇女慎用；避免与辅酶 A、维生素 $K_3$、氨茶碱混合使用；不宜与其他药物在同一容器内混合使用；不宜与半夏、瓜蒌、贝母、白蔹、白及、藜芦等中药同时使用；药液如出现浑浊、沉淀、变色、漏气不能使用。本品含有皂苷，摇动时产生泡沫是正常现象，不影响疗效。

6.麦味地黄丸（口服液）　感冒患者不宜服用，小儿及妊娠妇女应在医师指导下服用，服药期间忌油腻食物。

## 二、IgA肾病

### （一）用药原则

1.辨证论治　IgA肾病于1968年首先由 Berger 提出，故又称 Berger 病。IgA 肾病是一组以 IgA 或 IgA 为主的免疫复合物在肾小球系膜区沉积为特征，临床和肾病理表现多样，且不伴系统性损害的原发性肾小球疾病。本病以血尿为主要临床表现，或伴有蛋白尿，甚至大量蛋白尿，呈肾病综合征表现，少数患者可出现急进性肾炎综合征。IgA 肾病是最常见的肾小球疾病和导致终末期肾病最主要的原因。本病属于中医学的"虚劳""尿血""腰痛""肾风""水肿"等范畴。中医学认为，肾气阴两虚是 IgA 肾病的基础或中心证候，风热上扰及下焦湿热是 IgA 肾病的初始或短期出现的急性伴发证候，脉络瘀阻及风湿内扰则是 IgA 肾病气阴两虚证候最常见、最重要并在某一阶段长期并存的证候。因此，IgA 肾病总的病机及演变特点是虚中夹实。中医将 IgA 肾病分为风热上扰（包括风热上扰、肺肾风热）、下焦湿热（包括膀胱湿热、肠道湿热）、气阴两虚、脉络瘀阻、风湿内扰5种证型。治疗上应先确定 IgA 肾病的类型及证候，再确定治法。

2.对症下药　中成药治疗 IgA 肾病，应根据类型及证候不同选择药物，做到辨证施治，对症用药。风热上扰

（风热上扰、肺肾风热）证型宜采用疏风散热药物，下焦湿热（膀胱湿热、肠道湿热）证型宜采用清热化湿、和血宁络药物，气阴两虚证型宜采用益气养阴、固肾涩精药物，脉络瘀阻证型宜采用养血活血、祛瘀消癥药物，风湿内扰证型宜采用养血活血、祛风胜湿药物。

### （二）用药方案

1. 风热上扰（风热上扰、肺肾风热）证型　主要表现为咽痛，咽红肿（或扁桃体大），血尿或伴蛋白尿，发热，微恶风，口干，咳嗽；舌红，苔薄黄，脉浮数或滑数。宜选用：①板蓝根颗粒（片、口服液），每次0.5~1袋，每天3~4次，开水冲服；片剂，每次2~4片，每天3次，或遵医嘱；口服液，每次10 mL，每天4次。②芙朴感冒颗粒，每次10~20 g，每天2次，开水冲服。

2. 下焦湿热（膀胱湿热、肠道湿热）证型　主要表现为腹痛，泻痢或腰痛，尿频涩痛，血尿，伴或不伴蛋白尿，发热；舌红，苔薄黄腻，脉濡滑数。宜选用：①金钱草颗粒，每次1袋，每天3次，开水冲服。②盐酸小檗碱片，每次0.3 g，每天3次。

3. 气阴两虚证型　主要表现为泡沫尿（尿蛋白伴或不伴镜下红细胞、尿蛋白定量每24小时<1.0 g），腰酸乏力，口干，目涩，手足心热，眼睑或足跗水肿，夜尿多；舌红体胖，舌边有齿痕，苔薄，脉细或微数。宜选用：①六味地黄丸（颗粒、胶囊、片、口服液），大蜜丸，每次1丸，每天2次；浓缩丸，每次8丸，每天3次；颗粒，每

次1袋，每天2次，开水冲服；胶囊，每次2粒，每天2次；片剂，每次8片，每天2次；口服液，每次10 mL，每天2次。②金匮肾气丸（片），每次1丸，每天2次；片剂，每次4片，每天2次。

4.脉络瘀阻证型  主要表现为血尿（包括镜下红细胞），腰部刺痛，或久病（反复迁延不愈病程1年以上）；肾病理见毛细血管襻闭塞、塌陷、僵硬，毛细血管有微血栓样物质形成，系膜基质增生，局灶节段或球性硬化，肾小球球囊粘连，肾小球基底膜增厚。面色黧黑，肌肤甲错，皮肤赤丝红缕，蟹爪纹络；舌有瘀点、瘀斑，或舌下脉络瘀滞，脉涩。宜选用：①三七总苷胶囊（片，注射液），每次1粒，每天3次；片剂，每次0.5～1片，每天3次；注射液，肌内注射，每次2～5 mL，或溶于0.9%氯化钠注射液20～40 mL 静脉注射，或溶于10%葡萄糖注射液250～500 mL 静脉滴注，每天1～2次。②保肾康片，每次2～4片，每天3次。

5.风湿内扰证型  主要表现为泡沫尿（尿蛋白伴或不伴镜下红细胞），尿蛋白定量每天≥1.0 g，乏力、头晕加重，水肿逐渐加重。实验室、辅助检查及肾病理检查：血压、血肌酐、尿蛋白等从稳定出现波动、升高，病理出现系膜细胞增生、间质炎细胞浸润或节段性毛细血管襻纤维素样坏死、细胞性新月体形成及（或）足突广泛融合。舌淡红，苔薄腻，脉弦或弦细或沉。宜选用：雷公藤总苷片，按照体质量1.0～1.5 mg/kg，分3次饭后服用，或遵医嘱。

## （三）用药提示

1. **板蓝根颗粒（片、口服液）** 可出现头晕、腹泻、腹胀、食欲缺乏、胃痛、呕吐等不良反应，一般停药后2～3天可消失；不宜与滋补性中药同时服用；风寒感冒者不宜用；高血压病、心脏病、肝病、糖尿病、肾病等慢性病严重者，以及正在接受其他治疗的患者，应在医师指导下服用；糖尿病患者不宜服用含糖颗粒剂和口服液；服药期间忌烟酒及辛辣、生冷、油腻食物。

2. **芙朴感冒颗粒** 对本品过敏者及妊娠妇女禁用；过敏体质者慎用；不宜与滋补性中药同时服用；风寒感冒者不宜服用；服药3天症状无缓解，应去医院就诊；服药期间忌烟酒及辛辣、生冷、油腻食物。

3. **盐酸小檗碱片** 对本品过敏和溶血性贫血患者及对葡萄糖-6-磷酸脱氢酶缺乏者禁用，过敏体质者及妊娠3个月内妇女慎用。

4. **六味地黄丸（颗粒、胶囊、片、口服液）** 妊娠妇女、小儿应在医师指导下服用；服药期间出现食欲缺乏、胃脘不适、大便稀、腹痛等症状，应去医院就诊；不宜与感冒药同时服用；服药期间忌辛辣、油腻食物。

5. **金匮肾气丸（片）** 妊娠妇女禁用，服药期间忌生冷食物及房欲与气恼。

6. **三七总苷注射液** 偶有皮疹等皮肤过敏反应；本品遇冷析出结晶，可采用50～80℃水溶化后，放置至室温时使用。

7. **保肾康片** 本品含有阿魏酸哌嗪，故对阿魏酸哌嗪类药物过敏者禁用；不能与阿苯达唑类和双羟萘酸噻嘧啶类药物合用；长期服用可有头晕、胃部不适等不良反应，停药后会自行消失。

8.雷公藤总苷片 有胃肠道、皮肤过敏反应等不良反应，停药后可恢复。长期服药可引起月经紊乱、精子活力降低和数目减少，以及白细胞和血小板减少；妊娠妇女禁用；有严重心血管病及老年患者慎用；避免与碱性药物同时服用。

## 三、狼疮性肾炎

### （一）用药原则

1.辨证论治 狼疮性肾炎（LN）是指系统性红斑狼疮（SLE）合并双肾不同病理类型的免疫性损害，同时伴有明显肾损害临床表现的疾病。其发病与免疫复合物形成、免疫细胞和细胞因子等免疫异常有关。除 SLE 全身表现外，临床主要表现为血尿、蛋白尿、肾功能不全等。本病属于中医学的"阴阳毒""温毒发斑""水肿""腰痛"等范畴。中医学认为，LN 形成的内因多与先天不足、素体虚弱、肝肾亏损、气阴两虚、络脉瘀阻有关；外因多与感受邪毒，以及过度劳累、七情内伤、房事不节等有关。阴虚、热毒、瘀血是本病的关键病机。本病早期邪毒炽盛，治疗以清热解毒、祛邪安正为则；后期阳气衰微或阴阳两虚，则以益气固本、扶正补虚为主。中医将 LN 分为热毒炽盛、湿热壅盛、肝肾阴虚、脾肾气（阳）虚和气阴两虚5种证型。治疗上应先确定 LN 的类型及证候，再确定治法。

2.对症下药　中成药治疗LN，应根据其类型及证候不同选择不同药物，做到辨证施治，对症用药。热毒炽盛证型宜采用清热凉血、解毒消斑药物，湿热壅盛证型宜采用清热利湿、凉血解毒药物，肝肾阴虚证型宜采用滋阴清热、补益肝肾药物，脾肾气（阳）虚证型宜采用益气健脾、温肾助阳药物，气阴两虚证型宜采用益气养阴、滋补阴虚药物。

### （二）用药方案

1.热毒炽盛证型　主要表现为壮热口渴，烦躁，关节疼痛，肌肤发斑、颜色紫红，衄血，全身乏力，小便短赤，大便干结，神昏谵语；舌质红润而绛或紫暗，苔黄腻或黄干，脉弦数。宜选用：①黄葵胶囊，每次4～5粒，每天3次，8周为1个疗程。②昆明山海棠片，每次2～4片，每天3次。

2.湿热壅盛证型　主要表现为水肿，倦怠乏力，口干口苦，口中黏腻，食欲缺乏，小便短赤或量少，大便干结或不爽，神昏谵语；舌质红绛，苔黄腻或黄干，脉弦数。宜选用：①黄葵胶囊，每次4～5粒，每天3次，8周为1个疗程。②昆明山海棠片，每次2～4片，每天3次。

3.肝肾阴虚证型　主要表现为水肿，两目干涩，五心烦热，咽干口燥，发脱齿摇，腰膝酸软或疼痛，或长期低热，颧红盗汗，头晕耳鸣，溲赤便结；舌嫩红苔少或光剥，脉细数。宜选用：①六味地黄丸（颗粒、胶囊、片、口服液），大蜜丸，每次1丸，每天2次；浓缩丸，每次8

丸，每天3次；颗粒，每次1袋，每天2次，开水冲服；胶囊，每次2粒，每天2次；片剂，每次8片，每天2次；口服液，每次10 mL，每天2次。②知柏地黄丸（颗粒、胶囊、口服液），大蜜丸，每次1丸，每天2次；浓缩丸，每次8丸，每天3次；颗粒，每次8 g，每天2次，开水冲服；口服液，每次10 mL，每天3次。

4.脾肾气（阳）虚证型　主要表现为眼睑或全身水肿，腰以下肿甚，甚则畏寒肢冷，腰膝酸软，倦怠懒言，食欲缺乏，腹胀便溏，小便短少不利；舌质淡或淡胖有齿痕，苔白腻，脉沉迟细。宜选用：①百令胶囊，每次5～15粒，每天3次。②金水宝胶囊，每次4～5粒，每天3次。③黄芪注射液，肌内注射，每次2～4 mL，每天1～2次；或每次10～20 mL，用5%或10%葡萄糖注射液250 mL稀释静脉滴注，每天1～2次。

5.气阴两虚证型　主要表现为倦怠乏力，少气懒言，恶风易感冒，低热盗汗，五心烦热，口燥咽干而饮水不多，手足心热，大便先干后稀；舌红少津，脉细或结代。宜选用：①百令胶囊，每次5～15粒，每天3次。②金水宝胶囊，每次4～5粒，每天3次。③生脉注射液，肌内注射，每次2～4 mL，每天1～2次；或每次20～60 mL，用5%葡萄糖注射液250～500 mL稀释静脉滴注，每天1次。

## （三）用药提示

1.黄葵胶囊　个别患者可出现上腹部胀满、不适等不良反应，妊娠妇女禁用，宜饭后服。

2.昆明山海棠片　对性腺有抑制作用，可导致女性月经减少或闭经，男子精子减少或消失，且用药时间越久，对性腺的抑制越明显，但停药后多数患者可恢复。对骨髓有抑制作用，可引起白细胞和血小板减少。部分患者服药后可出现恶心、胃部不适、食欲缺乏、腹胀、胃痛、腹泻、便秘、口腔溃疡、皮疹、心悸等不良反应，出现上述不良反应须中止治疗，并采取相应处置措施。妊娠妇女、哺乳期妇女或患有肝疾病等严重全身病症者，以及骨髓造血障碍病者和胃及十二指肠溃疡活动期、严重心律失常者禁用。处于生长发育期的婴幼儿、青少年及生育年龄有孕育要求者不宜使用；心、肝、肾功能不全或严重贫血，白细胞、血小板低下者慎用。用药期间应定期检查血常规、尿常规、肝肾功能及心电图。连续用药一般不宜超过3个月，如需继续用药，应由医师根据患者病情及治疗需要决定。本品含有雷公藤，雷公藤制剂可有以下不良反应：①恶心、呕吐、腹痛、腹泻等胃肠道反应。②心、肝、肾损害，心脏室性期前收缩，窦性心动过速，传导阻滞，心电图 ST-T 改变和肝、肾功能异常，甚至肾衰竭。③皮疹、皮肤色素沉着等。④影响妊娠和致胎儿畸形。

3.六味地黄丸（颗粒、胶囊、片、口服液）　不宜和感冒药同时服用；服药期间忌辛辣油腻食物；服用后出现食欲缺乏、胃脘不适、大便稀、腹痛等症状时，应立即到医院就诊。

4.知柏地黄丸（颗粒、胶囊、口服液）　不宜和感冒类药同时服用，表现为怕冷、手足凉、喜热饮等虚寒证患者不宜用，妊娠妇女慎用，服药期间忌油腻食物，宜空腹或饭前用开水或淡盐水送服。

5.黄芪注射液　偶见过敏反应等不良反应；对本类药物有过敏史者禁用；不宜与其他药物在同一容器中混用；使用前须对光检查，发现药液出现浑浊、沉淀、变色、漏气等，不能使用。

6.生脉注射液　高血压病患者不宜大剂量使用，用药时如出现血压不稳应密切观察，不宜与其他药物在同一容器中混用。

# 四、慢性肾小球肾炎

## （一）用药原则

1.辨证论治　慢性肾小球肾炎是由多种原因引起、多种病理类型组成的原发于肾小球的一组疾病。其特点是病程长，进展缓慢，尿常规检查常有不同程度的蛋白尿和血尿，大多数患者出现不同程度的高血压和肾功能损害，后期出现贫血、视网膜病变、固缩肾和尿毒症。本病属于中医学的"风水""肾风""水肿"范畴，亦可归属于"虚劳""腰痛"等范畴。中医学认为，慢性肾炎的病机为本虚标实、虚实相兼；肺、脾、肾虚为本，风寒湿热浊毒侵袭、瘀血交阻为标。脏腑虚损与外邪侵袭为本病的关键，故慢性肾小球肾炎的治疗以治本和治标相兼为原则。脏腑虚损以脾肾两脏气虚为主，以培补脾肾、温阳化气为基本治疗法则。中医将慢性肾小球肾炎分为本证和标证，本证分为脾肾气虚、肺肾气虚、脾肾阳虚、肝肾阴虚、气阴两虚等证型；标证分为水湿、湿热、血瘀、湿浊等证型。临床治疗上应先确定慢性肾小球肾炎的类型及证候，再确定治法。

2.对症下药　中成药治疗慢性肾小球肾炎，应根据类型及证候不同选择药物，做到辨证施治，对症用药。脾肾气虚和肺肾气虚证型宜采用补脾益肾药物，脾肾阳虚证型宜采用温补脾肾、行气利水药物，肝肾阴虚证型宜采用滋补肝肾、滋阴清热药物，气阴两虚证型宜采用益气养阴、调补肾气药物，水湿证型宜采用健脾益气、行气化湿药物，湿热证型宜采用清利三焦湿热药物，血瘀证型宜采用活血化瘀药物，湿浊证型宜采用温阳泄浊药物。

## （二）用药方案

1.本证

（1）脾肾气虚证型：主要表现为腰脊酸痛，疲倦乏力，水肿，食欲缺乏或脘腹胀满，大便溏薄，尿频或夜尿多；舌质淡红，有齿痕，苔薄白，脉细。宜选用：①无比山药丸，每次9 g，每天2次。②参苓白术丸（散），每次6 g，每天3次；散剂，每次6～9 g，每天2～3次。③人参归脾丸，每次1丸，每天2次。④黄芪注射液，肌内注射，每次2～4 mL，每天1～2次；或每次10～20 mL，用5%葡萄糖注射液250～500 mL稀释静脉滴注，每天1次。

（2）肺肾气虚证型：主要表现为颜面水肿或肢体肿胀，疲倦乏力，少气懒言，腰脊酸痛，面色萎黄；舌淡，苔白润，有齿痕，脉细弱。宜选用：①通宣理肺丸（颗粒、胶囊、片、口服液），大蜜丸，每次2丸，每天2～3次；水丸，每次7 g，每天2～3次；颗粒，每次1袋，每天2次，开水冲服；胶囊，每次2粒，每天2～3次；片剂，每次4片，每天2～3次；口服液，每次2支，每天2～3次。②至灵胶囊，每次2～3粒，每天2～3次。③五苓散（胶囊、片），每次6～9g，每天2次，开水冲服；胶囊，每次3粒，每天2次；片剂，每次4～5片，每天3次。

（3）脾肾阳虚证型：主要表现为全身水肿，面色苍白，畏寒肢冷，腰脊冷痛或酸痛，食欲缺乏，便溏泄泻或五更泻，腰酸腿软，精神倦怠，足跟作痛；舌质淡胖，边有齿痕，脉沉细或沉迟无力。宜选用：①济生肾气丸（片），大蜜丸，每次1丸，每天2～3次；小蜜丸，每次9g，每天2～3次；水蜜丸，每次6g，每天2～3次；片剂，每次6片，每天3次。②肾炎舒颗粒（胶囊、片），每次5g，每天3次，开水冲服；胶囊，每次4粒，每天3次；片剂，每次6片，每天3次，小儿酌减。③黄芪注射液，肌内注射，每次2～4mL，每天1～2次；或每次10～20mL，用5%葡萄糖注射液250～500mL稀释静脉滴注，每天1次。

（4）肝肾阴虚证型：主要表现为目睛干涩或视物模糊，头晕耳鸣，五心烦热或手足心热，口干咽燥，腰脊酸痛，遗精、滑精，月经失调；舌红少苔，脉弦细或细数。宜选用：①六味地黄丸（颗粒、胶囊、片、口服液），大蜜丸，每次1丸，每天2次；浓缩丸，每次8丸，每天3次；颗粒，每次1袋，每天2次，开水冲服；胶囊，每次2粒，每天2次；片剂，每次8片，每天2次；口服液，每次10mL，每天2次。②肾肝宁胶囊，每次3～5粒，每天3次。

（5）气阴两虚证型：主要表现为面色无华，少气乏力，午后低热，手足心热，腰痛或水肿，口干咽燥或咽部暗红，咽痛；舌质红或偏红，少苔，脉细或弱。宜选用：

生脉注射液，肌内注射，每次2～4 mL，每天1～2次；或每次20～60 mL，用5%葡萄糖注射液250～500 mL 稀释静脉滴注，每天1次。

2.标证

（1）水湿证型：主要表现为颜面或肢体水肿，口淡乏味，胸痞腹胀，小便不利；舌苔白或白腻，脉细或沉细。宜选用：①参苓白术丸，每次6 g，每天3次。②胃苓丸，每次6 g，每天1～2次。

（2）湿热证型：主要表现为皮肤疖肿、疮疡，咽喉肿痛，小便黄赤、灼热或涩痛不利，面目或肢体水肿，口苦或口干口黏，胸闷纳呆，口干喜热饮；舌苔黄腻，脉濡数或滑数。宜选用：①肾炎四味片，每次8片，每天3次。②肾炎康复片，每次5片，每天3次。

（3）血瘀证型：主要表现为面色黧黑或晦暗，腰痛固定或呈刺痛，肌肤甲错或肢体麻木；舌色紫暗或有瘀点瘀斑，脉细涩。宜选用：①肾炎四味片，每次8片，每天3次。②保肾康片，每次2～4片，每天3次。③丹参注射液，肌内注射，每次2～4 mL，每天1～2次；或每次4 mL，用50%葡萄糖注射液20 mL 稀释静脉注射，每天1～2次；或每次10～20 mL，用5%葡萄糖注射液250～500 mL 稀释静脉滴注，每天1次。

（4）湿浊证型：主要表现为食欲缺乏，恶心呕吐，口中黏腻，脘腹胀满，身重困倦，精神萎靡；舌苔腻，脉缓。宜选用：尿毒清颗粒，每天6时、12时、18时各服5 g（1包），22时服10 g（2包），每天最大剂量40 g（8包），温开水冲服；也可另选服药时间，但两次服药间隔不得超过8小时。

## （三）用药提示

1.无比山药丸 对本品过敏者禁用，过敏体质者及妊娠妇女慎用；外感或实热内盛者不宜服用；宜饭前服用；服药期间忌油腻食物。

2.参苓白术丸（散） 泄泻兼有大便不畅、肛门下坠感者禁用，不宜与感冒类药及藜芦、五灵脂、皂荚或其制剂同时服用，服药期间不宜饮茶和进食萝卜，宜饭前或进食时服用。

3.人参归脾丸 身体健壮者禁用，不宜与感冒类药及藜芦、五灵脂、皂荚或其制剂同时服用，宜饭前或进食时服用。

4.黄芪注射液 偶见过敏反应等不良反应，对本类药物过敏者禁用；不宜与其他药物在同一容器中混用；使用前必须对光检查，发现药液浑浊、沉淀、变色、漏气等时不能使用。

5.通宣理肺丸（颗粒、胶囊、片、口服液） 对本品过敏者及妊娠妇女禁用，过敏体质者慎用；表现为发热，微恶风，有汗，口渴，鼻流浊涕，咽喉肿痛，咳黄痰等风热感冒者不宜使用；不宜与滋补性中药同时服用；服药期间忌烟酒及辛辣、生冷、油腻食物。

6.济生肾气丸（片） 肾阴不足、虚火上炎所致的咽干口燥者禁用，表证未解者禁用，妊娠妇女禁用。

7.六味地黄丸（颗粒、胶囊、片、口服液） 不宜与感冒药同时服用，服药期间忌辛辣油腻食物，服药期间出现食欲缺乏、胃脘不适、大便稀、腹痛等症状时，应去医院就诊。

8.生脉注射液　高血压病患者不宜大剂量使用，用药期间应注意观察患者血压变化，不宜与其他药物在同一容器中混用。

9.肾炎四味片　服用期间禁服激素、环磷酰胺、氮芥等药物。

10.肾炎康复片　服药期间忌辛辣、肥甘等食物，以及房事。

11.保肾康片　不能与阿苯达唑类和双羟萘酸噻嘧啶类药物合用，对阿魏酸哌嗪类药物过敏者禁用。

12.丹参注射液　偶有过敏反应等不良反应；本品不宜与其他药物在同一容器中混用；使用前必须对光检查，发现药液浑浊、沉淀、变色、漏气等时不能使用。

13.尿毒清颗粒　可与对肾功能无损害的抗生素，以及降压、利尿、降尿酸等化学药物并用；本品含糖，糖尿病肾病所致肾功能衰竭患者不宜使用；按照肾功能衰竭程度，采用相应的饮食，忌豆类食品；应在医师指导下按时按量服用；服药后大便呈半糊状为正常现象，如呈水样需减量。

# 五、尿酸性肾病

## （一）用药原则

1.辨证论治　尿酸性肾病又称痛风肾，是指血尿酸产生过多、排泄减少而形成高尿酸血症所致的肾损害。临床

分为慢性尿酸性肾病、急性尿酸性肾病、尿酸性肾结石3
种类型。本病初期，以关节疼痛为主症者，属于中医学的
"痛痹""历节"等范畴；以泌尿系结石为主要表现者，
属于"血淋""石淋""腰痛"等范畴；后期导致明显肾
病变者，属于"水肿""虚劳""浊毒""关格"等范畴。
中医学认为，尿酸性肾病病机多为先天禀赋不足、脾肾气
虚或平素嗜食肥甘厚味，损伤脾胃，日久脾肾两虚，脾失
运化，肾失主水，清浊失司，湿浊内生，久病入络，浊瘀
互结所致。本病病位在肾，与脾密切相关，病性属于本虚
标实，以脾肾亏虚为本，湿、浊、瘀为标，治疗以扶正祛
邪为原则。本病初期以清热化痰、利湿泄浊、活血化瘀为
主，兼顾扶正；后期以健脾益肾固本为主，兼顾泄浊。中
医将尿酸性肾病分为急性与慢性两种，急性尿酸性肾病分
为痰热阻络、湿热夹瘀、脾肾两虚与湿浊内蕴3种证型；
慢性尿酸性肾病分为痰热阻络、湿热内蕴、瘀血阻络、
肝肾阴虚4种证型。临床应先确定尿酸性肾病的类型及证
候，再确定治法。

　　2.对症下药　中成药治疗尿酸性肾病，应根据类型及
证候不同选择药物，做到辨证施治，对症用药。急性尿酸
性肾病的痰热阻络证型宜采用清热化痰、通络止痛药物，
湿热夹瘀证型宜采用清热利湿、活血化瘀药物，脾肾两虚
与湿浊内蕴证型宜采用健脾益肾、利湿通痹药物，慢性尿
酸性肾病的痰热阻络证型宜采用温化痰饮、泄浊通络药
物，湿热内蕴证型宜采用利湿清热、活血化瘀药物，瘀血
阻络证型宜采用益气健脾、活血化瘀药物，肝肾阴虚证型
宜采用滋养肝肾、升清泻浊药物。

## （二）用药方案

### 1.急性尿酸性肾病

（1）痰热阻络证型：主要表现为关节灼热肿痛，病处喜凉，但受凉后疼痛加重，口干口苦，烦躁易怒，大便秘结，小便黄赤；舌质红，苔黄腻，脉滑数。宜选用：肾炎四味片，每次8片，每天3次。

（2）湿热夹瘀证型：主要表现为腰痛如折，全身关节肌肉痛如锥刺，关节痛风石形成，局部红肿疼痛，小便滴沥，小腹拘急，尿黄赤，大便秘结；舌质暗红或有瘀斑，苔黄或腻，脉涩或细数。宜选用：①黄葵胶囊，每次5粒，每天3次，8周为1个疗程。②复方丹参注射液，肌内注射，每次2 mL，每天1～2次；或每次10～20 mL，用5%或10%葡萄糖注射液250～500 mL 稀释静脉滴注，每天1次，7～14天为1个疗程。

（3）脾肾两虚与湿浊内蕴证型：主要表现为面色无华，腰膝酸软，食欲缺乏，体倦乏力，夜尿频多，恶心呕吐，下肢水肿；舌淡红苔腻，脉沉细。宜选用：①肾衰康胶囊，每次5粒，每天3次，30天为1个疗程。②金匮肾气丸（片），每次1丸，每天2次；片剂，每次4片，每天2次。③金水宝胶囊，每次3粒，每天3次。

### 2.慢性尿酸性肾病

（1）痰热阻络证型：主要表现为关节屈伸不利，肿痛不红，口中黏腻，咳白黏痰，纳呆恶心，胸脘痞闷，口干不欲饮，尿少，水肿；舌质淡，苔白腻，脉滑或细弦。宜选用：陈夏六君丸，每次6 g，每天3次。

（2）湿热内蕴证型：主要表现为四肢沉重，关节灼热肿痛，颜面或下肢水肿，皮肤疖肿疮疡，咽喉肿痛，关节痛风石形成，局部红肿疼痛，小便黄赤灼热或涩痛不利，大便黏滞不爽或秘结；舌苔黄腻，脉濡数或滑数。宜选用：①黄葵胶囊，每次5粒，每天3次，8周为1个疗程。②复方丹参注射液，肌内注射，每次2 mL，每天1~2次；或每次10~20 mL，用5%或10%葡萄糖注射液250~500 mL稀释静脉滴注，每天1次，7~14天为1个疗程。

（3）瘀血阻络证型：主要表现为腰及全身关节刺痛，病久关节变形，面色黧黑或晦暗，肌肤甲错或身有瘀斑，肢麻屈伸不利；舌质紫暗或有瘀点、瘀斑，脉涩或细。宜选用：复方丹参注射液（滴丸），肌内注射，每次2 mL，每天1~2次；或每次10~20 mL，用5%或10%葡萄糖注射液250~500 mL稀释静脉滴注，每天1次，7~14天为1个疗程；滴丸，每次10丸，每天3次，口服或舌下含服，4周为1个疗程。

（4）肝肾阴虚证型：主要表现为腰膝或其他关节酸痛，头晕耳鸣，神疲乏力，双目干涩（昏花），口干欲饮，手足心热，大便干结；舌红少苔，脉细弦或细数。宜选用：杞菊地黄丸（胶囊、片、口服液），大蜜丸，每次1丸，每天2次；浓缩丸，每次8丸，每天3次；胶囊，每次5~6粒，每天3次；片剂，每次3~4片，每天3次；口服液，每次10 mL，每天2次。

## （三）用药提示

1.肾炎四味片　服药期间禁服激素类、环磷酰胺、氮芥等药物。

2.黄葵胶囊　个别患者用药后可出现上腹部胀满、不适等不良反应，妊娠妇女禁用，宜饭后服。

3.复方丹参注射液　偶见过敏反应。不宜与抗癌药、止血药、抗酸药、阿托品、细胞色素 C、维生素 $B_1$、维生素 $B_6$、麻黄碱、络贝林、士的宁、雄激素等药物和联合使用，不宜与中药藜芦同时使用，不宜与其他药物在同一容器中混合使用。药液出现浑浊、沉淀、变色、漏气等时不能使用。

4.金匮肾气丸（片）　妊娠妇女禁用。服药期间忌生冷食物，忌房欲、气恼。

5.陈夏六君丸　对本品过敏者及妊娠妇女禁用，过敏体质者慎用；萎缩性胃炎、口干舌燥、大便干结者不宜服用；小儿应在医师或药师指导下使用。服药3天症状无改善或出现其他症状，应立即停用并到医院诊治；服药期间忌辛辣、生冷、油腻及不易消化的食物。

6.杞菊地黄丸（胶囊、片、口服液）　脾胃虚寒、大便稀溏者慎用。

# 六、过敏性紫癜性肾炎

## （一）用药原则

1.辨证论治　过敏性紫癜性肾炎是指过敏性紫癜引起的肾损害，其病因可为细菌、病毒及寄生虫等感染引起的变态反应，或为某些药物、食物过敏，或为植物花粉、虫咬、寒冷刺激等引起。本病属中医学的"血证""水肿""虚劳""腰痛"等范畴。临床主要表现为血尿、蛋白尿、皮疹紫斑、关节肿痛、水肿等。中医学认为，过敏性紫癜性肾炎病机主要与热、瘀、虚有关，邪实正虚是过敏性紫癜性肾炎的病机特点。邪实多为血热、瘀血，正虚多为气阴两虚、脾肾两虚、肝肾阴虚。其病位在肾，与肝、脾密切相关。中医将过敏性紫癜性肾炎分为血热妄行、湿瘀互结、气阴两虚、脾肾两虚、肝肾阴虚5种证型。本病早期属血热之证，应以清热解毒、凉血止血为主；紫癜反复不退或尿血持续属血瘀之证，应以活血化瘀为主；病程长久，脏腑受损，虚实错杂互见，应以扶正与祛邪兼顾为宜。

2.对症下药　中成药治疗过敏性紫癜性肾炎，应根据其类型及证候不同选择药物。血热妄行证型宜采用清热解毒、凉血止血药物，湿瘀互结证型宜采用清热除湿、化瘀止血药物，气阴两虚证型宜采用益气养阴药物，脾肾两虚证型宜采用健脾补肾药物，肝肾阴虚证型宜采用滋补肝肾药物。

### （二）用药方案

1.血热妄行证型　主要表现为起病突然或发病前嗜食辛燥之品，皮肤紫癜颜色鲜红，散见于四肢、背臀部，可有痒痛，肉眼或镜下可见血尿，发热，咽痛，关节痛，腰痛，黑便；舌边红，苔薄黄，脉数。宜选用：安宫牛黄丸（胶囊），大蜜丸，成人每次1丸，每天1次；小儿3岁以内每次1/4丸，4～6岁每次1/2丸，每天1次；胶囊，每次2粒，每天3次，小儿酌减。

2. **湿瘀互结证型**　主要表现为病情反复，紫癜时隐时现，以镜下血尿为主，蛋白尿，常伴关节肿痛，颜面或下肢水肿；舌质暗红或有瘀点、瘀斑，苔腻，脉滑。宜选用：①黄葵胶囊，每次5粒，每天3次，8周为1个疗程。②肾炎四味片，每次8片，每天3次。

3. **气阴两虚证型**　主要表现为腰膝乏力，易感冒，口干咽燥，手足心热，紫癜消退，或反复发作；舌红，苔薄黄，脉细数或沉细。宜选用：①云南白药散（胶囊），成人每次0.25～0.5 g，每天4次（小儿2～5岁、6～12岁分别按成人1/4和1/2剂量服用）；胶囊，2～5岁每次0.03 g，5岁以上每次0.06 g，最大不超过0.5 g，每天3次，2周为1个疗程。②肾炎康复片，每次5～8片，每天3次。

4. **脾肾两虚证型**　主要表现为神疲乏力，腰膝酸软，或有水肿，皮肤紫癜消退，纳差便溏；舌体胖，边有齿痕，脉沉细。宜选用：百令胶囊，每次5～15粒，每天3次。

5. **肝肾阴虚证型**　主要表现为腰膝酸软，咽干口燥，手足心热，头晕耳鸣，体倦乏力，心悸气短；舌红少苔或无苔，脉细数或沉数。宜选用：①左归丸，水蜜丸，每次9 g，每天2次；大蜜丸，每次1丸，每天2次。②知柏地黄丸（颗粒、胶囊、口服液），大蜜丸，每次1丸，每天2次；浓缩丸，每次8丸，每天3次；颗粒，每次8 g，每天2次；口服液，每次10 mL，每天3次。③六味地黄丸（颗粒、胶囊、片、口服液），大蜜丸，每次1丸，每天2次；浓缩丸，每次8丸，每天3次；颗粒，每次1袋，每天2次，开水冲服；胶囊，每次2粒，每天2次；片剂，每次8片，每天2次；口服液，每次10 mL，每天2次。

## （三）用药提示

1.安宫牛黄丸（胶囊）　肝肾功能不全、造血系统疾病及妊娠与哺乳期妇女禁用。忌油腻厚味食物。不宜长期服用。

2.黄葵胶囊　用药后偶有上腹部胀满不适不良反应。妊娠妇女禁用。宜饭后服。

3.肾炎四味片　禁止与激素、环磷酰胺、氮芥等药物同时服用。

4.云南白药散（胶囊）　过敏体质者及妊娠妇女禁用。服药期间忌蚕豆、鱼类及酸冷食物。

5.肾炎康复片　服药期间忌辛辣肥甘等食物及房事。

6.左归丸　妊娠妇女禁用，感冒患者不宜服用。服药期间忌油腻食物，宜饭前服用。

7.知柏地黄丸（颗粒、胶囊、口服液）　妊娠妇女慎用，表现为怕冷、手足凉、喜热饮等虚寒性病证患者不宜服用，不宜与感冒类药同时服用。服药期间忌油腻食物，宜空腹或饭前用开水或淡盐水送服。

8.六味地黄丸（颗粒、胶囊、片、口服液）　不宜与感冒类药同时服用，服药期间忌辛辣油腻食物，服药后如出现食欲缺乏、胃脘不适、大便溏稀、腹痛等症状，应去医院就诊。

## 七、慢性肾盂肾炎

### （一）用药原则

1.辨证论治　慢性肾盂肾炎是由细菌感染肾引起的慢性炎症，病变主要侵犯肾间质、肾盂和肾盏组织。炎症的持续进行或反复发生，导致肾间质、肾盂和肾盏损害，形成瘢痕，以至肾发生萎缩与功能障碍。临床可仅有腰酸和（或）低热，没有明显的尿路感染的尿痛、尿频和尿急等症状。慢性肾盂肾炎属于中医学的"淋证""腰痛""虚劳"范畴，病程不长者多为气阴两虚或肾阴不足，病程较长者为脾肾两虚；分为气阴两虚、湿热留恋证型，肾阴不足、湿热稽留证型，肝胆郁热、湿热内蕴证型，脾肾气虚、湿浊缠绵证型和气血瘀滞、湿热郁结证型5种证型。由于本病的基本病机是正虚邪恋、水道不利，因此根据实则清利、虚则补益的原则，治疗以扶正祛邪、通利水道为主。

2.对症下药　中成药治疗慢性肾盂肾炎，应根据其类型及证候不同，选择不同的药物。气阴两虚、湿热留恋证型宜益气养阴、清利湿热，肾阴不足、湿热稽留证型宜滋补肾阴、清热化湿，肝胆郁热、湿热内蕴证型宜疏利肝胆、清热利湿，脾肾气虚、湿浊缠绵证型宜健脾益肾、清利湿浊，气血瘀滞、湿热郁结证型宜理气化瘀、清利湿热。

### （二）用药方案

1.气阴两虚、湿热留恋证型　主要表现为尿频、尿急、尿痛或小便淋沥不畅，反复发作，腰部酸痛，食欲减退，倦怠乏力，低热或者手足心热，口干舌燥；舌边有齿痕，苔少或根苔黄腻，脉细弱或细数无力。宜选用：麦味地黄丸（口服液），大蜜丸，每次1丸，每天2次；浓缩丸，每次8粒，每天3次；口服液，每次10 mL，每天2次。

2.肾阴不足、湿热稽留证型　主要表现为尿频、尿急、尿痛或小便淋沥不畅，反复发作，眩晕耳鸣，腰膝酸软，时有低热或五心烦热，夜寐不安甚则盗汗，或有血尿；舌红苔少或根黄腻，脉细数或虚数。宜选用：知柏地黄丸（颗粒、口服液），大蜜丸，每次1丸，每天2次；浓缩丸，每次8粒，每天3次；颗粒，每次8 g，每天2次，开水冲服；口服液，每次10 mL，每天3次。

3.肝胆郁热、湿热内蕴证型　主要表现为尿频、尿急、尿痛或尿黄或小便淋沥不畅，反复发作，胁肋胀痛，伴恶心纳呆，厌食油腻，口干且苦；舌红苔腻，脉沉滑数。宜选用：逍遥丸（颗粒），大蜜丸，每次9 g，每天2次；浓缩丸，每次8粒，每天3次；颗粒，每次15 g，每天2次，开水冲服。

4.脾肾气虚、湿浊缠绵证型　主要表现为每逢劳累尿频、尿急、尿痛或小便淋沥不畅，腰膝酸软，食少神疲，小腹坠胀，甚则畏寒肢冷，面浮肢肿；舌淡苔薄白润，脉沉细无力。宜选用：①补中益气丸（颗粒、口服液），浓缩丸，每次8～10粒，每天3次；水丸，每次6 g，每天2～3次；颗粒，每次6 g，每天2～3次，开水冲服；口服液，每次10～15 mL，每天3次。②济生肾气丸（片），大蜜丸，每次1丸，每天2～3次；小蜜丸，每次9 g，每天2～3次；水丸，每次6 g，每天2～3次；片剂，每次6片，每天3次。

5.气血瘀滞、湿热郁结证型　主要表现为尿频、尿急、尿痛或小便淋沥不畅，反复发作，肋腰刺痛酸胀，少腹胀痛；舌质紫暗或有瘀斑，脉细涩。宜选用：①保肾康片，每次100～200 mg，每天3次，1个月为1个疗程。②肾康宁片（胶囊、颗粒），每次5片，每天3次；胶囊，每次2粒，每天2～3次；颗粒，每次1袋，每天3次，开水冲服。

## （三）用药提示

1.麦味地黄丸（口服液）　对本品过敏者禁用，肾阳虚和感冒患者不宜服用，服药期间忌油腻食物。

2.知柏地黄丸（颗粒、口服液）　妊娠妇女慎用，表现为怕冷、手足凉、喜热饮等虚寒性病证患者不宜服用；不宜与感冒类药物同时服用；宜空腹或饭前用开水或淡盐水送服；服药期间忌油腻食物。

3.逍遥丸（颗粒）　对本品过敏者禁用，过敏体质者慎用；感冒患者不宜服用；服药期间忌寒凉生冷食物；平素月经正常，服药期间出现经量少、错后及阴道不规则出血者应立即停药，并去医院就诊。

4.补中益气丸（合剂、颗粒、口服液）　高血压病患者慎用；不宜与藜芦或其制剂及感冒类药物同时服用；恶寒发热表证者及暴饮暴食脘腹胀满实证者不宜服用；宜空腹、饭前服或进食时服用；服药期间出现头痛、头晕、复视或皮疹、面红及血压升高者，应立即停药。

5.济生肾气丸（片）　妊娠妇女禁用；表现为怕冷、手足凉、喜热饮等虚寒性病证患者不宜服用，不宜与感冒类药物同时服用；宜空腹或饭前服用，热水或淡盐水送服；服药1周症状无改善应去医院就诊。

6.保肾康片 长期服用个别患者有头晕、胃部不适的不良反应，停药后自行消失；阿魏酸哌嗪类药物过敏者禁用；不能与阿苯达唑类和双羟萘酸噻嘧啶类药物合用。

7.肾康宁片 部分患者有口干的不良反应，停药后消失；偶见一过性心律失常，但不影响继续治疗，停药后恢复正常；妊娠妇女禁用；服药期间忌辛辣、生冷、油腻食物。

## 八、原发性肾病综合征

### （一）用药原则

1.辨证论治 原发性肾病综合征是以肾小球滤过膜通透性增高，导致大量蛋白质从尿中漏出为主要病变的临床症候群。本病属于中医学的"水肿"范畴。患病初期多见尿液泡沫不易消散，继而出现水肿及精微亏损证候，病中虚实证候常有转化。其病位在肾，累及肝、脾时则病情严重而导致多脏器损害。本病治疗上要以澄源、塞流和复本为原则。澄源以祛邪解毒、化湿利水为主，塞流以扶正祛邪、益肾祛瘀为主，复本以固本培元为主。中医将原发性肾病综合征分为风水泛滥、湿热蕴结、肾络瘀阻、脾肾阳虚和肝肾阴虚5种证型。治疗上应先确定类型及证候，再确定治法。

2.对症下药 中成药治疗原发性肾病综合征，应根据其类型及证候不同选择用药。风水泛滥证型宜采用祛风利水药物，湿热蕴结证型宜采用清化湿热、利水消肿药物，肾络瘀阻证型宜采用益肾通络、活血化瘀药物，脾肾阳虚证型宜采用健脾温肾、通阳利水药物，肝肾阴虚证型宜采用滋补肝肾、化湿利水药物。

## （二）用药方案

1.风水泛滥证型　主要表现为颜面、眼睑水肿，很快累及全身，肢节酸重，小便不利，有的患者兼见恶风寒、鼻塞、咳嗽，舌苔薄白，脉浮而紧；有的患者兼见咽红而痛，舌质红，脉浮数。宜选用：①肾炎康复片，每次5片，每天3次，小儿酌减。②感冒退热颗粒，每次1~2袋，每天3次，开水冲服。③银翘解毒丸（颗粒、胶囊、片、口服液、合剂），大蜜丸，每次1丸，每天2~3次，芦根汤或温开水送服；颗粒，每次15 g，每天3次，重症者加服1次，开水冲服；胶囊，每次4粒，每天2~3次；片剂，每次4片，每天2~3次；口服液，每次20 mL，每天2~3次；合剂，每次10 mL，每天3次，用时摇匀。

2.湿热蕴结证型　主要表现为全身水肿，皮色光亮，胸痞腹胀，烦热口渴，大便秘结，小便短赤，或皮肤有疮疡疖肿；舌红，苔滑或腻，脉滑数。宜选用：黄葵胶囊，每次5粒，每天3次，8周为1个疗程。

3.肾络瘀阻证型　主要表现为面目、四肢水肿，迁延日久，皮肤甲错，或见红丝赤缕，瘀点瘀斑，或者腰痛尿赤；舌质淡或暗红，边有瘀点，舌下脉络瘀紫，苔薄黄或腻，脉细涩。宜选用：①川芎嗪注射液，每次80 mg 稀释于5%葡萄糖注射液或0.9%氯化钠注射液250~500 mL 中静脉滴注，速度不宜过快，每天1次，10天为1个疗程，一般治疗1～2个疗程。②血栓通胶囊（注射液），每次1粒，每天3次；注射液，每次2～5 mL 肌内注射，或稀释于0.9%氯化钠注射液20～40 mL 中静脉注射，或稀释于10%葡萄糖注射液250～500 mL 中静脉滴注，每天1～2次。

4.脾肾阳虚证型　主要表现为面色白，形寒肢冷，遍体水肿，按之没指，甚则伴有胸腔积液、腹水，乃至胸闷气急，小溲短少，大便溏薄；舌淡体胖，苔薄腻或白腻，脉沉细滑。宜选用：①济生肾气丸（片），大蜜丸，每次1丸，每天2～3次；小蜜丸，每次9 g，每天2～3次；水丸，每次6 g，每天2～3次；片剂，每次6片，每天3次。②雷公藤总苷片，按每天每千克体重1～1.5 mg，分3次饭后服用。

5.肝肾阴虚证型　主要表现为面部、四肢水肿，眩晕口干，咽喉干痛反复不已，心烦急躁，腰酸，时见盗汗，小便短赤；舌质红，脉细弦数。宜选用：左归丸，水丸，每次9 g；大蜜丸，每次1丸，每天2次，饭前服。

### （三）用药提示

1.肾炎康复片　服药期间忌辛辣、油腻、甘甜等食物及房事。

2.感冒退热颗粒　不宜与滋补性中药同时服用，风寒感冒者不适用，服药期间忌烟酒及辛辣、生冷、油腻食物，发热体温超过38.5℃的患者应去医院就诊。

3.银翘解毒丸（颗粒、胶囊、片、口服液、合剂）高血压病、心脏病、肝病、糖尿病、肾病等慢性病严重者慎用；表现为恶寒重、发热轻，无汗，鼻塞，流清涕，口不渴，咳吐稀白痰等风寒感冒者不宜服用。不宜与滋补性中药同时服用，服药期间忌烟酒及辛辣、生冷、油腻食物。

4.黄葵胶囊　个别患者用药后出现上腹部胀满不适的不良反应，妊娠妇女禁用，宜饭后服用。

5.川芎嗪注射液　脑出血及有出血倾向的患者禁用，脑水肿患者慎用。本品酸性较强，穴位注射及肌内注射刺激性较强，静脉滴注速度不宜过快，不宜与碱性注射液配伍。

6.血栓通注射液　偶有皮疹等不良反应。本品遇冷可能析出结晶，可置于50℃～80℃热水中溶解，放至室温时使用。

7.济生肾气丸（片）　肾阴不足、虚火上炎所致的咽干口燥者、表证未解者及妊娠妇女禁用。

8.雷公藤总苷片　有胃肠道刺激及皮肤不良反应，长期服用可引起月经紊乱、精子活力降低及数目减少、白细胞和血小板减少，停药后可恢复；妊娠妇女禁用；有严重心血管病及老年患者慎用；避免与含碱性药物同时服用。

9.左归丸　妊娠妇女禁用，感冒患者不宜服用，服药期间忌油腻食物。

# 九、慢性肾衰竭

## （一）用药原则

1.辨证论治　慢性肾衰竭以肾功能减退、代谢物潴留、机体内环境失衡为主要表现，恶心呕吐是最突出的症状。慢性肾衰竭属中医学"溺毒""虚劳""关格"等范畴。中医学认为，慢性肾衰竭以本虚标实，正虚为本，邪实为标；以正虚为纲，邪实为目。临床辨证分类以正虚为主，临床多采用扶正与祛邪兼顾及标本同治方法。但应分清标本主次与轻重缓急，治本是根本，应贯穿全过程；治标可在某一阶段实施，时间宜短。因此，保护肾气和其他内脏功能、调节阴阳平衡，是治疗慢性肾衰竭的基本原则。中医将慢性肾衰竭分为脾肾气虚、脾肾阳虚、脾肾气阴两虚、肝肾阴虚和阴阳两虚5种证型，应明确证型后再确定治疗方法。

2.对症下药　中成药治疗慢性肾衰竭，应根据其类型及证候选择不同药物。脾肾气虚证型宜采用益气健脾强肾药物，脾肾阳虚证型宜采用温补脾肾药物，脾肾气阴两虚证型宜采用益气养阴药物，肝肾阴虚证型宜采用滋补肝肾药物，阴阳两虚证型宜采用阴阳双补药物。

### （二）用药方案

1.脾肾气虚证型　主要表现为倦怠乏力，气短懒言，食少纳呆，腰酸膝软，脘腹胀满，大便不实，口淡不渴；舌淡有齿痕，脉沉细。宜选用：①肾炎康复片，每次5片，每天3次，小儿酌减。②苁蓉益肾颗粒，每次1袋，每天2次，开水冲服。

2.脾肾阳虚证型　主要表现为畏寒肢冷，倦怠乏力，气短懒言，食少纳呆，腰酸膝软，脘腹胀满，大便不实，夜尿清长；舌淡有齿痕，脉沉弱。宜选用：肾康宁片（胶囊、颗粒），每次5片，每天3次；胶囊，每次2粒，每天2~3次；颗粒，每次1袋，每天3次，开水冲服。

3.脾肾气阴两虚证型　主要表现为倦怠乏力，腰酸膝软，口干咽燥，五心烦热，夜尿清长；舌淡有齿痕，脉沉细。宜选用：贞芪扶正胶囊（颗粒），每次6粒，每天2次；颗粒，每次1袋，每天2次，开水冲服。

4.肝肾阴虚证型 主要表现为头晕头痛，腰酸膝软，口干咽燥，五心烦热，大便干结，尿少色黄；舌淡红少苔，脉沉细或弦细。宜选用：益肾养元颗粒（合剂），每次1袋，每天3次，开水冲服；合剂，每次20 mL，每天2次。

5.阴阳两虚证型 主要表现为畏寒肢冷，五心烦热，口干咽燥，腰酸膝软，夜尿清长，大便干结；舌淡有齿痕，脉沉细。宜选用：①肾宝合剂（片），每次10～20 mL，每天3次；片剂，每次3片，每天3次。②香砂六君子丸，水丸，每次5 g，每天2～3次；浓缩丸，每次12丸，每天3次。

（三）用药提示

1.肾炎康复片 服药期间忌辛辣、肥甘等食物及房事。

2.苁蓉益肾颗粒 不良反应、禁忌证等尚不明确。

3.肾康宁片 部分患者可出现口干，停药后消失；偶见一过性心律失常，但不影响继续治疗；妊娠妇女禁用；服药期间忌辛辣、生冷、油腻食物，注意低蛋白饮食，避免剧烈运动。

4.贞芪扶正胶囊（颗粒） 本品极易吸潮，用后立即盖好盖子；血糖偏高、年龄较大者，建议服用无糖型颗粒剂。

5.益肾养元颗粒（合剂） 对本品过敏及妊娠妇女禁用，高血压病、心脏病、肝病、糖尿病、肾病等慢性病患者及过敏体质者慎用，感冒发热患者不宜服用；宜饭前服用，服药期间忌辛辣、生冷、油腻食物。

6. 肾宝合剂（片）　对本品过敏、儿童及妊娠妇女禁用，过敏体质者慎用，脾胃虚弱、呕吐泄泻、腹胀便溏、咳嗽痰多及高血压病、糖尿病患者慎用，感冒患者不宜服用，不宜与藜芦、五灵脂、皂荚或其制剂同时服用，服药期间不宜饮茶和食萝卜，宜饭前服用，服药期间忌油腻食物。服药2周症状无改善或加重者，应立即停药并去医院就诊。

7. 香砂六君子丸　妊娠妇女禁用，口干、舌少津、大便干燥者不宜用，表现为恶心呕吐、水样便、脘腹作痛等急性胃肠炎者不适宜，服药期间忌生冷油腻不易消化的食物。

## 十、急性肾小球肾炎

### （一）用药原则

1. 辨证论治　急性肾小球肾炎是一种起病急，以血尿、蛋白尿、高血压、水肿或伴有暂时性肾小球滤过率降低为临床特征的肾小球疾病。本病属于中医学的"水肿"范畴。中医理论认为，急性肾小球肾炎多由感受外邪引起，因此应首先辨别外邪的性质，其次辨别寒、热、实、虚，再次辨别部位，病在肺、脾、肾三脏，与心、肝两脏及三焦、膀胱有关。中医将急性肾小球肾炎分为风水泛滥证型、湿毒浸淫证型、水湿浸渍证型、湿热内壅证型、下焦湿热证型、阴虚湿热证型6种类型。因此，应先确定急性肾小球肾炎的类型及证候，再确定治法。

2.对症下药　中成药治疗急性肾小球肾炎，不外乎扶正与祛邪两个方面，祛邪以疏风解表、宣肺利水、清热解毒、活血化瘀、凉血止血为主，扶正则以益气养阴、健脾益肾为主。风水泛滥证型宜疏风清热、宣肺利水，湿毒浸淫证型宜宣肺解毒、利湿消肿，水湿浸渍证型宜健脾化湿、通阳利水，湿热内壅证型宜分利湿热、导水下行，下焦湿热证型宜清热利湿、凉血止血，阴虚湿热证型宜滋阴益肾、清热利湿。

## （二）用药方案

1.风水泛滥证型　主要表现为起病急，颜面及四肢或全身水肿，尿少，恶风寒，脉浮紧或浮数；或发热，咳嗽，苔薄白或黄，脉浮数。宜选用：银黄颗粒（片、口服液），每次1~2袋，每天2次，开水冲服；片剂，每次2~4片，每天4次；口服液，每次10~20 mL，每天3次。

2.湿毒浸淫证型　主要表现为身发疮痍，皮肤溃烂，面浮肢肿，尿少色赤；舌红苔黄，脉数或滑数。宜选用：清开灵注射液，每次2~4 mL，肌肉注射，每天1~2次；重症患者，每次20~40 mL 加入10%葡萄糖注射液200 mL或0.9%氯化钠注射液100 mL 中静脉滴注，每天1~2次。

3.水湿浸渍证型　主要表现为遍体水肿，身重困倦，胸闷纳呆，泛恶；舌质淡，体胖大，苔白腻，脉沉缓。宜选用：①香砂六君子丸，每次6~9 g，每天2~3次。②参苓白术丸（散），每次6 g，每天3次；散剂，每次6~9 g，每天2~3次。

4.湿热内壅证型　主要表现为遍体水肿，尿黄赤，口苦，口黏，腹胀，便秘；舌红苔黄腻，脉滑数。宜选用：①肾炎四味片，每次8片，每天3次。②肾炎康复片，每次5片，每天3次。

5.下焦湿热证型　主要表现为尿呈洗肉水样，小便频数，心烦，口干；舌红少苔，脉细数。宜选用：①三金片（胶囊），每次3～5片，每天3～4次；胶囊，每次2粒，每天3～4次。②八正合剂（胶囊），每次15～20 mL，每天3次，用时摇匀；胶囊，每次4粒，每天3次，7天为1个疗程。

6.阴虚湿热证型　主要表现为腰酸乏力，面热颧红，口干咽燥；舌红，苔薄黄或少苔，脉细数。宜选用：①二至丸，每次3～9 g，每天2～3次。②六味地黄丸（颗粒、胶囊、片、口服液），大蜜丸，每次1丸，每天2次；浓缩丸，每次8丸，每天3次；颗粒，每次1袋，每天2次，开水冲服；胶囊，每次2粒，每天2次；片剂，每次8片，每天2次；口服液，每次10 mL，每天2次。

## （三）用药提示

1.银黄颗粒（片、口服液）　脾气虚寒症见大便溏者慎用，不宜与温补性中成药同时服用，服药期间忌辛辣、鱼腥食物。

2.清开灵注射液　偶有过敏不良反应，对本品有过敏史者及有表证恶寒发热者慎用，尽量不与其他药物（尤其是抗生素类药物）配伍使用。本品如出现沉淀或浑浊时不得使用。

3.香砂六君子丸　服药期间不宜食用辛辣刺激及生冷

食物。

4.参苓白术丸（散） 泄泻兼有大便不通畅、肛门有下坠感者忌服，不宜与感冒类药及藜芦、五灵脂、皂荚或其制剂同时服用，服药期间不宜饮茶和食萝卜，宜饭前或进食时服用。

5.肾炎四味片 服用期间禁服激素、环磷酰胺、氮芥等药物。

6.肾炎康复片 服药期间忌辛辣、肥甘等食物及房事。

7.三金片 妊娠妇女及对本品过敏者禁用，过敏体质者慎用，不宜与滋补性中药同时服用，服药期间忌烟酒及辛辣食物。

8.八正合剂（胶囊） 久病体虚者及妊娠妇女慎用。

9.二至丸 感冒患者不宜服用，服药期间忌辛辣食物。

10.六味地黄丸（颗粒、胶囊、片、口服液） 不宜与感冒药同时服用，服药期间忌辛辣油腻食物。


## 十一、急性肾盂肾炎

### （一）用药原则

1.辨证论治 急性肾盂肾炎是由细菌（极少数由病毒、真菌）感染引起的一侧或两侧肾盂，以及肾实质的局灶性炎症改变，以尿急尿频、赤涩热痛、少腹胀痛、腰痛为主要表现。中医学将急性肾盂肾炎归为"淋证""腰痛"范畴，分为膀胱湿热、肝胆郁热、中焦湿热、热毒伤络、肾阴不足和邪恋正虚6种证型。依据急性肾盂肾炎"下焦湿热邪毒、膀胱气化失司"的病机，治疗以清热解毒、利湿通淋为主，如热在脏腑，则宜加清泄之药。

2.对症下药　中成药治疗急性肾盂肾炎，应先确定其类型及证候，再确定用药。膀胱湿热证型宜清热、利湿、通淋，肝胆郁热证型宜清利肝胆、渗利湿热，中焦湿热证型宜宣气、化湿、清热，热毒伤络证型宜凉血止血、清热通淋，肾阴不足证型宜滋阴补肾、清热利湿，邪恋正虚证型宜益气养阴、解毒通淋。

## （二）用药方案

1.膀胱湿热证型　主要表现为尿频尿急，灼热涩痛，色黄或赤，腰痛拒按，发热便秘，胸闷脘痞，身重纳呆，恶风发热，头痛咽痛；舌苔黄腻，脉濡数或滑数。宜选用：①清开灵颗粒（胶囊、片、口服液、注射液），每次1~2袋，每天2~3次，开水冲服；胶囊，每次2~4粒，每天3次；片剂，每次1~2片，每天3次；口服液，每次20~30 mL，每天2次；注射液，肌内注射，每次2~4 mL，每天1次；重症患者，每次20~40 mL，加入10%葡萄糖注射液或0.9%氯化钠注射液100 mL 中静脉滴注，每天1次。②甘露消毒丹（散），成人每次6~9 g，儿童3~7岁每次2~3 g，7岁以上每次3~5 g，每天2次；散剂，每次6~9 g，每天2次，温开水送服或用布袋包后煎服。

2.肝胆郁热证型　主要表现为尿频尿急，滞涩灼痛，色黄或赤，腰痛拒按，发热面赤，烦躁易怒，口苦咽干，恶心纳呆，少腹胀满疼痛或胁痛；舌红，苔黄或黄腻，脉弦数或滑数。宜选用：龙胆泻肝丸（颗粒、胶囊、片、口服液），大蜜丸，每次1~2丸，每天2次；水丸，每次

3～6 g，每天2次；颗粒，每次6 g，每天2次，开水冲服；胶囊，每次4粒，每天3次；片剂，每次4～6片，每天2～3次；口服液，每次1支，每天3次。

3.**中焦湿热证型**　主要表现为尿数黄赤涩痛，午后身热，身重疼痛，面色淡黄；舌红苔黄，脉弦滑数。宜选用：藿香正气水（丸、颗粒、胶囊、片、口服液），每次0.5～1支，每天2次，用时摇匀；浓缩丸，每次8丸，每天3次；滴丸，每次1～2袋，每天2次。颗粒，每次1袋，每天2次，温开水冲服；胶囊，每次1粒，每天2次；片剂，每次4～8片，每天2次；口服液，每次5～10 mL，每天2次，用时摇匀。

4.**热毒伤络证型**　主要表现为尿血红赤或夹血块，尿频尿急，灼热刺痛，痛引腰腹，心烦不寐；舌尖红，苔薄黄，脉数。宜选用：荷叶丸，每次6 g，每天2次。

5.**肾阴不足证型**　主要表现为尿频，尿道灼热，尿血反复发作，四肢无力，手足心热，口苦咽干；舌红，脉细数。宜选用：知柏地黄丸（颗粒、口服液），大蜜丸，每次1丸，每天2次；浓缩丸，每次8丸，每天3次；颗粒，每次8 g，每天2次，开水冲服；口服液，每次10 mL，每天3次。

6.**邪恋正虚证型**　主要表现为尿频尿急，尿痛诸症减轻，身热渐退，或见低热，倦怠乏力，食欲缺乏，口干咽燥，腰膝酸软；舌淡红，苔少，脉细数。宜选用：①参苓白术丸（散），水丸，每次6 g，每天3次；散剂，每次6～9 g，每天2～3次。②六味地黄丸（颗粒、胶囊、片、口服液），大蜜丸，每次1丸，每天2次；浓缩丸，每次8

丸，每天3次；颗粒，每次1袋，每天2次，开水冲服；胶囊，每次2粒，每天2次；片剂，每次8片，每天2次；口服液，每次10 mL，每天2次。

## （三）用药提示

1.清开灵颗粒（胶囊、片、口服液、注射液）　对本品过敏者禁用；过敏体质者和高血压病、心脏病，以及脾胃虚寒和久病体虚患者慎用；患风寒感冒者不宜用；不宜与滋补性中药同时服用；服药期间忌烟酒及辛辣、生冷、油腻食物。注射液用药过程中如出现过敏反应，应立即停药并进行脱敏处理；尽量不与其他药物（尤其是抗生素类药物）配伍使用。

2.龙胆泻肝丸（颗粒、胶囊、片、口服液）　长期服用可导致肾损害（与关木通中的马兜铃酸有关），少数患者可见恶心、腹痛、腹泻等。妊娠妇女禁用；肾功能不全者慎用，治疗期间注意肾功能监测；脾胃虚弱者不宜久服；糖尿病患者不宜服颗粒剂、口服液；服药期间忌辛辣、刺激、油腻食物。

3.藿香正气水（丸、颗粒、胶囊、片、口服液）偶见瘙痒、荨麻疹、心动过速等不良反应。对本品过敏者禁用，过敏体质者慎用；表现为发热明显、微恶风，有汗，口渴，鼻流浊涕，咽喉肿痛，咳嗽、咳黄痰等风热感冒者不宜使用；不宜与滋补性中成药同时服用；服药期间饮食宜清淡，忌烟酒及辛辣、生冷、油腻食物。

4.知柏地黄丸（颗粒、口服液）　妊娠妇女慎用，不宜与感冒药同时服用，表现为怕冷、手足凉、喜热饮的虚寒证患者不宜使用，服药期间忌油腻食物。

5.参苓白术丸（散） 泄泻兼有大便不通畅、肛门有下坠感者禁用；不宜与感冒药及藜芦、五灵脂、皂荚或其制剂同时服用；宜饭前或与食物同时服用。

6.六味地黄丸（颗粒、胶囊、片、口服液） 不宜与感冒药同时服用；服药期间忌辛辣油腻食物；服药期间如出现食欲缺乏、胃脘不适、大便稀、腹痛等症状时应停药，并及时到医院就诊。

## 十二、泌尿系统结石

### （一）用药原则

1.辨证论治 泌尿系统结石又称尿石症，为钙、草酸、尿酸、胱氨酸等晶体物质和基质、蛋白、酸性黏多糖等有机物质在泌尿系统中异常聚集而成。其发病与环境、全身性疾病和泌尿系病变密切相关。病理改变主要是结石引起的梗阻、感染等导致尿路黏膜损伤，部分患者肾功能可受影响。临床主要表现为腰腹部疼痛、尿血、排尿困难等。泌尿系统结石属于中医学的"石淋""血淋""腰痛"等范畴。中医学认为，泌尿系统结石早期及急性发作期多属实证，多因下焦湿热或肝经气滞或瘀血内阻所致。病程较长，邪气不甚，正气转虚，或无自觉症状，体检时发现结石，多属虚证或虚实夹杂，多因脾肾亏虚或气阴不足所致。治疗以实则通利、虚则补益、标本兼顾为基本法则。中医将泌尿系统结石分为下焦湿热、肝经气滞、瘀血内阻、脾肾两虚、气阴不足5种证型。治疗时应先确定类型及证候，再确定治法。

2.对症下药 中成药治疗泌尿系统结石，应注意类型及证候不同选择用药。下焦湿热证型宜采用清热利湿、通淋排石药物，肝经气滞证型宜采用利气疏导、通淋排石药物，瘀血内阻证型宜采用活血化瘀、化石通淋药物，脾肾两虚证型宜采用健脾补肾、通淋排石药物，气阴不足证型宜采用益气养阴、通淋排石药物。

### （二）用药方案

1.下焦湿热证型 主要表现为腰部疼痛，少腹胀满，小便涩滞不畅，或尿中夹沙石，灼热刺痛，尿色黄赤，或尿血鲜红，有的患者兼有寒热，口苦，呕恶，大便秘结；舌质红，苔黄腻，脉滑数。宜选用：①排石颗粒，每次1袋，每天3次，温开水冲服。②泌石通胶囊，每次2粒，每天3次。

2.肝经气滞证型 主要表现为腰胁胀痛，小便涩滞，淋沥不尽，或腰痛引及少腹阴股，或尿流突然中断，点滴而出，小腹膨隆，窘迫难忍，嗳气，胸腹胀满；舌苔薄黄或薄白，脉弦滑。宜选用：①肾石通颗粒，每次6 g，每天3次，温开水冲服。②尿石通丸，每次4 g，每天2次，45天为1个疗程。

3.瘀血内阻证型 主要表现为腰腹疼痛，固定不移，或可触及肿块，按之痛甚，尿血紫暗，反复不已，或夹有血块，尿出茎中涩痛，少腹硬满；舌质紫暗或有瘀斑，脉弦涩。宜选用：①复方丹参注射液，40 mL 加入5%葡萄糖注射液250 mL 中静脉滴注，每天1次。②双金颗粒，每次

1袋，每天3次，温开水冲服。

**4.脾肾两虚证型** 主要表现为腰酸乏力，不耐劳累，肾区喜揉喜按，小便涩滞不甚，少腹坠胀，面色萎黄；舌质淡胖，苔薄，脉细弱无力。宜选用：①黄芪注射液，肌内注射，每次2~4 mL，每天1~2次；或每次20~40 mL，溶于5%葡萄糖注射液250 mL 中静脉滴注，每天1次。②济生肾气丸（片），大蜜丸，每次1丸，每天2~3次；小蜜丸，每次9 g，每天2~3次；水蜜丸，每次6 g，每天2~3次；片剂，每次6片，每天3次。③补中益气丸（颗粒、口服液），浓缩丸，每次8~10丸，每天3次；水丸，每次6 g，每天2~3次；颗粒，每次6 g，每天2~3次，温开水冲服；口服液，每次10 mL，每天2~3次。

**5.气阴不足证型** 主要表现为结石日久不消，头晕耳鸣，腰痛绵绵，时轻时重，小便微涩，或带血丝，可伴口干咽燥，心烦失眠，手足心热；舌质红少苔，脉弦细而数。宜选用：①知柏地黄丸（颗粒、胶囊、口服液），大蜜丸，每次1丸，每天2次；浓缩丸，每次8丸，每天3次；颗粒，每次8 g，每天2次，温开水冲服；口服液，每次10 mL，每天3次。②六味地黄丸（颗粒、胶囊、片、口服液），大蜜丸，每次1丸，每天2次；浓缩丸，每次8丸，每天3次；颗粒，每次1袋，每天2次，温开水冲服；胶囊，每次2粒，每天2次；片剂，每次8片，每天2次；口服液，每次10 mL，每天2次。

## （三）用药提示

1.排石颗粒 妊娠妇女慎用；个别患者可出现血尿

现象；服药期间应鼓励患者多做体位运动，以加速结石排出。

2. 泌石通胶囊　个别患者可出现轻微胃脘不适或短暂的眩晕及血压升高等不良反应，可自行缓解。

3. 尿石通丸　妊娠妇女慎用；个别患者可出现恶心、食欲缺乏、口淡等不良反应；尿路狭窄、合并感染或鹿角状结石者，应在医师指导下使用；服药期间应多饮水，以利排石。

4. 复方丹参注射液　偶见过敏反应，不宜与抗癌药、止血药、抗酸药、阿托品、细胞色素C、维生素 $B_1$、维生素 $B_6$、麻黄碱、络贝林、士的宁、雄性激素等药联合使用，不宜与其他药物在同一容器中混合使用，不宜与中药藜芦同时使用，药液出现浑浊、沉淀、变色等禁止使用。

5. 双金颗粒　妊娠妇女禁用，糖尿病患者慎用，服药期间多饮水、多活动，肾下盏结石患者宜做倒立活动。

6. 黄芪注射液　偶见过敏反应，对本类药物有过敏史者禁用；不宜与其他药物在同一容器中混合使用；药液出现浑浊、沉淀、变色等禁止使用。

7. 济生肾气丸（片）　妊娠妇女及肾阴不足、虚火上炎所致的咽干口燥与表证未解者禁用。

8. 补中益气丸（颗粒、口服液）　高血压病患者慎用；不宜和感冒类药及藜芦或其制剂同时服用；恶寒发热表证、暴饮暴食脘腹胀满实证者不宜服用；空腹或饭前服用为佳，亦可在进食时服用；服药期间出现头痛、头晕、复视或皮疹、面红，以及血压有上升趋势者，应立即停药。

9. 知柏地黄丸（颗粒、胶囊、口服液）　妊娠妇女慎用，表现为怕冷、手足凉、喜热饮等虚寒性病证者不宜用，不宜和感冒类药同时服用，宜空腹或饭前用温开水或淡盐水送服，服药期间忌油腻食物。

10.六味地黄丸（颗粒、胶囊、片、口服液）　不宜和感冒药同时服用；服药期间忌辛辣油腻食物；服药期间如出现食欲缺乏、胃脘不适、大便稀、腹痛等症状，应去医院就诊。

# 第6章

# 血液系统疾病中成药的合理应用

## 一、巨幼细胞贫血

### （一）用药原则

1. **辨证论治** 巨幼细胞贫血是指叶酸或维生素 $B_{12}$ 缺乏或因使用某些影响核苷酸药物导致细胞核脱氧核糖核酸（DNA）合成障碍所引起的大细胞性贫血。本病好发于婴幼儿、妊娠妇女及青少年。偏食或烹煮食品时间过长、自身免疫疾病、胃肠道疾病及肿瘤等，是本病的高危因素。一般营养不良性巨幼细胞贫血经过适当治疗可迅速痊愈，但是神经系统症状严重者不易完全恢复。本病属于中医学的"血虚""虚劳""黄胖"等范畴。中医学认为，本病与饮食欠缺、偏嗜及脾胃虚弱等因素相关。主要病机为脾胃受损，健运失司，气血乏源，脏腑失养。病在脾胃，多属虚证，治疗以补虚为主要法则，将调治脾胃贯穿始终，根据病位的深浅分别给予益气、养血、健脾、补肾等治疗。中医将巨幼细胞贫血分为心脾两虚、气血两虚、脾肾阳虚、胃阴不足4种证型。因此，应先确定其证型再确定用药。

2. **对症下药** 中成药治疗巨幼细胞贫血，应先确定其类型及证候选择药物。心脾两虚证型宜采用健脾益气、养血安神药物，气血两虚证型宜采用健脾补气、补血养血药物，脾肾阳虚证型宜采用健脾益气、补肾生髓药物，胃阴不足证型宜采用养阴益胃、补血生津药物。

## （二）用药方案

1. **心脾两虚证型**　主要表现为面色苍白，疲乏无力，食少纳呆，腹胀便溏，心悸怔忡，少眠多梦，口干舌痛；舌质干红，少苔或无苔，脉细数。宜选用：①人参归脾丸，每次2丸，每天2次。②人参养荣丸，每次1丸，每天1～2次。

2. **气血两虚证型**　主要表现为疲乏无力，面色苍白，头晕耳鸣，眼花心悸，肌肤甲错，发稀枯槁，月经失调，经量过少；舌质淡或质红无苔，或镜面舌，脉细数无力。宜选用：①八珍丸（颗粒），每次6 g，每天2次；颗粒，每次1袋，每天2次，开水冲服。②十全大补丸，大蜜丸，每次1丸，每天2～3次；水蜜丸，每次6 g，每天2～3次；浓缩丸，每次8～10丸，每天3次。

3. **脾肾阳虚证型**　主要表现为头晕耳鸣，心悸气短，腰酸腿软，下肢麻木，畏寒肢冷，尿频，夜尿多；舌质淡，苔薄或无苔，脉沉细。宜选用：①刺五加片（颗粒、胶囊），每次2～3片，每天2次；颗粒，每次10 g（1袋），每天2～3次，开水冲服；胶囊，每次2～3粒，每天3次。②金匮肾气丸（片），每次1丸，每天2次；片剂，每次4片，每天2次。

4. **胃阴不足证型**　主要表现为口燥咽干或口渴，胃痛不适，饮食减少，大便干结；舌质红，苔薄黄或少，脉细或数。宜选用：①养胃散，每次30 g，用生姜、大枣煎汤调服，每天2次。②芍药甘草汤，由白芍12 g，炙甘草12 g组成，水煎2次，分2次服，每天1剂。

### （三）用药提示

1.人参归脾丸　不宜和感冒类药同时服用，服药期间不宜服用藜芦、五灵脂、皂荚或其制剂，高血压病患者、小儿及年老体虚者应在医师指导下服用，宜饭前或进食时服用。

2.人参养荣丸　不宜和感冒类药同时服用；服药期间不宜服用藜芦、五灵脂、皂荚或其制剂，以及喝茶和食萝卜，以免影响药效；出血者不宜用；宜饭前或进食时服用。

3.八珍丸（颗粒）　不宜和感冒类药同时服用，服药期间不宜服用藜芦或其制剂；高血压病患者、小儿及年老体虚者应在医师指导下服用；宜饭前或进食时服用；服药期间忌油腻食物；服药期间出现食欲缺乏、恶心呕吐、腹胀便溏者应去医院就诊。

4.十全大补丸　妊娠妇女禁用，不宜和感冒类药同时服用，服药期间不宜服用藜芦、赤石脂或其制剂，实热者不宜服用，服药期间忌生冷、油腻食物，宜饭前或进食时服用，服药期间出现口干、便干、舌红、苔黄等症者应到医院就诊。

5.刺五加片（颗粒、胶囊）　服药期间忌辛辣、油腻食物及保持情绪稳定，宜饭前服用。

6. 金匮肾气丸（片）　妊娠妇女禁用，服药期间忌生冷食物及房欲、气恼。

7. 芍药甘草汤　长期服用可产生水肿或血压升高，可能与甘草次酸去氧皮质酮样作用有关。服药期间忌生冷、辛辣、油腻食物。

## 二、缺铁性贫血

### （一）用药原则

1. 辨证论治　缺铁性贫血是指体内贮存铁缺乏影响血红蛋白合成所引起的一种小细胞低色素性贫血。其特点是骨髓、肝、脾及其他组织中缺乏贮存铁，血清铁浓度、血清铁蛋白浓度和血清转铁蛋白饱和度降低。临床主要表现为面色萎黄或苍白，头昏眼花，心悸气短，倦怠乏力。世界卫生组织将本病定为四大营养缺乏症之一。本病属于中医学的"黄胖""虚劳"等范畴。中医学认为，缺铁性贫血病因多由饮食失调、先天禀赋不足或劳累过度及长期失血与虫积等所致。脾胃虚弱、肾虚精亏，不能化血，而致气血亏虚，或因长期失血，以及虫积胃肠，生化不足，精血流失，导致气血亏虚。本病多为虚证，虫积后伤脾耗血则为虚实夹杂之证。中医将缺铁性贫血分为脾胃虚弱、脾肾阳虚、肝肾阴虚3种证型。治疗时应先确定缺铁性贫血的类型及证候，再确定治法。

2. 对症下药　中成药治疗缺铁性贫血，应根据类型及证候对症用药。脾胃虚弱证型宜采用健脾和胃、益气养血药物，脾肾阳虚证型宜采用益气健脾、温补肾阳药物，肝肾阴虚证型宜采用滋肾养肝、养阴清热药物。

## （二）用药方案

1.脾胃虚弱证型　主要表现为面色萎黄，口唇色淡，指甲无泽，食欲缺乏，腹胀便溏；舌淡，苔薄白腻，脉沉细。宜选用：①四君子丸（颗粒、合剂），蜜丸，每次1丸，每天2次；水丸，每次15 g，每天2次；颗粒，每次15 g，每天3次，开水冲服；合剂，每次15～20 mL，每天3次，用时摇匀。②人参健脾丸（片），每次2丸，每天2次；片剂，每次4片，每天2次。③启脾丸（口服液），每次1丸，每天2～3次；口服液，每次10 mL，每天2～3次，3岁以内儿童酌减。

2.脾肾阳虚证型　主要表现为面色萎黄或苍白无华，形寒肢冷，唇甲色淡，周身水肿，眩晕耳鸣，腰膝冷痛，大便溏或五更泻，小便清长；舌胖淡有齿痕，脉沉细。宜选用：①四君子丸（颗粒、合剂），蜜丸，每次1丸，每天2次；水丸，每次15 g，每天2次；颗粒，每次15 g，每天3次，开水冲服；合剂，每次15～20 mL，每天3次，用时摇匀。②右归丸（胶囊），大蜜丸，每次1丸，每天3次；小蜜丸，每次9 g，每天3次；胶囊，每次4粒，每天3次。③生血宁片，轻度贫血，每天2次，每次2片；中重度贫血，每天3次，每次2片；儿童，每次1片，每天3次，30天为1个疗程。

3.肝肾阴虚证型　主要表现为口唇色淡，指甲无泽，头晕耳鸣，两目干涩，面部烘热，胁肋隐痛，五心烦热，潮热盗汗，咽干口燥；舌红少津，少苔或无苔，脉细数。

宜选用：①六味地黄丸（颗粒、胶囊、片、口服液），大蜜丸，每次1丸，每天2次；浓缩丸，每次8丸，每天3次；颗粒，每次1袋，每天2次，开水冲服；胶囊，每次2粒，每天2次；片剂，每次8片，每天2次；口服液，每次10 mL，每天2次。②大补阴丸，每次6 g，每天2～3次。③左归丸，水蜜丸，每次9 g，每天2次；大蜜丸，每次1丸，每天2次，饭前服。

### （三）用药提示

1.四君子丸（颗粒、合剂） 外感或实热内盛者不宜服用，高血压病、糖尿病患者应在医师指导下服用；宜饭前服用，用药期间忌油腻食物。

2.人参健脾丸（片） 对本品过敏者禁用，过敏体质者慎用，感冒发热患者不宜服用，不宜和感冒类药同时服用，不宜与藜芦、五灵脂、皂荚及其制剂同时服用；服药期间不宜饮茶和食萝卜，以免影响药效；心、肾功能不全的患者及小儿应在医师指导下服用；儿童必须在成人监护下使用；服药期间忌油腻及不易消化的食物，宜饭前或进食时服用。

3.启脾丸（口服液） 不宜与藜芦、五灵脂、皂荚及其制剂同时服用；服药期间不宜饮茶和食萝卜，以免影响药效；用药期间忌生冷辛辣食物，且节制饮食，不要偏食。

4.右归丸（胶囊） 阴虚火旺者禁用，用药期间忌生冷油腻食物。

5.生血宁片 少数患者用药后可见上腹不适、恶心，以及大便次数增多与皮疹，个别病例用药后出现中性粒细胞计数异常。服药期间应注意复查血常规、血红蛋白、血清铁等生化指标。

6.六味地黄丸（颗粒、胶囊、片、口服液）　服药期间不宜服用感冒药，妊娠妇女、小儿应在医师指导下服用，服药期间忌辛辣油腻食物，服药期间出现食欲缺乏、胃脘不适、大便稀、腹痛等症状应去医院就诊。

7.大补阴丸　对本品过敏者禁用，过敏体质者及妊娠妇女慎用；肝经实热、风阳上扰所致的头晕目眩及温热实火所致的遗精等实证禁用；脾胃虚寒、纳少便溏者禁用；感冒患者不宜服用；表现为畏寒、手足凉、喜热饮等的虚寒证患者不宜服用；高血压病、心脏病、肝病、肾病等慢性病患者应在医师指导下服用；服药期间忌辛辣、生冷、油腻食物，以免助火碍胃，宜饭前用开水或淡盐水送服。

8.左归丸　妊娠妇女禁用，感冒患者不宜服用，用药期间忌油腻食物。

## 三、再生障碍性贫血

### （一）用药原则

1.辨证论治　再生障碍性贫血简称再障，是一组由多种病因所致的骨髓造血功能障碍，以骨髓造血细胞增生降低和外周血全血细胞减少为特征，临床以贫血、出血和感染为主要表现。其确切病因尚未明确，已知再障发病与化学药物、放射线、病毒感染及遗传因素有关。根据骨髓衰竭的严重程度和临床病程进展情况，分别分为重型和非重型再障及急性和慢性再障。急性再障起病急，进展迅速，常以出血、感染和发热为主要表现；慢性再障起病缓慢，以贫血为主要表现，出血多限于皮肤黏膜。再障属于中医学"血证""亡血""虚劳"等范畴。中医学认为，再障病机多为脾肾损伤、气血阴阳亏虚。病初时以虚证为主，发病日久，邪入血络，可致虚实夹杂。当患者以出血、发热为主要症状时，中医辨证多属阴虚，治疗以滋阴补肾为主，同时可使用清热凉血止血药物；当出血、发热得以控制，表现以贫血为主时，辨证多属阳虚，治疗以温阳补肾为主；当出现阴阳两虚时，则以阴阳双补为主。此外，根据"孤阴不生、独阳不长"的理论，治疗时宜阴中求阳，阳中求阴，阴阳互补。中医将再障分为肾阴虚、肾阳虚、阴阳两虚、脾肾阳虚、肝肾阴虚、热毒内炽、血热妄行7种证型。

2.对症下药　中成药治疗再障，应先确定其类型及证候，而后再确定治法。肾阴虚证型治宜滋阴补肾，肾阳虚证型治宜温阳补肾，阴阳两虚证型治宜阴阳双补，脾肾阳虚证型治宜健脾补肾，肝肾阴虚证型治宜滋补肝肾，热毒内炽证型治宜清热解毒，血热妄行证型治宜凉血止血。

### （二）用药方案

1.肾阴虚证型　主要表现为低热，眩晕耳鸣，手足心热，口渴咽干思饮，失眠多梦，出血明显，常有感染；舌红，苔少，脉细数。宜选用：①仙芪生血颗粒，每次15 g，每天1次，中午服，温开水冲服。②左归丸，水蜜丸，每次9 g，每天2次；大蜜丸，每次1丸，每天2次，饭前服。③六味地黄丸（颗粒、胶囊、片、口服液），大蜜丸，每次1丸，每天2次；浓缩丸，每次8丸，每天3次；颗粒，每次1袋，每天2次，开水冲服；胶囊，每次2粒，每天2次；片剂，每次8片，每天2次；口服液，每次10 mL，每天2次。

2.肾阳虚证型　主要表现为面白无华，头晕无力，形寒肢冷，腰膝酸软，夜尿多，便溏，出血轻；舌质淡，舌体胖，边有齿痕，脉迟细或滑。宜选用：右归丸（胶囊），大蜜丸，每次1丸，每天3次；小蜜丸，每次9 g，每天3次；胶囊，每次4粒，每天3次。

3.阴阳两虚证型　主要表现为面白无华，畏寒，心悸气短，盗汗自汗，手足心热，渴不思饮，失眠遗精，便溏，少量出血；舌淡苔少，脉细数或虚大而数。宜选用：金匮肾气丸（片），每次1丸，每天2次；片剂，每次4片，每天2次。

4.脾肾阳虚证型　主要表现为面色无华，唇甲苍白，气短懒言，腰酸肢冷，食欲缺乏，大便溏薄，夜尿多，阳痿，下肢水肿，出血、发热皆较轻；舌质淡胖嫩，苔白，脉沉细或缓。宜选用：①四君子丸（合剂），每次3～6 g，每天3次；合剂，每次15～20 mL，每天3次，用时摇匀。②生血丸，每次5 g，每天3次，小儿酌减。

5.肝肾阴虚证型　主要表现为头晕目眩，性情急躁，腰膝无力，口燥咽干，手足心热，耳鸣盗汗，面色无华，皮肤紫斑，龈鼻出血或便血，尿血；舌质淡红，无津少苔，脉细数或弦数。宜选用：大补元煎丸，每次9 g，每天2次。

6.热毒内炽证型　主要表现为发病急骤，高热不退，心烦少寐，甚则神昏谵语，面赤汗出，口渴欲饮，大便秘结，小便短赤；舌质绛红，苔黄燥，脉数。宜选用：①清营汤，水牛角30 g，生地黄15 g，金银花9 g，连翘6 g，玄参9 g，黄连5 g，竹叶心3 g，丹参6 g，麦冬9 g。水牛角镑片先煎，余药后下，水煎服，分2次服。②犀角地黄汤，犀角（水牛角代替）30 g，生地黄24 g，白芍12 g，牡丹皮9 g。水牛角镑片先煎，余药后下，水煎服，分3次服。

7.血热妄行证型　主要表现为起病急骤，身热谵语，烦躁汗出，斑疹隐隐，甚则斑色紫黑，口渴但漱口不欲咽，大便干，小便黄赤；舌质红绛，苔黄而干，脉数。宜选用：羚黄凉血颗粒，每次12 g，每天3次，开水冲服。

### （三）用药提示

1.左归丸　妊娠妇女禁用，感冒患者不宜服用，服药期间忌油腻食物。

2.六味地黄丸（颗粒、胶囊、片、口服液）　不宜与感冒药同时服用；服药期间出现食欲缺乏、胃脘不适、大便稀、腹痛等症状时，应去医院就诊；用药期间忌辛辣油腻食物。

3.右归丸（胶囊）　阴虚火旺者禁用，服药期间忌生冷油腻食物。

4.金匮肾气丸（片）　妊娠妇女禁用，服药期间忌食生冷食物及忌房欲、气恼。

5.四君子丸（合剂）　外感或实热内盛者不宜用，服药期间忌油腻食物，宜饭前服用。

6.生血丸　阴虚内热，舌质红、少苔者慎用。

7.大补元煎丸　对本品过敏者禁用，过敏体质者慎用；阴虚阳亢、血分有热、胃火炽盛、肺有痰热、外感风寒或风热者慎用；服药期间忌辛辣、生冷、油腻食物，宜饭前服用。

8.清营汤　使用时应注意舌诊，舌苔白滑者禁用。

9.犀角地黄汤　阳虚失血、脾胃虚弱者禁用。

## 四、原发性血小板减少性紫癜

### （一）用药原则

1.辨证论治　原发性血小板减少性紫癜亦称特发性血小板减少性紫癜，是以出血及外周血小板减少、骨髓巨核细胞数正常或增多，伴有成熟细胞障碍为主要表现的出血性疾病，并以皮肤、黏膜出现瘀点或瘀斑为主要症状。本病属于中医学的"紫癜""肌衄""发斑"等范畴。中医学认为，本病病因主要为气与火，基本病机为脾、胃、肝、肾等脏腑功能失调，血热妄行，离经成瘀。病初以邪实毒热为主，最终以正虚为主，气血两亏，肝、脾、肾俱虚；本病虚实并存，瘀血贯穿疾病始终。治疗以泻火、化瘀、滋阴、凉血、益气为基本法则，并辅以止血。中医将原发性血小板减少性紫癜分为血热妄行、阴虚内热、气不摄血、瘀血内阻、风扰血动5种证型。

2.对症下药　中成药治疗原发性血小板减少性紫癜，应先确定其类型及证候再确定治法，证型不同用药也不同。血热妄行证型宜采用清热泻火、凉血化瘀药物，阴虚内热证型宜采用滋阴降火、凉血止血药物，气不摄血证型宜采用益气健脾、养血生血药物，瘀血内阻证型宜采用活血化瘀、消斑止血药物，风扰血动证型宜采用疏风清热、凉血止血药物。

## （二）用药方案

1.**血热妄行证型**　主要表现为皮肤黏膜紫癜，斑色鲜红或暗红甚则紫红，多伴有鼻、牙龈出血，发热烦渴，尿赤便秘，或有发热恶风，头身疼痛，或发热身倦，纳呆腹痛，关节肿痛；舌质红，苔黄，脉滑数或弦数有力。多见于病程初期。宜选用：①栀子金花丸，每次9 g，每天1次。②犀角地黄丸，每次2丸，每天2次。③升血小板胶囊，每次4粒，每天3次。

2.**阴虚内热证型**　主要表现为皮肤黏膜紫斑，色暗红，下肢多见，时发时愈，女子经期提前，量多色暗，鼻、牙龈出血，便血，色暗红，伴头晕目眩，咽干口燥，五心烦热，潮热盗汗，腰膝酸软；舌质红，少苔，脉细数或弦数。多见于病程较长者。宜选用：知柏地黄丸（颗粒、胶囊、口服液），大蜜丸，每次1丸，每天2次；浓缩丸，每次8丸，每天3次；颗粒，每次8 g，每天2次，开水冲服；口服液，每次10 mL，每天3次。

3.**气不摄血证型**　主要表现为皮肤黏膜紫癜，色暗淡，反复发作，时起时消，月经后期，多见牙龈出血，出血量少，色浅而渗出不止，面色苍白或萎黄，伴倦怠乏力；舌质淡，苔薄白，脉沉细而弱。多见于病程较长者。宜选用：①人参健脾丸（片），每次1丸，每天3次；片剂，每次4片，每天2次。②乌鸡白凤丸（胶囊、片、口服液），每次1丸，每天2次，温黄酒或温开水送服；胶囊，每次2～3粒，每天3次；片剂，每次2片，每天2次；口服液，每次10 mL，每天2次。

4.瘀血内阻证型　主要表现为久病不愈，斑色紫暗，面色晦暗或唇甲青紫，胸或腰腹疼痛，痛有定处；舌质紫暗有瘀斑，脉涩。宜选用：血府逐瘀丸（胶囊、口服液），每次1～2丸，每天2次，红糖水送服；胶囊，每次6粒，每天2次；口服液，每次1支，每天3次。

5.风扰血动证型　主要表现为发病急剧，皮肤瘀斑，并见鼻出血，或见微恶风寒，发热头痛，四肢酸痛，口渴欲饮，便干溲赤；舌质红，苔薄黄，脉浮数。宜选用：银翘片（散），每次4～8片，每天2次；散剂，每次18 g，用鲜苇根汤煎（煎煮时间不宜过长），轻者白天服2次，夜间服1次，重者白天服3次，夜间服1次。

## （三）用药提示

1.栀子金花丸　对本品过敏者禁用，过敏体质及小儿、妊娠妇女、年老体弱、脾胃虚寒者慎用，高血压病、心脏病、肝病、糖尿病、肾病等慢性病或正在接受其他治疗的患者应在医师指导下服用，服药期间忌烟酒及辛辣、油腻食物。

2.犀角地黄丸　妊娠妇女禁用，服药期间忌辛辣食物。

3.升血小板胶囊　妊娠妇女禁用，骨髓巨核细胞减少型血小板减少症及白细胞减少者慎用，服药期间定期复查血常规。

4.知柏地黄丸（颗粒、胶囊、口服液） 妊娠妇女慎用，表现为怕冷、手足凉、喜热饮等虚寒性病证者不宜服用，不宜与感冒类药同时服用，宜空腹或饭前用开水或淡盐水送服，服药期间忌油腻食物。

5.人参健脾丸（片） 不宜与感冒类药同时服用；宜饭前或进食时服用；服药期间不宜服用藜芦、五灵脂、皂荚或其制剂，不宜饮茶和食萝卜，以免影响药效。

6.乌鸡白凤丸（胶囊、片、口服液） 对本品过敏者及妊娠妇女禁用，过敏体质者慎用，妇女经行有血块伴腹痛及胸胁胀痛者不宜服用；不宜与藜芦、五灵脂、皂荚及其制剂同时服用；服药期间不宜饮茶和食萝卜，以免影响药效；不宜与感冒类药同时服用；服药期间忌辛辣、生冷食物。

7.血府逐瘀丸（胶囊、口服液） 妊娠妇女禁用，服药期间忌辛冷食物。

8.银翘片（散） 对本品过敏者禁用，过敏体质者慎用；表现为恶寒重、发热轻、无汗、头痛、鼻塞、流清涕、喉痒咳嗽等风寒感冒者不宜服用；不宜与滋补性中药同时服用；服药期间忌烟酒及辛辣、生冷、油腻食物。

# 第7章

# 免疫系统疾病中成药的合理应用

## 一、白塞病

### （一）用药原则

**1. 辨证论治** 白塞病又称白塞综合征，以口腔溃疡、生殖器溃疡和眼色素膜炎等症状为主要临床表现，该病与感染、遗传、免疫异常等有关。口腔、皮肤、生殖器、眼和关节为本病的好发部位，可累及多个系统。本病属于中医学"狐惑病"范畴。中医学认为，本病以肝、脾、肾三脏受损为本，湿热蕴毒为标。病期短，脏腑虚象不明显，多为肝脾湿热蕴毒实证，治疗原则以清肝利湿、和脾解毒为主；病期长，脏腑虚象较突出，多为肝肾阴亏或脾肾阳虚之证，治疗原则以滋补肝肾、健脾益气为主。中医将白塞病分为肝脾湿热、肝气郁结、肝肾阴虚、脾肾阳虚4种证型。应先确定白塞病的类型及证候，再确定治法。

**2. 对症下药** 中成药治疗白塞病，应注意类型及证候不同选择用药。肝脾湿热证型宜采用清热除湿、柔肝和脾药物，肝气郁结证型宜采用疏肝理气、活血化瘀药物，肝肾阴虚证型宜采用滋补肝肾、养阴清热药物，脾肾阳虚证型宜采用健脾补肾、益气温阳药物。

## （二）用药方案

**1. 肝脾湿热证型**  主要表现为起病急，病期短，头痛，畏光，口腔黏膜及外阴溃疡小如芥、大如豆，灼热疼痛，或下肢有红斑结节，潮红灼痛。急性期可见发热畏寒，少数有高热，心烦，汗出，关节酸痛，胸胁闷胀，食欲缺乏，口苦咽干，妇女带下黄稠；舌质淡红，苔黄腻，脉濡数或弦数。宜选用：龙胆泻肝丸（颗粒、胶囊、片、口服液），大蜜丸，每次1～2丸，每天2次；水丸，每次3～6 g，每天2次；颗粒，每次6 g，每天2次，开水冲服；胶囊，每次4粒，每天3次；片剂，每次4～6片，每天2～3次；口服液，每次1支，每天3次。

**2. 肝气郁结证型**  主要表现为反复发生口腔及外阴溃疡，皮肤出现红斑结节，胸胁胀满，双目干涩，视物模糊，妇女经前或行经期加重，经色暗红或夹血块；舌质紫暗或瘀斑，苔少，脉细涩。宜选用：逍遥丸（颗粒），大蜜丸，每次9 g，每天2次；浓缩丸，每次8丸，每天3次；颗粒，每次15 g，每天2次，开水冲服。

**3. 肝肾阴虚证型**  主要表现为病程长久，口腔及外阴溃疡时轻时重，头晕目眩，月经不调，遗精，口干口苦，手足心热；舌质红或红绛，少苔或无苔，脉细数。宜选用：六味地黄丸（颗粒、胶囊、片、口服液），大蜜丸，每次1丸，每天2次；浓缩丸，每次8丸，每天3次；颗粒，每次1袋，每天2次，开水冲服；胶囊，每次2粒，每天2次；片剂，每次8片，每天2次；口服液，每次10 mL，每天2次。

4.脾肾阳虚证型　主要表现为病程较长，乏力，少气懒言，手足不温，食欲缺乏，五更泻泄，下肢水肿，月经不调，遗精，长期反复出现口腔溃疡及外阴溃疡，伴有结节性红斑，遇寒加重、冬季尤甚，且多种病症相继发生；舌质淡红，苔薄白或少苔，脉细弱。宜选用：金匮肾气丸（片），每次1丸，每天2次；片剂，每次4片，每天2次。

另外，白塞病还可选用下列中成药：①雷公藤多苷片，每天每千克体重1.0～1.5 mg，分3次饭后服用（60千克体重成人，每次2～3片），或遵医嘱。②雷公藤片，每次1～2片，每天2～3次。③昆明山海棠片，每次2～3片，每天2次。

### （三）用药提示

1.龙胆泻肝丸（颗粒、胶囊、片、口服液）　长期服用可导致肾损害，可能与关木通中的马兜铃酸有关；肾功能不全者慎用，治疗期间应注意肾功能监测。妊娠妇女忌用，少数患者可出现恶心、腹痛、腹泻等消化道反应，脾胃虚弱者不宜久服。糖尿病患者不宜服颗粒剂、口服液。服药期间忌辛辣、刺激、油腻饮食。

2.逍遥丸（颗粒）　对本品过敏者禁用，过敏体质者慎用，感冒及月经过多时不宜服用。平素月经正常，服用该药期间突然出现月经量少、紊乱或阴道不规则出血，应去医院就诊。服药期间忌寒凉、生冷食物。

3.六味地黄丸（颗粒、胶囊、片、口服液）　妊娠妇女、小儿应在医师指导下服用，服药期间出现食欲缺乏、胃脘不适、大便稀、腹痛等症状时应去医院就诊；不宜与感冒药同时服用；服药期间忌辛辣油腻食物。

4.金匮肾气丸（片）　妊娠妇女忌用，服药期间忌房事、气恼及生冷食物。

5.雷公藤多苷片（雷公藤片）　有胃肠道不良反应，长期服药可引起月经紊乱，精子活力降低及数目减少，白细胞和血小板减少；偶有皮肤过敏反应，停药后可恢复正常；妊娠妇女禁用；严重心血管病和肝肾功能不全患者慎用；避免与碱性药物同时服用。

6.昆明山海棠片　有食欲缺乏、胃痛、呕吐、腹胀、腹泻等胃肠道，以及口干、面部色素沉着、小便增多、皮下出血等不良反应；女性可出现月经延迟、闭经等；年轻及妊娠妇女和肾功能不全者慎用。

## 二、风湿热

### （一）用药原则

1.辨证论治　风湿热是上呼吸道感染乙型溶血性链球菌后引起的自身免疫性疾病，为常见的反复发作性急性或慢性全身结缔组织炎症。主要累及心脏、关节、中枢神经、皮肤和皮下组织。临床上以心肌炎和关节炎为主要表现，可伴有发热、毒血症、皮疹、皮下结节、舞蹈病等。本病表现为以关节炎症状为主者，属于中医学的"痹证"范畴；表现为以心肌炎症状为主者，属于"怔忡""心悸""心痹"等范畴。中医学认为，本病以先天禀赋虚弱、气血阴阳不足为内因，风寒湿热邪气侵袭为外因。起病初期感受风寒湿邪，邪阻脉络，气血运行失畅，留滞筋骨关节而发病；久病可郁而化热，为湿热痹阻证，导致痰瘀内结之证，或耗伤正气，成肝肾亏虚或气血不足。本病初病病位在表、皮肉及经络肢体；久病入络，正虚邪恋，痰瘀郁结于里，病位在筋骨、脏腑。治疗原则以清法为主，并依病情发展不同分别论治。中医将风湿热分为风热、湿热、寒湿化热、痰瘀化热、阴虚、营热扰心6种证型。

2.对症下药　中成药治疗风湿热，应先确定风湿热的类型及证候，再确定治法。风热证型宜采用清热解毒、疏风通络药物，湿热证型宜采用化湿清热、宣通经络药物，寒湿化热证型宜采用化湿清热、祛风散寒药物，痰瘀化热证型宜采用化痰清热、祛瘀通络药物，阴虚证型宜采用育阴清热、通经活络药物，营热扰心证型宜采用清营解毒、救心除痹药物。

## （二）用药方案

1.风热证型　主要表现为发病急骤易变，初期多见发热、咽喉肿痛、口干口渴，继而出现肌肉关节游走性疼痛，局部红、肿、热、痛，伴全身发热。其热偏盛，关节红肿疼痛，灼热感明显，发热甚，皮肤可见红斑；舌质红，苔黄少津，脉滑数。其风偏盛，肌肉关节呈游走性疼痛，或汗出恶风；舌尖红，苔薄黄，脉浮数或滑数。宜选用：①银黄颗粒（片、口服液、注射液），每次1～2袋，每天2次，开水冲服；片剂，每次2～4片，每天4次；口服液，每次10～20 mL，每天3次；注射液，每次2～4 mL，每天1～2次，肌内注射。②银翘片（散），每次4～8片，每天2次；散剂，每次18 g，用鲜苇根汤煎，病情重者每2小时服1次，轻者每3小时1次。③穿心莲片，每次1~2片，每天3次。

2.湿热证型 主要表现为身热不畅，周身困重，肢节烦痛或红肿热痛，风湿结节，皮下硬肿，或红疹融合成不规则斑块、肿痛，小便黄赤，大便黏滞；舌质红，苔黄厚腻，脉滑数。宜选用：四妙丸，每次6 g，每天3次。

3.寒湿化热证型 主要表现为关节局部红肿热痛，兼见恶风畏寒，得温则舒，关节晨僵，活动后减轻；舌质红，苔白或黄白相间，脉弦紧或滑数。宜选用：独活寄生合剂（丸），每次15~20 mL，每天3次，用时摇匀；蜜丸，成人每次1丸，7岁以上儿童服成人1/2量，每天2次。

4.痰瘀化热证型 主要表现为关节肿胀疼痛，肌肤发热，经久不愈，或关节变形，活动不利，或皮下结节，红斑色紫暗；舌质暗，有齿痕，苔白厚或黄白相间而黏腻，脉多弦滑数。宜选用：天丹通络胶囊，每次5粒，每天3次。

5.阴虚证型 主要表现为低热，午后潮热，倦怠乏力，口干口渴，鼻出血，心悸，烦躁，关节肌肉肿胀，灼热疼痛；舌质鲜红，少苔，脉细数。血虚者，面色萎白无华，头晕心悸，乏力气短，低热，关节肿痛不明显；舌质淡，苔薄黄，脉细数。宜选用：一贯煎剂，北沙参、麦冬、当归身各9 g，生地黄、枸杞子各18 g，川楝子4.5 g。水煎服，每天1剂，早晚各服1次。

6.营热扰心证型 主要表现为持续低热或中度发热，昼轻夜重，身热早凉，汗多，心悸，心前区不适，闷痛或灼痛，皮肤红斑，皮下结节，或有眼巩膜充血及鼻出血，甚或面色苍白，呼吸困难，水肿等；舌质红或暗红，苔白厚或黄白相间，脉滑数或细数或疾或结代。宜选用：清热解毒片，每次2~4片，每天3次。

## （三）用药提示

1.银黄颗粒（片、口服液、注射液）　①颗粒（片、口服液）：脾气虚寒、大便溏者慎用，不宜与温补性中成药同时服用，用药期间忌辛辣、鱼腥食物。②注射液：可见腹痛、恶心、呕吐等消化系统反应，偶见过敏性休克和其他变态反应；妊娠妇女禁用；过敏体质者用药时应加强监护。

2.银翘片（散）　对本品过敏者禁用，过敏体质者慎用；表现为恶寒重，发热轻，无汗，头痛，鼻塞，流清涕，喉痒咳嗽等风寒感冒者不宜用；不宜与滋补性中药同时服用；用药期间忌烟酒及辛辣、生冷、油腻食物。

3.穿心莲片　对本品过敏者禁用，过敏体质者慎用；不宜与滋补性中药同时服用；用药期间忌烟酒及辛辣、生冷、油腻食物。

4.四妙丸　虚寒痿证及带下、风寒湿痹等证禁用，妊娠妇女慎用。

5.独活寄生合剂（丸）　妊娠妇女慎用，用药期间忌生冷、油腻食物。

6.天丹通络胶囊　脑出血急性期患者禁用，用药期间忌生冷、辛辣、油腻食物。

7.清热解毒片　对本品过敏者禁用，过敏体质者及脾胃虚寒腹痛、喜暖、泄泻者慎用；表现为恶寒重，发热轻，无汗，头痛，鼻塞，流清涕，喉痒咳嗽等风寒感冒者不宜用；不宜与滋补性中药同时服用；用药期间忌烟酒及辛辣、生冷、油腻食物。

## 三、干燥综合征

### （一）用药原则

1.辨证论治　干燥综合征是一种以外分泌腺大量淋巴细胞浸润为特征的自身免疫性结缔组织病近缘病，主要侵犯泪腺和唾液腺，以眼和口腔干燥为主要症状。本病分为原发性和继发性两种，前者表现为干燥性角膜结膜炎和口腔干燥，不伴有其他结缔组织病，后者则伴有结缔组织病或其他疾病。本病属于中医学的"燥病"范畴。中医学认为，本病以肝肾阴虚、精血不足，不能濡润脏腑、四肢百骸，故有以燥象为主的全身性阴虚内热诸症出现。中医将干燥综合征分为毒热阴虚、阴虚燥热、湿热蕴阻、气阴两虚、痰瘀壅滞5种证型，治疗原则应以滋补肝肾、养阴润燥为主。临床上应先确定干燥综合征的类型及证候，再确定治法。

2.对症下药　中成药治疗干燥综合征，其类型及证候不同，用药也不同。毒热阴虚证型宜采用清营解毒、养阴润燥药物，阴虚燥热证型宜采用养阴清热、生津润燥药物，湿热蕴阻证型宜采用化湿清热、解毒通络药物，气阴两虚证型宜采用益气养阴、凉血润燥药物，痰瘀壅滞证型宜采用活血化瘀、化痰散结药物。

## （二）用药方案

凡唇燥、鼻干、阴门干涩者，可酌情选用皲裂膏、生肌玉红膏、胡桃仁油、蛋黄油外涂，每天2次；皮肤干燥发痒者，可选用复方蛇脂软膏等外涂，每天2次。

1.**毒热阴虚证型**　主要表现为目赤，口干喜饮，唇焦燥渴，关节、肌肉酸痛，毛发干燥、稀少而脆、易落，兼身热恶风，偶有壮热；舌质红，苔少，脉细数。宜选用：琼玉膏，每次15 g，每天2次。

2.**阴虚燥热证型**　主要表现为口眼干燥，渴不欲饮或饮不解渴，低热，涎腺增大，面色潮红，五心烦热，头晕失眠，或有干咳，或痰黏不易咳出；舌质红，苔薄而干，或少苔，脉细数。宜选用：玄麦甘桔颗粒（胶囊），每次10 g，每天3～4次，开水冲服；胶囊，每次3～4粒，每天3次。

3.**湿热蕴阻证型**　主要表现为涎腺增大，口眼干燥，口苦口臭，口中黏腻不适，口角有白色分泌物，可伴有胸闷腹胀，尿痛难解，或有低热；舌质红，苔白腻或黄腻，脉滑数。宜选用：①龙胆泻肝丸（颗粒、胶囊、片、口服液），大蜜丸，每次1～2丸，每天2次；水丸，每次3～6 g，每天2次；颗粒，每次6 g，每天2次，开水冲服；胶囊，每次4粒，每天3次；片剂，每次4～6片，每天2～3次；口服液，每次1支，每天3次。②玄麦柑桔颗粒（胶囊），每次10 g，每天3～4次，开水冲服；胶囊，每次3～4粒，每天3次。

4.**气阴两虚证型**　主要表现为病程较长，多系晚期症状，少气懒言，倦怠乏力，双目干涩，视物模糊，口干唇燥，咽干少津，五心烦热，形体干瘦，牙齿色枯欠润，皮肤干燥发痒，关节酸痛，大便秘结，阴门干涩；舌质红边有齿痕，苔少或无苔，脉虚细且数。宜选用：养阴清肺丸（膏、糖浆、口服液、颗粒），每次1丸，每天2次；膏剂，每次10~20 g，每天2~3次；糖浆，每次20 mL，每天2次；口服，每次10 mL，每天2~3次；颗粒，每次1袋，每天2次，开水冲服。

5.痰瘀壅滞证型　主要表现为口鼻干燥，颈项处可触及大小不等的痰核，腮部肿硬，关节、肌肉酸痛，肢端冰冷，色泽紫暗而失红；苔少，脉细涩。宜选用：复方丹参颗粒（胶囊、片、丸），每次1袋，每天3次，开水冲服；胶囊，每次3粒，每天3次；片剂，每次3片，每天3次；浓缩丸，每次5丸，每天3次；滴丸，每次10丸，每天3次，舌下含服或口服，28天为1个疗程。

### （三）用药提示

1.琼玉膏　对本品过敏者禁用，过敏体质及脾胃虚弱、呕吐泄泻、腹胀便溏、咳嗽痰多者慎用，感冒患者不宜服用；宜饭前服用；服药2周症状未明显改善或症状加重者，应立即停药并到医院就诊；服药期间忌葱、蒜、生萝卜、醋，以及油腻等食物。

2.玄麦甘桔颗粒（胶囊）　服药期间忌烟酒、辛辣、鱼腥食物。

3.龙胆泻肝丸（颗粒、胶囊、片、口服液）　妊娠妇女禁用；长期服用可导致肾损害，服药期间应注意肾功能监测，肾功能不佳者慎用；少数患者有恶心、腹痛、腹泻等消化道反应；脾胃虚弱者不宜久服；糖尿病患者不宜服颗粒剂、口服液；服药期间忌辛辣、刺激、油腻食物。

4.养阴清肺丸（膏、糖浆、口服液、颗粒）　痰湿壅盛、风寒咳嗽者不宜服用；糖尿病患者不宜服糖浆、口服液、颗粒剂；支气管扩张、肺脓肿、肺心病患者，以及小儿、年老体虚者、妊娠妇女应在医师指导下服用；服药期间忌烟酒及辛辣食物。

5.复方丹参颗粒（胶囊、片、丸）　个别患者可出现恶心、呕吐等胃肠不适的不良反应，妊娠妇女慎用。

## 四、系统性红斑狼疮

### （一）用药原则

1.辨证论治　系统性红斑狼疮是一种可累及全身多脏器的自身免疫性结缔组织疾病，其临床表现多样，以发热、蝶形红斑、关节痛及水肿，以及血或骨髓中查到红斑狼疮细胞为主要特征。中医理论认为，系统性红斑狼疮主要由先天禀赋不足、肝肾亏损而成。肝肾精血不足，易致阴虚火旺，虚火上炎，兼因腠理不密，外邪入侵，两热相搏，热毒入里，瘀阻脉络，内伤及脏腑，外阻于肌肤而发病。劳倦内伤、七情郁结、妊娠分娩、冲任受损、日光暴晒、内服药物等都可成为发病的诱因。阴阳失调，阴虚内热为基本病机，热毒炽盛之证可反复出现，甚或热毒内陷，热盛动风。病情虚实互见，变化多样。中医将系统性红斑狼疮分为热毒炽盛、阴虚内热、脾肾阳虚、脾虚肝旺、气滞血瘀5种证型。因此，应先确定系统性红斑狼疮的证型，再确定治法。

2.对症下药　中成药治疗系统性红斑狼疮，应根据证型不同选择药物，做到对症下药。热毒炽盛证型宜采用清热凉血、化斑解毒药物，阴虚内热证型宜采用滋阴降火药物，脾肾阳虚证型宜采用温肾壮阳、健脾利水药物，脾虚肝旺证型宜采用健脾清肝药物，气滞血瘀证型宜采用疏肝理气、活血化瘀药物。

## （二）用药方案

1.热毒炽盛证型　主要表现为面部蝶形红斑鲜艳，皮肤紫斑，伴有高热，烦躁口渴，神昏谵语，抽搐，关节肌肉疼痛，大便干结，小便短赤；舌红绛，苔黄腻，脉洪数或细数。多见于系统性红斑狼疮急性活动期。宜选用：①紫雪颗粒，成人每次1.5～3 g，每天2次；1岁儿童每次0.3 g，5岁以内每增1岁，递增0.3 g，每天1次，5岁以上酌情服用。②新紫雪颗粒（片），每次1袋，每天2次；片剂，每次2片，每天3次。③清开灵注射液，每天2～4 mL，肌内注射；重症患者每天20～40 mL加入10%葡萄糖注射液200 mL或0.9%氯化钠注射液100 mL中静脉滴注，每天1次。

2.阴虚内热证型　主要表现为斑疹暗红，伴有不规则发热或持续低热，五心烦热，自汗盗汗，面浮红，关节痛，足跟痛，月经量少或闭经；舌红，苔薄，脉细数。多见于轻中度活动期或稳定期。宜选用：①六味地黄丸（颗粒、胶囊、片、口服液），大蜜丸，每次1丸，每天2次；

浓缩丸，每次8丸，每天3次；颗粒，每次1袋，每天2次，开水冲服；胶囊，每次2粒，每天2次；片剂，每次8片，每天2次；口服液，每次10 mL，每天2次。②知柏地黄丸（颗粒、口服液），大蜜丸，每次1丸，每天2次；浓缩丸，每次8丸，每天3次；颗粒，每次8 g，每天2次；口服液，每次10 mL，每天3次。

3. **脾肾阳虚证型**　主要表现为面色无华，眼睑、下肢水肿，胸胁胀满，腰膝酸软，面热肢冷，口干不渴，小便清长，尿少或尿闭；舌淡胖，苔少，脉沉细。多见于平素阳虚或晚期合并心肾损害时。宜选用：①金匮肾气丸（片），每次1丸，每天2次；片剂，每次4片，每天2次。②龟鹿补肾丸，大蜜丸，每次6～12 g，每天2次；水蜜丸，每次4.5～9 g，每天2次。

4. **脾虚肝旺证型**　主要表现为皮肤紫斑，胸胁胀满，腹胀纳呆，头昏头痛，耳鸣失眠，月经不调或闭经；舌紫暗或有瘀斑，脉细弦。宜选用：①八珍丸（颗粒），每次6 g，每天2次；颗粒，每次1袋，每天2次，开水冲服。②丹栀逍遥丸，每次1～1.5袋，每天2次。

5. **气滞血瘀证型**　主要表现为红斑暗滞，角栓形成及皮肤萎缩，伴倦怠乏力；舌暗红，苔白或面舌，脉沉细。多见于血管炎、紫癜、心脏损害或肝脾大患者。宜选用：逍遥丸（颗粒），大蜜丸，每次9 g，每天2次；浓缩丸，每次8丸，每天3次；颗粒，每次15 g，每天2次，开水冲服。

## （三）用药提示

1. **紫雪（颗粒、胶囊）**　妊娠妇女忌用，不宜长期服用。

2.清开灵注射液 偶有过敏性不良反应，用药过程中如出现过敏反应，应立即停药并做脱敏处理，尽量不与其他药物尤其是抗生素类药物配伍使用。

3.六味地黄丸（颗粒、胶囊、片、口服液） 不宜与感冒药同时服用；服药期间忌辛辣油腻食物；服药期间出现食欲缺乏、胃脘不适、大便稀、腹痛等症状时，应到医院就诊。

4.知柏地黄丸（颗粒、口服液） 不宜与感冒药同时服用；表现为怕冷、手足凉、喜热饮等虚寒证者不宜用，妊娠妇女慎用；服药期间忌油腻食物。

5.金匮肾气丸（片） 妊娠妇女禁用，服药期间忌房欲、气恼及生冷食物。

6.龟鹿补肾丸 脾胃虚弱、呕吐泄泻、腹胀便溏、咳嗽痰多者慎用，感冒患者不宜服用；服药期间忌辛辣食物，宜饭前服用。

7.丹栀逍遥丸 妊娠妇女慎用；服药期间保持乐观情绪，少吃生冷、辛辣、油腻难消化的食物。

8.八珍丸（颗粒） 不宜与感冒药及藜芦或其制剂同时服用；服药期间忌油腻食物，宜饭前或进食时服用；服药期间出现食欲缺乏、恶心呕吐、腹胀便溏，应去医院就诊。

9.逍遥丸（颗粒） 对本品过敏者禁用，过敏体质者慎用，月经过多者及感冒时不宜服用；服药期间忌寒凉、生冷食物；平素月经正常，突然出现经量减少或错后及阴道不规则出血，应到医院就诊。

## 五、痛风和高尿酸血症

### （一）选药原则

**1. 辨证论治**　痛风和高尿酸血症是由于嘌呤代谢紊乱导致血尿酸持续升高，并造成组织或器官损伤的一组代谢性疾病。临床以高尿酸血症、急性关节炎反复发作、晚期关节僵硬畸形等为主要特征，可伴有痛风石沉积、痛风性肾病和尿酸性尿路结石。本病有痛风性关节炎者，可归入中医学的"痛风""痹证""历节病""白虎历节"等范畴；以蛋白尿为主者，当属"精气下泄""虚劳"等范畴；以肾功能不全、肾功能衰竭为主要表现者，属于"虚损""关格"等范畴；以尿酸结石或血尿、白细胞尿为主者，可归入"血尿""热淋""石淋"等范畴；若合并高血压、冠心病、高脂血症等，当属"眩晕""心悸""心痹""胸痹"等范畴。中医学认为，本病与肺、脾、肾三脏关系最为密切，外感、内伤相互为患。常在体内脏腑功能紊乱、湿热蕴积、浊毒瘀滞之时，适逢外邪相合或嗜酒、恣食肥甘，或劳倦内伤、七情为害而诱发。治疗以扶正为主，兼以祛邪。中医将痛风和高尿酸血症分为肝肾阴虚证、肾阳虚证、气阴两虚证、阴阳两虚证4种证型。因此，应先确定痛风和高尿酸血症的类型及证候，再确定治法。

**2. 对症下药**　中成药治疗痛风和高尿酸血症，应注意类型及证候不同用药也不同。肝肾阴虚证型宜采用滋养肝肾药物，肾阳虚证型宜采用健脾固肾、补益气血药物，气阴两虚证型宜采用益气养阴、祛瘀利湿药物，阴阳两虚证型宜采用滋肾健脾、阴阳双补药物。

## （二）用药方案

1.肝肾阴虚证型　主要表现为腰膝酸痛，双目干涩，五心烦热，口干喜饮，大便干结，尿赤或沙石尿；舌淡红或舌红少苔，脉弦细。宜选用：杞菊地黄丸（胶囊、片、口服液），每次1丸，每天2次；浓缩丸，每次8丸，每天3次；胶囊，每次5~6粒，每天3次；片剂，每次3~4片，每天3次；口服液，每次10 mL，每天2次。

2.脾肾阳虚证型　主要表现为气短乏力，纳少腹胀，四肢不温，腰膝酸软，夜尿多且清长，大便溏；舌体胖大，舌边有齿痕，脉沉细。宜选用：气血固本口服液，每次10 mL，每天3次，于早饭、午饭前30分钟和晚睡前各1次，连服2周为1个疗程。

3.气阴两虚证型　主要表现为神疲乏力，自汗气短，手足心热，咽干口燥，口渴喜饮或饮水不多，大便或干或稀；舌质淡红边有齿痕，脉沉细。宜选用：人参归脾丸，每次1丸，每天2次。

4.阴阳两虚证型　主要表现为面色少华，畏寒肢冷，腰酸腰痛，口干欲饮，或有水肿，大便或干或稀；舌胖而质淡，脉沉细或沉弱。多见于痛风末期。宜选用：金匮肾气丸（片），每次1丸，每天2次；片剂，每次4片，每天2次。

5.兼夹证型

（1）夹湿热：主要表现为兼关节肿痛发热，口渴烦躁，尿黄赤，舌红苔黄腻，宜选用扶正方，以清热利湿。

（2）夹寒湿：主要表现为兼关节疼痛，遇寒加重，得温痛减，宜在扶正方中加桂枝6 g，以温散寒湿而止痛。

（3）夹水湿：主要表现为水肿。轻者下肢稍肿，宜在扶正方中加牛膝12 g，以利水理气，助气行水。

（4）夹湿浊：主要表现为湿浊阻滞中焦者，可见恶心，呕吐，舌苔黄腻。湿浊上逆，口中尿臭明显，宜在扶正方中加化湿热药，以化浊降逆，使湿浊外泄，症状得以缓解。

（5）夹瘀血：主要表现为常有肢痛肢麻，关节不利，唇暗，舌质暗或有瘀斑瘀点，宜选用扶正方，以活血化瘀。

## （三）用药提示

1.杞菊地黄丸（胶囊、片、口服液）　脾胃虚寒、大便稀溏者慎用。

2.气血固本口服液　个别患者服药后可有口干，饮水后可缓解。

3.人参归脾丸　身体健壮不虚者禁用，不宜和感冒类药同时服用，不宜与藜芦、五灵脂、皂荚或其制剂同时服用，宜饭前服或进食同时服。

4.金匮肾气丸（片）　妊娠妇女禁用，服药期间忌生冷食物及房欲、气恼。

# 六、强直性脊柱炎

## （一）用药原则

1.辨证论治　强直性脊柱炎是一种主要侵犯中轴关节的全身性、慢性、进行性炎症疾病。病变可累及骶髂关节、脊柱和外周关节，以及眼、心、肺等器官。强直性脊柱炎属于中医学的"痹证"范畴，并可参照"腰痛""龟背风""竹节风"等进行治疗。中医学认为，本病主要病机为肾及督脉亏虚，气血不足，风寒湿热等外邪侵袭，经络痹阻，不通则痛。其标在经络，本在肾，且与督脉、足太阳经脉密切相关。外感寒湿者宜温散，湿热者宜清化，血瘀者宜化瘀佐以理气。久病者肾与督脉亏虚，脏气失调，以虚证为主，需视其所伤之不同予以补养。劳伤气血者补气养血，房劳伤精者补元益精，气滞、痰阻、水停、火结者视其所因而和之，待病情缓解，应补肾壮督，扶助正气。中医将强直性脊柱炎分为寒湿痹阻、湿热阻络、瘀血阻络、肾虚督亏、肝肾阴虚5种证型。应先确定强直性脊柱炎的类型及证候，再确定治法。

2.对症下药　中成药治疗强直性脊柱炎，应注意类型及证候的不同合理选择用药。寒湿痹阻证型宜采用散寒除湿、温经通络药物，湿热阻络证型宜采用清热解毒、利湿通络药物，瘀血阻络证型宜采用活血祛瘀、通络止痛药物，肾虚督亏证型宜采用温肾补督、祛痹通络药物，肝肾阴虚证型宜采用补益肝肾、通络止痛药物。

## （二）用药方案

1.寒湿痹阻证型　主要表现为腰骶、脊背酸楚疼痛，痛连颈项，伴僵硬和沉重感，转侧不利，阴雨潮湿天加重，得温痛减，或恶寒怕冷，或伴双侧腰部冷痛；舌质淡，苔薄白腻，脉沉迟。宜选用：①尪痹颗粒（片），每次6 g，每天3次；片剂，每次7～8片，每天3次。②益肾蠲痹丸，每次8～12 g，每天3次。③正清风痛宁片，前3天每次2片，每天3次，饭前服；3天后如无不良反应，可增至每次3～4片，每天3次，1个月为1个疗程。病情缓解后可适当减量继续服用，以巩固疗效。④雷公藤多苷片，每天千克体重1.0～1.5 mg，分3次饭后服。⑤昆明山海棠片，每次2片，每天3次，饭后服。

2.湿热阻络证型　主要表现为腰骶、脊柱、髋部酸痛僵硬，活动不利，或伴膝、踝等关节红肿疼痛，或见烦热，口苦，胸脘痞闷，小便黄赤；舌红，苔黄腻，脉濡滑而数。宜选用：①四妙丸，每次6 g，每天2次。②尪痹颗粒（片），用法及用量同上。

3.瘀血阻络证型　主要表现为腰背疼痛剧烈，固定不移，转摇不能，夜间尤甚，有时需下床活动后才能重新入睡，晨起肢体僵硬明显，或有关节屈曲变形；舌质暗或有瘀点或瘀斑，苔薄白或薄黄，脉弦涩。宜选用：①益肾蠲痹丸，用法用量同上。②桂痹颗粒，每次6 g，每天3次，开水冲服。③风湿马钱片，常用量每次2～3片，极量每次4片，每天2次。

4.肾虚督亏证型　主要表现为腰骶、脊背、髋部、颈部酸痛，冷痛，痛势隐隐，喜暖喜按，劳累或遇寒加重，或见关节强直，屈伸不利，或伴腿膝酸软乏力、肌肉萎缩、畏寒肢冷，或大便稀溏、小便清长；舌淡，苔薄白，脉沉细弱。宜选用：①益肾蠲痹丸，用法用量同上。②独活寄生合剂（丸），每次15～20 mL，每天3次，用时摇匀；蜜丸，成人每次1丸，7岁以上儿童服成人1/2量，每天2次。③健步壮骨丸，每次1丸，每天2次。

5.肝肾阴虚证型　主要表现为腰骶部、脊背酸痛伴下肢隐痛，转侧受限，甚则关节强直变形，屈伸不利，或有四肢酸软乏力、肌肉萎缩，或有双目干涩疼痛，可伴消瘦，咽干口渴，头晕目眩，盗汗耳鸣，心烦失眠，面色潮红，手足心热；舌质红，苔少或薄黄，脉弦细数。宜选用：①益肾蠲痹丸，用法用量同上。②知柏地黄丸（颗粒、口服液），大蜜丸，每次1丸，每天2次；浓缩丸，每次8丸，每天3次；颗粒，每次8g，每天2次，开水冲服；口服液，每次10 mL，每天3次。③左归丸，水蜜丸，每次9g；大蜜丸，每次1丸，每天2次，饭前服。

## （三）用药提示

1.尪痹颗粒（片）　糖尿病患者禁用，妊娠妇女慎用。

2.益肾蠲痹丸　偶有皮肤瘙痒等不良反应，停药后消失；妊娠妇女、婴幼儿及肾功能不全者禁用；妇女月经期行经量多者暂缓服用；因含马兜铃酸药材，可引起肾损害，长期服用应定期检查肾功能，如发现肾功能异常应立即停药。

3.正清风痛宁胶囊（片）　少数患者可出现皮疹或白细胞减少，停药后即可消失；有哮喘病史和对本品过敏者及妊娠或哺乳期妇女禁用；定期复查（每2周1次）血常规，注意观察血糖和胆固醇。

4.雷公藤多苷片　常见胃肠道反应，偶有皮肤过敏反应，一般停药后可恢复；长期服用可引起月经紊乱，精子活力降低及数目减少，白细胞和血小板减少；严重心血管病、老年患者慎用；不宜与碱性药物同时服用。

5.昆明山海棠片　可引起骨髓抑制，导致白细胞、血小板减少或贫血，故使用时应注意复查血常规；本品不宜久服；可引发女性月经紊乱或闭经、男性精子减少，有生育要求者不宜服用。使用该药如出现恶心、胃痛、腹泻等消化道症状，以及皮疹或皮肤色素沉着等不良反应须立即停药，肝、肾功能不全者慎用。

6.四妙丸　虚寒痿证及带下、风寒湿痹证等禁用，妊娠妇女慎用。

7.风湿马钱片　高血压病与心、肝、肾病患者及妊娠妇女禁用，儿童及老年体弱者慎用，不宜久服；如出现头晕、恶心等，可减量或暂停服用，多饮温开水或用甘草、绿豆煎水服，可缓解症状。

8.独活寄生合剂（丸）　高血压病、心脏病、肝病、糖尿病、肾病等慢性病严重者应在医师指导下服用，妊娠妇女慎用；用药期间忌生冷、油腻食物。

9.左归丸　妊娠妇女禁用，感冒患者不宜服用，用药期间忌油腻食物。

10.知柏地黄丸（颗粒、口服液）　妊娠妇女慎用，不宜与感冒类药同时服用，虚寒性病证患者不宜服用，服药期间忌油腻食物。

# 七、类风湿关节炎

## （一）用药原则

1.辨证论治　类风湿关节炎是一种对称性多关节受累为主要临床表现的自身免疫性疾病，以关节滑膜慢性炎症、关节的进行性破坏为特征。主要表现为对称性多关节肿痛，晚期可造成关节强直或畸形，功能严重受损。本病属中医学的"痹证""历节""尪痹证"等范畴。临床上中医将类风湿关节炎分为活动期和缓解期。活动期以寒湿，或湿热，或寒热夹杂痹阻经脉为常见；缓解期以痰瘀互结，或正气不足为主要表现。辨证属邪实正虚。活动期多以邪实为主，治疗以祛邪为主。缓解期或中晚期，多属正虚邪恋或虚实夹杂，正虚多为肝肾亏虚、气血不足，邪实则多见痰浊、瘀血等，治疗以扶正祛邪。活动期一般分为寒湿痹阻与湿热痹阻证型，缓解期分为痰瘀痹阻、肾虚寒凝、肝肾阴虚、气血亏虚和正虚邪恋证型。因此，应先确定类风湿关节炎的类型及证候，而后再确定治法。

2.对症下药　中成药治疗类风湿关节炎，应注意类型及证候不同，用药也不同。寒湿痹阻证型宜疏风散寒、祛湿宜脾，湿热痹阻证型宜清热通络、疏风胜湿，痰瘀痹阻证型宜活血化瘀、祛痰通络，肾虚寒凝证型宜祛风散寒、除湿补肾，肝肾阴虚证型宜滋阴补肾，气血亏虚证型宜补益气血、祛邪通络，正虚邪恋证型宜益肾培本、蠲痹通络。

## （二）用药方案

1.寒湿痹阻证型　主要表现为肢体关节冷痛，肿胀或重着，触痛，晨僵，关节屈伸不利，遇寒则剧，得热则减，局部畏寒怕风，或恶风发热，肌肤麻木，或口淡不渴，恶风寒，阴雨天加重，肢体沉重；舌质淡或淡红，舌苔薄白或白腻，脉弦紧或沉紧或浮缓。宜选用：①寒湿痹颗粒（片），每次5 g（无糖型），每天3次，开水冲服；片剂，每次4片，每天3次。②风湿骨痛胶囊，每次2~4粒，每天2次。

2.湿热痹阻证型　主要表现为四肢关节或肌肉局部红肿，疼痛如燎，局部肤温升高，下肢关节尤甚，晨僵，活动受限，或关节积液，屈伸不利，或伴发热，口苦口黏，口渴不欲饮，或发热，恶风，有汗不解，心烦口渴，便干溲黄；舌红，苔黄腻或燥，脉滑数或弦滑。宜选用：①湿热颗粒（片），每次5 g，每天3次，开水冲服；片剂，每次3~5片，每天2~3次。病重者加倍服用。②四妙丸，每次6 g，每天2次。

3.痰瘀痹阻证型　主要表现为关节漫肿，肌肉关节刺痛，痛处不移，关节增大，肢体顽麻或重着，甚至强直畸形，屈伸不利，周围可见硬结，肌肤甲错或干燥无光泽，或肌肤关节紫暗，肿胀，按之稍硬，或关节僵硬变形，有硬结，瘀斑，面色黧黑，眼睑水肿，或胸闷痰多；舌质紫暗，或有瘀斑，苔白腻或黄腻，脉细涩或细滑。宜选用：盘龙七片，每次3~4片，每天3次。

4.肾虚寒凝证型　主要表现为关节冷痛而肿，肢冷不温，关节屈伸不利，晨僵，关节畸形，腰背酸痛，俯仰不利，面色白，畏寒怕冷，神倦懒动，天气寒冷加重；舌淡胖，苔白滑，脉沉细。宜选用：①尪痹颗粒（片），每次6 g，每天3次，开水冲服；片剂，每次7~8片，每天3次。②益肾蠲痹丸，每次8~12 g，每天3次。

5.肝肾阴虚证型　主要表现为关节肿胀疼痛或酸痛，局部灼热疼痛，关节屈伸不利，形瘦骨立，腰膝酸软，头晕耳鸣，盗汗，失眠；舌红少苔，脉细数。宜选用：木瓜丸，每次30丸，每天2次。

6.气血亏虚证型　主要表现为关节疼痛，肿胀僵硬，麻木不仁，行动不利，面色淡白，心悸，自汗，神疲乏力；舌淡苔薄白，脉细弱。宜选用：痹祺胶囊，每次4粒，每天2~3次。

7.正虚邪恋证型　主要表现为关节疼痛，经久不愈，痛势绵绵，甚至彻夜不眠，日轻夜重，形体消瘦，面色萎黄，神疲乏力，腰膝酸软；舌淡苔薄白，脉细小弦。宜选用：益肾蠲痹丸，每次8~12ｇ，每天3次。

### （三）用药提示

1.寒湿痹颗粒（片）　高热及妊娠妇女禁用，脾胃虚弱、食入难消、呕吐泄泻、腹胀便溏、咳嗽痰多者慎用；服药期间忌烟酒及辛辣、生冷、油腻食物；不宜和感冒类药同时服用；宜饭前或进食时服用。

2.风湿骨痛胶囊　妊娠妇女禁用；本品含毒性药物，不可多服和久服。

3.湿热痹颗粒（片）　妊娠妇女禁用，风寒湿痹者不宜服用；服药期间忌辛辣、油腻之物。

4.四妙丸　虚寒痿证及带下、风寒湿痹证等禁用，妊娠妇女慎用。

5.盘龙七片　高血压病患者及妊娠妇女慎用。

6.尪痹颗粒（片）　糖尿病患者禁用，妊娠妇女慎用。

7.益肾蠲痹丸　偶有皮肤瘙痒等不良反应，停药后消失；妊娠妇女、婴幼儿及肾功能不全者禁用；妇女月经期行经量多者暂缓服用；本品含马兜铃酸药材，可引起肾损害，长期服用应定期检查肾功能，如发现肾功能异常，应立即停药。

8.木瓜丸　妊娠妇女禁用，服药期间忌生冷食物。

9.痹祺胶囊　高血压病患者及妊娠妇女禁用；不可多服和久服；服用期间若出现恶心、头晕、口干等症状，应停止用药。

## 八、多发性肌炎

### （一）用药原则

1.辨证论治　多发性肌炎是由多种原因引起的骨骼肌群间质性炎性改变和肌纤维变性为特征的综合征。主要临床表现为受累骨骼肌无力，继之产生肌肉萎缩。多发性肌炎属于中医学的"肌痹""痹病""痿病"等范畴。中医学认为，本病病位在肢体肌肉，多因风湿之邪侵于肌肤，困阻卫阳，致卫阳不能温煦，或因七情内伤，郁久化热生毒，使阴阳气血失衡，气机不畅，瘀阻经络，正不胜邪，毒邪犯脏所致。本病初期多表现为风湿毒邪壅盛，治疗宜祛邪解毒；中后期则常表现为虚证，则以扶正为主，兼以祛邪。同时，各期应加通络和营之品，以达到营血调和、经络畅达、通痹防痿之功。中医将多发性肌炎分为急性期和缓解期，急性期分为毒热炽盛、湿热蕴结2种证型，缓解期则分为阴虚内热、气血亏虚、阴阳两虚3种证型。因此，应先确定多发性肌炎的类型及证候，再确定治法。

2.对症下药　中成药治疗多发性肌炎，应根据其类型及证候不同选择不同药物。①急性期：毒热炽盛证型宜采用凉血解毒、活血止痛药物，湿热蕴结证型宜采用清热除湿、和营通络药物。②慢性期：阴虚内热证型宜采用清热养阴通络药物，气血亏虚证型宜采用气血双补药物，阴阳两虚证型宜采用滋阴壮阳药物。

### （二）用药方案

1.急性期

（1）毒热炽盛证型：主要表现为发热，肌肉关节疼痛无力，皮肤痈疡疔毒，便干尿赤；舌红绛，苔黄厚，脉数。宜选用：①清开灵颗粒（胶囊、片、口服液），每次1~2袋，每天2~3次，开水冲服；胶囊，每次2~4粒，每天3次；片剂，每次1~2片，每天3次；口服液，每次20~30 mL，每天2次。②抗病毒颗粒（胶囊、片、口服液），有糖型每次12~24 g，无糖型每次3~6 g，每天3次，开水冲服；胶囊，每次4粒，每天3次，饭后服；片剂，每次4片，每天3次，饭后服；口服液，每次10 mL，每天2~3次。③新癀片，每次2~4片，每天3次，亦可用冷开水调成糊状敷于患处。

（2）湿热蕴结证型：主要表现为发热，肌肉疼痛，重着无力，腹胀、食欲缺乏，大便黏软不爽，小便赤；舌质红，苔黄腻，脉滑数。宜选用：①二妙丸，每次6~9 g，每天2次。②清开灵颗粒（胶囊、片、口服液），用法用量同上。

2.慢性期

（1）阴虚内热证型：主要表现为消瘦，肌肉关节疼痛痿软无力，局部皮肤暗红，心烦梦多，低热盗汗，小便黄少，大便干；舌质红，苔黄，脉细数。宜选用：①知柏地黄丸（颗粒、口服液），大蜜丸，每次1丸，每天2次；浓缩丸，每次8丸，每天3次；颗粒，每次8 g，每天2次，开水冲服；口服液，每次10 mL，每天3次。②六味地黄丸（颗粒、胶囊、片、口服液），大蜜丸，每次1丸，每天2次；浓缩丸，每次8丸，每天3次；颗粒，每次1袋，每天2次，开水冲服；胶囊，每次2粒，每天2次；片剂，每次8片，每天2次；口服液，每次10 mL，每天2次。

（2）气血亏虚证型：主要表现为精神疲倦，肌肉酸痛无力，不能久立，甚则肌肉渐脱，皮肤干燥，心悸气短，食少懒言，头晕自汗，失眠健忘；舌淡胖，苔白，脉细弱。宜选用：①人参养荣丸，每次1丸，每天2次。②人参归脾丸，每次1丸，每天2次。

（3）阴阳两虚证型：主要表现为肌肉酸痛无力，肢体麻木，皮肤干燥，视物昏花，食少懒言，畏寒或气短，腰酸腿软；舌质淡，苔白，脉沉细。宜选用：①十全大补丸，大蜜丸，每次1丸，每天2~3次；水蜜丸，每次6 g，每天2~3次；浓缩丸，每次8~10丸，每天3次。②人参养荣丸，每次1丸，每天2次。

**（三）用药提示**

1.清开灵颗粒（胶囊、片、口服液）　对本品过敏者禁用，过敏体质者慎用；表现为恶寒重、发热轻、无汗、头痛鼻塞、流清涕、喉痒咳嗽，以及高血压病、心脏病患者慎用；平素脾胃虚寒及久病体虚者如出现腹泻时慎用；

不宜与滋补性中药同时服用；服药期间忌烟酒及辛辣、生冷、油腻食物。

2.抗病毒颗粒（胶囊、片、口服液） 少数患者服用后可出现轻度恶心、腹泻等不良反应。对本品过敏者及妊娠妇女禁用，过敏体质及脾胃虚寒泄泻者慎用；不宜与滋补性中药同时服用；不宜长期服用；服药期间忌烟酒及辛辣、生冷、油腻食物。

3.新癀片 个别患者空腹服用时有眩晕、咽干、倦怠、胃部不适、轻度腹泻等不良反应，停药后消失。有消化道出血史者禁用，胃及十二指肠溃疡与肾功能不全者慎用。

4.二妙丸 服药期间忌生冷、辛辣、油腻、鱼虾等食物；服药期间患处尽量少接触水及肥皂、洗衣粉等碱性刺激性物，如湿疹面积广、渗液多、皮肤糜烂、瘙痒严重，应去医院就诊。

5.知柏地黄丸（颗粒、口服液） 不宜与感冒类药同时服用，表现为怕冷、手足凉、喜热饮等虚寒证者不宜用，妊娠妇女慎用，服药期间忌油腻食物。

6.六味地黄丸（颗粒、胶囊、片、口服液） 不宜与感冒类药同时服用；服药期间忌辛辣油腻食物；服药期间出现食欲缺乏、胃脘不适、大便稀、腹痛等症状时，应去医院就诊。

7.人参养荣丸 妊娠妇女禁用，出血者不宜用，不宜与感冒类药及藜芦、五灵脂、皂荚或其制剂同时服用，服药期间不宜喝茶和食萝卜，宜饭前或进食时服用。

8.人参归脾丸 不宜与感冒类药及藜芦、五灵脂、皂莱或其制剂同时服用，宜饭前或进食时服用。

9.十全大补丸　妊娠妇女禁用，实热者不宜用，不宜与感冒类药及藜芦、赤石脂或其制剂同时服用；服药期间忌生冷、油腻食物，宜饭前或进食时服用；服药期间出现口干、便燥、舌红、苔黄等症状，应去医院就诊。

# 第8章

# 内分泌疾病中成药的合理应用

## 一、甲状腺功能亢进症

### （一）用药原则

**1. 辨证论治**　甲状腺功能亢进简称甲亢，是指甲状腺的高功能状态，是一种自身免疫性疾病，不仅限于甲状腺，而是一种多系统的综合征，包括高代谢症候群、弥散性甲状腺肿、眼征、皮损和甲状腺肢端病。本病属于中医学的"瘿病"范畴。中医学认为，本病主要由情志内伤、饮食及水土失宜等原因损伤肝脾，使气机郁滞，津凝痰聚，痰气壅结颈前所致。痰气郁结日久，则产生瘀血的病变。痰气郁结化火，火热耗伤阴精，可致阴虚火旺，尤以肝、心两脏阴虚火旺的病变突出。治疗以理气化痰、消瘿散结为基本治则。瘿肿质地较硬及有结节者，应配合活血化瘀；阴虚火旺者，则当以滋阴降火为主。中医将甲状腺功能亢进症分为气郁痰阻、痰结血瘀、肝火旺盛、心肝阴虚4种证型。因此，应先确定甲状腺功能亢进症的类型及证候，再确定治法。

**2. 对症下药**　中成药治疗甲状腺功能亢进症，应注意类型及证候不同用药也不同。气郁痰阻证型宜采用理气疏郁、化痰消瘿药物，痰结血瘀证型宜采用理气活血、化痰消瘿药物，肝火旺盛证型宜采用清泄肝火药物，心肝阴虚证型宜采用滋养阴精、宁心柔肝药物。

## （二）用药方案

1.气郁痰阻证型　主要表现为颈前正中增大，质软不痛而胀，胸闷、喜太息，胸胁窜痛，病情常与情志因素有关；苔薄白，脉弦。宜选用：①海藻丸，每次9 g，每天2次。②五海瘿瘤丸，每次9 g，每天3次。

2.痰结血瘀证型　主要表现为颈前出现肿块，按之较硬或有结节，肿块经久未消，胸闷，纳差；苔薄寡白或白腻，脉弦或涩。宜选用：化肝煎，青皮、陈皮、芍药各6 g，牡丹皮、栀子（炒）、泽泻各3.5 g，土贝母6~9 g。加水220 mL，煎至160 mL，空腹时温服，每天1剂。

3.肝火旺盛证型　主要表现为颈前轻度或中度增大，一般柔软、光滑，烦热多汗，急躁易怒，眼球突出，手指颤抖，面部烘热，口渴；舌红，苔薄黄，脉弦。宜选用：龙胆泻肝丸（颗粒、胶囊、片、口服液），大蜜丸，每次1~2丸，每天2次；水丸，每次3~6 g，每天2次；颗粒，每次6 g，开水冲服，每天2次；胶囊，每次4粒，每天3次；片剂，每次4~6片，每天2~3次；口服液，每次1支，每天3次。

4.心肝阴虚证型　主要表现为瘿肿或大或小、质软，病起较缓，心悸不宁，心烦少寐，易出汗，手指颤动，眼干目涩，倦怠乏力；舌质红，舌体颤动，脉弦细数。宜选用：①大补阴丸，每次6 g，每天2~3次。

②知柏地黄丸（颗粒、胶囊、口服液），大蜜丸，每次1丸，每天2次；浓缩丸，每次8丸，每天3次；颗粒，每次8 g，每天2次；口服液，每次10 mL，每天3次。

### （三）用药提示

1.海藻丸　服药期间忌生葱、生菜，以及五辛、湿面、热物之类。

2.五海瘿瘤丸　妊娠妇女禁用，阴虚火旺者慎用。服药期间忌生冷、油腻、辛辣食物。

3.龙胆泻肝丸（颗粒、胶囊、片、口服液）　妊娠妇女禁用，肾功能不好者慎用，治疗期间应加强肾功能监测。长期服用可导致肾损害（国内外研究者发现马兜铃酸有明显的肾毒性，本品原处方中含有关木通，考虑引起的肾损害可能与关木通中的马兜铃酸有关）。少数患者可见恶心、腹痛、腹泻等消化道反应。脾胃虚弱者不宜久服，久服易伤脾胃。糖尿病患者不宜服颗粒剂、口服液。服药期间忌辛辣、刺激、油腻饮食。

4.大补阴丸　对本品过敏者禁用，过敏体质者及妊娠妇女慎用，感冒患者不宜服用，表现为怕冷、手足凉、喜热饮等虚寒证患者不适用。本品滋腻而寒凉，凡脾胃虚弱、痰湿内阻、脘腹胀满、食少便溏者慎用。高血压病、心脏病、肝病、肾病等慢性病患者应在医师指导下服用。宜饭前用开水或淡盐水送服。糖尿病患者应适量运动。服药期间忌辛辣、生冷、油腻食物，忌情绪激动或生闷气。

5.知柏地黄丸（颗粒、胶囊、口服液）　妊娠妇女慎用，表现为怕冷、手足凉、喜热饮等虚寒证者不适用，不宜和感冒类药同时服用。本品宜空腹或饭前用开水或淡盐水送服，服药期间忌油腻食物。

## 二、甲状腺功能减退症

### （一）用药原则

1.辨证论治　甲状腺功能减退症简称甲减，是由于甲状腺激素合成、分泌不足或生物效应不足而引起以甲状腺功能减退为主要特征的疾病，病情严重者称为黏液性水肿。黏液性水肿是由各种原因引起甲状腺功能不全导致甲状腺素缺少或甲状腺激素抵抗，皮下由于黏多糖沉积，面部出现蜡样水肿，多见于甲状腺自身免疫性疾病、甲状腺功能亢进症甲状腺切除过多或放疗破坏太多者。甲减若发病始于胎儿及新生儿期，表现为生长和发育迟缓、障碍，称为呆小症（克汀病）；成人则表现为全身性代谢降低，细胞间黏多糖沉积，皮下组织被黏液性物质浸润，产生特征性的非凹陷性水肿（即黏液性水肿）。本病主要临床表现为乏力、畏寒、水肿、小儿发育迟缓等。甲减属于中医学的"虚劳""水肿"范畴。中医学认为，本病主要病机在于虚损，先天禀赋不足、后天失养、积劳内伤、久病失于调补是发病的主要原因。甲减主要病位在肾，涉及心、脾两脏。根据其病情发展演变，中医将甲减分为气血两虚、脾肾阳虚、心肾阳虚、阴阳两虚4种证型。临床治疗时应先确定其类型及证候，再确定治法。

2.对症下药　采用中成药治疗甲减，应根据其类型及证候不同选择药物，做到辨证施治、对症用药。气血两虚证型宜采用益气养阴、气血双补药物，脾肾阳虚证型宜采用健脾益气、温肾助阳药物，心肾阳虚证型宜采用温补心肾、强心复脉药物，阴阳两虚证型宜采用滋阴补阳药物。

## （二）用药方案

1.气血两虚证型　主要表现为神疲乏力，气短懒言，面色苍白，头晕心悸，五心烦热，表情呆板，动作或语言迟缓；舌淡苔薄，脉沉细。宜选用：十全大补丸（浓缩丸、水蜜丸），每次1丸，每天2~3次；浓缩丸，每次8~10丸，每天3次；水蜜丸，每次6g，每天2~3次。

2.脾肾阳虚证型　偏于脾阳虚者主要表现为面浮苍黄或苍白无华，神疲肢软，手足麻木，少气懒言，头晕目眩，四肢不温，腹胀纳减，口淡乏味，畏寒便溏，男子阳痿，女子月经不调或见崩漏；舌质淡胖，舌苔白滑或薄腻，脉弱濡软或沉迟无力。偏于肾阳虚者主要表现为形寒怯冷，精神萎靡，腰背、二阴皆肿，头晕嗜睡，动作缓慢，表情淡漠，神情呆板，思维迟钝，面色苍白，毛发稀疏，性欲减退，月经不调，体温偏低；舌质淡胖，脉沉伏。宜选用：金匮肾气丸（片），每次1丸，每天2次；片剂每次4片，每天2次。

3.心肾阳虚证型　主要表现为形寒肢冷，心悸怔忡，面虚浮，动作懒散，头晕目眩，耳鸣重听，肢软无力，嗜睡息短，或有胸闷胸痛；舌质暗淡，苔薄白，脉沉迟细弱，或见结代。宜选用：①金匮肾气丸（片），每次1丸，每天2次；片剂，每次4片，每天2次。②生脉饮口服液（片），每次1支，每天3次；片剂，每次8片，每天3次。

**4.阴阳两虚证型** 主要表现为神疲嗜寐，表情淡漠，口干舌燥，毛发干枯，肢凉怕冷，皮肤粗糙，头晕耳鸣，周身肿胀，腹胀纳呆；舌暗体胖，苔薄或少，脉沉细或沉缓。宜选用：左归丸（水蜜丸），每次1丸，每天2次；水蜜丸，每次9 g，每天2次，饭前服。

## （三）用药提示

**1.十全大补丸** 温补气血。用于气血两虚，面色苍白，气短心悸，头晕自汗，体倦乏力，四肢不温，月经量多。对本品过敏者及妊娠妇女禁用，过敏体质者慎用；本品含肉桂，属温热药，实热及感冒发热患者不宜服用；合并高血压病、冠心病、肝病、糖尿病、肾病等慢性病严重者，以及儿童与哺乳期妇女应在医师指导下服用；本药不宜与藜芦、赤石脂或其制剂，以及感冒类药物同时服用；服药4周症状无缓解，或出现口干、便干、舌红、苔黄等症状应立即停药，并去医院就诊；本品宜饭前服或进食时服用，服药期间忌生冷、油腻及不易消化食物。

**2.金匮肾气丸（片）** 温补肾阳，化气行水。用于肾虚水肿，腰膝酸软，小便不利，畏寒肢冷。妊娠妇女禁用，服药期间忌生冷食物及房欲、气恼。

**3.生脉饮（片）** 益气复脉，养阴生津。用于气阴两亏，心悸气短，脉微自汗。对本品过敏者禁用，过敏体质者及脾胃虚弱、呕吐泄泻、腹胀便溏、咳嗽痰多者慎用；感冒患者不宜服用；小儿、妊娠妇女及高血压病、糖尿病患者应在医师指导下服用；宜饭前服用；如正在使用其他药品，使用本药前应咨询医师或药师；服药2周或服药期间症状加重，或出现新的严重症状应立即停药，并去医院就诊；服药期间忌油腻食物。

4.左归丸 滋肾补阴。用于真阴不足，腰酸膝软，盗汗，神疲口燥。对本药过敏者及妊娠妇女、儿童禁用，过敏体质者慎用，感冒患者不宜服用；如正在使用其他药品，使用本品前应咨询医师或药师；服药2周症状无改善或加重，或出现新的严重症状应立即停药，并去医院就诊。服药期间忌油腻食物。

# 三、骨质疏松症

## （一）用药原则

1.辨证论治 骨质疏松症是由于骨量减少、骨微观结构退化，导致易发生骨折的一种全身性骨骼疾病。本病属于中医学的"骨痹""骨痿"范畴。中医学认为，骨质疏松症是由于年老肾虚精亏、气血不足或因寒湿之邪侵袭，导致气血凝滞，络脉不通，筋骨失养，发生"骨痹""骨痿"。本病基本病机是本虚，病位在骨，证属本虚标实，以肝、脾、肾三脏虚弱，尤以肾虚为本，寒湿、血瘀为标。初起时以实证或虚证多见，久病则多为虚实夹杂。治疗应抓住"本虚标实"的特点，以扶正祛邪为原则，注重补肾、健脾、养血、益精、生髓等固本之法，兼施散寒除湿、行气活血、祛瘀止痛等祛邪之则，标本兼顾。中医将骨质疏松症分为阳虚湿阻、气滞血瘀、脾气虚弱、肝肾阴虚、肾阳虚衰、肾精不足、气血两虚证7种证型。

2.对症下药 中成药治疗骨质疏松症，应根据其类型及证候选择不同药物。阳虚湿阻证型宜采用散寒祛湿、温通经络药物，气滞血瘀证型宜采用理气活血、化瘀止痛药物，脾气虚弱证型宜采用健脾益气、强筋壮骨药物，肝肾阴虚证型宜采用滋补肝肾、养阴填精药物，肾阳虚衰证型宜采用补肾壮阳、强筋健骨药物，肾精不足证型宜采用滋肾填精、养髓壮骨药物，气血两虚证型宜采用气血双补、益髓壮骨药物。

### （二）用药方案

1.阳虚湿阻证型　主要表现为腰部冷痛，转侧不利，渐渐加重，静卧亦不减或反加重，遇寒冷及阴雨天疼痛加剧；舌淡，苔白腻，脉沉而迟缓。宜选用：健步壮骨丸，每次1丸，每天2次。

2.气滞血瘀证型　主要表现为骨节疼痛，痛有定处，痛处拒按，筋肉挛缩，骨折，多有外伤或久病史；舌质紫暗，有瘀点或瘀斑，脉涩。宜选用：仙灵骨葆胶囊，每次3粒，每天2次，4～6周为1个疗程。

3.脾气虚弱证型　主要表现为腰背酸痛，肢体倦怠无力，消瘦，少气懒言，纳少，大便溏薄；舌淡苔白，脉缓弱无力。宜选用：龙牡壮骨颗粒，每次5 g，每天3次，开水冲服。

4.肝肾阴虚证型　主要表现为腰膝酸痛，膝软无力，驼背弯腰，患部痿软微热，形体消瘦，眩晕耳鸣，或五心烦热，失眠多梦，男子遗精，女子经少经闭；舌红少津，少苔，脉沉细数。宜选用：①知柏地黄丸（颗粒、口服液），大蜜丸，每次1丸，每天2次；浓缩丸，每次8丸，每天3次；颗粒，每次8 g，每天2次，开水冲服；口服液，每次10 mL，每天3次。②健步丸，每次9 g，每天2次。③虎潜丸，每次6 g，每天2次。

5.肾阳虚衰证型 主要表现为腰背冷痛，酸软乏力，甚则驼背弯腰，活动受限，畏寒喜暖，遇冷加重，尤以下肢为甚，小便频多，或大便久泻不止，或水肿，腰以下为甚，按之凹陷不起；舌淡苔白，脉沉细或弦。宜选用：金匮肾气丸（片），每次1丸，每天2次；片剂，每次4片，每天2次。

6.肾精不足证型 主要表现为患部酸楚隐痛，筋骨痿弱无力，动作迟缓，早衰，发脱齿摇，耳鸣健忘，男子精少，女子经闭；舌淡红，脉细弱。宜选用：壮腰健肾丸（片、口服液），每次1丸，每天2~3次；片剂，每次4片，每天2~3次；口服液，每次10 mL，每天3次。

7.气血两虚证型 主要表现为腰脊酸痛，肢体麻木软弱，患部肿胀，神倦乏力，面白无华，食少便溏；舌淡苔白，脉细弱无力。宜选用：十全大补丸，大蜜丸，每次1丸，每天2~3次；浓缩丸，每次8~10丸，每天3次；水蜜丸，每次6 g，每天2~3次。

### （三）用药提示

1.仙灵骨葆胶囊 对本品过敏者及妊娠妇女禁用，过敏体质者慎用，感冒时不宜服用，服药期间忌生冷、油腻食物。

2.龙牡壮骨颗粒 对本品过敏者禁用，过敏体质者慎用，感冒发热者不宜服用；服药期间应多晒太阳及多食含钙和易消化的食物，忌辛辣、生冷、油腻食物；本品含维生素 $D_2$、乳酸钙、葡萄糖酸钙，应按照医师推荐剂量服用。

3.知柏地黄丸（颗粒、口服液）　表现为怕冷、手足凉、喜热饮等虚寒型病证者不宜用，妊娠妇女慎用，不宜与感冒类药同时服用，服药期间忌油腻食物。

4.健步丸　对本品过敏者禁用，过敏体质者慎用，感冒发热者不宜服用；宜饭后服用；服药期间忌辛辣、生冷、油腻食物。

5.虎潜丸　风寒痰湿所致的痿证及阴虚阳亢、脾虚泄泻、实热便秘者忌用，服药期间忌辛辣油腻及香燥等食物。

6.金匮肾气丸（片）　妊娠妇女禁用，服药期间忌生冷食物及房欲、气恼。

7.壮腰健肾丸（片、口服液）　妊娠妇女、儿童及感冒发热者禁用，宜饭前服用，服药期间忌生冷食物。

8.十全大补丸　身强体壮者及妊娠妇女禁用，有实热者不宜用；不宜与感冒类药同时服用；服药期间不宜服用藜芦、赤石脂或其制剂，忌生冷、油腻食物，宜饭前或进食时服用；服药期间如出现口干、便干、舌红、苔黄等症状，应及时到医院就诊。

# 第9章

# 妇科疾病中成药的合理应用

## 一、更年期综合征

### （一）用药原则

1.辨证论治　更年期综合征是指妇女在绝经前后由于卵巢功能衰退引起的一系列以自主神经系统功能紊乱为主，伴有神经心理症状的一组症候群。中医称之为"经断前后诸证"，亦称"绝经前后诸证"，发病年龄大于40岁。主要症状为月经紊乱或绝经时间出现潮热汗出，或情绪改变。次要症状为腰背酸痛、头晕耳鸣，或胁肋疼痛、乳房胀痛、头痛，或心悸怔忡、心烦不宁、失眠多梦，或手足心热、阴道干灼热感、性交痛，口干便秘，或腰背冷痛、形寒肢冷、精神萎靡、面浮肢肿、性欲淡漠、小便清长、夜尿多等。中医学认为，更年期综合征以肾虚为本，常影响到心、肝、脾等脏腑，辨证注意有无水湿、痰浊、瘀血之兼夹证。故更年期综合征治疗以调理肾中阴阳为治疗法则，分证论治。中医将更年期综合征分为肾虚肝郁证、心肾不交证、阴虚火旺证、肾阴虚证、肾阳虚证、肾阴阳俱虚证6种证型。临床治疗上应先确定更年期综合征类型及证候，再确定治法。

2.对症下药 中成药治疗更年期综合征，应根据类型及证候不同选择药物，做到辨证施治，对症用药。肾虚肝郁证型宜采用补肾疏肝药物，心肾不交证型宜采用滋肾宁心药物，阴虚火旺证型宜采用滋阴降火药物，肾阴虚证型宜采用滋肾养阴药物，肾阳虚证型宜采用温肾扶阳药物，肾阴阳俱虚证型宜采用阴阳双补药物。

## （二）用药方案

1.肾虚肝郁证型 主要表现为绝经前后潮热汗出，伴情志异常（烦躁易怒，或易于激动，或精神紧张，或郁郁寡欢），腰酸膝软，头晕失眠，乳房胀痛，或胁肋疼痛，口苦咽干，或月经紊乱，量少或多，经色鲜红；舌淡红，苔薄白，脉弦细。宜选用：左归丸合逍遥丸。①左归丸，大蜜丸，每次1丸，每天2次；水蜜丸，每次9 g，每天2次。②逍遥丸（颗粒），大蜜丸，每次9 g，每天2次；浓缩丸，每次8丸，每天3次；颗粒，每次15 g，开水冲服，每天2次。

2.心肾不交证型 主要表现为绝经前后潮热汗出，心悸怔忡，腰膝酸软，头晕耳鸣，心烦不宁，失眠多梦，甚情志异常，或月经紊乱，量少，色红；舌红，苔薄白，脉细数。宜选用：坤泰胶囊，每次4粒，每天3次，2～4周为1个疗程。

3.阴虚火旺证型 主要表现为绝经前后潮热汗出，心烦易怒，手足心热，面部潮红，口干便秘，懊憹不安，坐卧不宁，夜卧多梦善惊，月经先期、量少，色红质稠；舌红,少苔,脉细数。宜选用:坤宝丸,每次50粒,每天2次。

4.肾阴虚证型 主要表现为绝经前后潮热汗出,腰膝酸软,头晕耳鸣,口燥咽干,失眠多梦,或皮肤瘙痒,尿少便干,月经周期紊乱,先期量少或量多,或崩漏;舌红,少苔,脉细数。宜选用:更年安片(胶囊),每次6片,每天2~3次;胶囊,每次3粒,每天3次。

5.肾阳虚证型 主要表现为绝经前后形寒肢冷,头晕耳鸣,腰背冷痛,腰膝酸软,精神萎靡,面色晦暗,性欲淡漠,小便频数或失禁,带下量多,月经紊乱,量多或少,色淡质稀;舌淡,苔白滑,脉沉细而迟。宜选用:龙凤宝胶囊,每次4片,每天3次。

6.肾阴阳俱虚证型 主要表现为绝经前后时而畏风怕冷,时而潮热汗出,腰酸膝软,头晕耳鸣,健忘,夜尿频数,月经紊乱,量少或多;舌红,苔薄,脉沉细。宜选用:二至丸,每次20丸,每天1~2次。

## (三)用药提示

1.左归丸 妊娠妇女禁用,感冒患者不宜服用,服药期间忌油腻食物。

2.逍遥丸(颗粒) 对本品过敏者禁用,过敏体质者慎用。月经过多者及感冒时不宜服用。平素月经正常,突然出现月经量少,或月经错后,或阴道不规则出血应去医院就诊。服药期间忌寒凉、生冷食物。

3.坤泰胶囊 对本品过敏者及阳虚体质者禁用,过敏体质者慎用。不宜与感冒药同时服用。偶见腹胀、胃痛等不良反应，可改为饭后服药或停药。高血压病、心脏病、肾病及脾胃虚弱者，应在医师指导下服用。服药2周症状无改善，应到医院诊治。服药期间忌辛辣，少进油腻食物。

4.坤宝丸　对本品过敏者禁用，过敏体质者慎用。形寒肢冷、大便溏薄、面浮肢肿等肾阳虚症状明显者，以及感冒时不宜服用。服药期间忌辛辣、油腻食物。

5.更年安片（胶囊）　对本品过敏者禁用，过敏体质者慎用，感冒时不宜服用。本品不宜长时间服用。服药期间忌辛辣，少食油腻食物。

6.龙凤宝胶囊　对本品过敏者禁用，过敏体质者慎用。孕妇与哺乳期妇女，以及严重心脏病、高血压病、肝肾疾病患者忌用。凡阴虚阳亢，血分有热，胃火炽盛，肺有痰热，外感热病者慎服。本品含乌头碱，应严格在医师指导下按规定量服用，不得任意增加服用剂量和服用次数。服药后如果出现唇舌发麻、头痛头昏、腹痛腹泻、心烦欲呕、呼吸困难等情况，应立即停药并到医院诊治。宜饭前服用。本药不宜长期服用，服药2周症状无缓解，应去医院就诊。服药期间忌辛辣、生冷、油腻食物。

7.二至丸　感冒患者不宜服用。服药期间忌辛辣食物。

## 二、盆腔炎

### （一）用药原则

1.辨证论治　盆腔炎是妇科常见病，临床症状包括下腹疼痛，腰骶部酸胀疼痛，常在劳累、性交、经期加重，可伴月经不调，白带增多，低热，疲乏，或不孕。中医古籍无盆腔炎之病名，其初期临床表现与古籍记载的"热入营血""产后发热"相似。应根据发热特点、下腹疼痛、带下等情况，以及全身症状、舌脉综合分析。本病临床发病急，病情重，病势凶险，威胁生命；若迁延治疗，多转为盆腔炎性疾病后遗症，严重影响患者的身心健康，导致不孕或异位妊娠等。辨证多以热毒为主，兼有湿热。中医将盆腔炎分为湿热瘀结、气滞血瘀、寒湿瘀滞、肾虚血瘀、气虚血瘀5种证型。临床治疗上应先确定盆腔炎类型及证候，再确定治法。

2. 对症下药　中成药治疗盆腔炎，应根据类型及证候不同选择药物，做到辨证施治，对症用药。湿热瘀结证型宜清热除湿、化瘀止痛，气滞血瘀证型宜疏肝行气、化瘀止痛，寒湿瘀滞证型宜祛寒除湿、化瘀止痛，肾虚血瘀证型宜补肾活血、化瘀止痛，气虚血瘀证型宜益气健脾、化瘀止痛。

## （二）用药方案

1. 湿热瘀结证型　主要表现为下腹胀痛或刺痛，痛处固定，腰骶胀痛，带下量多，色黄质稠或气臭，经期腹痛加重，经期延长或月经量多，口腻或纳呆，小便黄，大便溏而不爽或大便干结；舌质红或暗红，或见边尖瘀点或瘀斑，苔黄腻或白腻，脉弦滑或弦数。宜选用：①妇科千金胶囊（片），每次2粒，每天3次；片剂，每次6片，温开水送服，每天3次。②金刚藤糖浆（胶囊、片），每次20 mL，每天3次；胶囊，每次4粒，每天3次，2周为1个疗程，或遵医嘱；片剂，每次4片，每天3次，1个月为1个疗程。③花红胶囊（片），每次4~5粒（片），每天3次，7天为1个疗程，必要时可连服2~3个疗程，每疗程之间休息3天。④妇康口服液，每次10~20 mL，每天3~4次。

2.气滞血瘀证型　主要表现为下腹胀痛或刺痛，情志抑郁或烦躁，带下量多，色黄或白色，质稠，月经先后不定，量多或少，经色紫暗有块或排出不畅，经前乳房胀痛，情志不畅则腹痛加重，脘腹胀满；舌质暗红，或有瘀斑瘀点，苔白或黄，脉弦。宜选用：①膈下逐瘀汤，由桃仁12 g，红花9 g，当归9 g，生地黄9 g，川芎5 g，赤芍6 g，牛膝9 g，桔梗5 g，柴胡3 g，枳壳6 g，甘草3 g组成。水煎服，每天1剂。②血府逐瘀汤，由五灵脂（炒）6 g，当归9 g，川芎6 g，桃仁（研泥）9 g，牡丹皮6 g，赤芍6 g，乌药6 g，延胡索3 g，甘草9 g，香附3.5 g，红花9 g，枳壳3.5 g组成。水煎服，每天1剂。

3.寒湿瘀滞证型　主要表现为下腹冷痛或刺痛，腰骶冷痛，带下量多，色白质稀，形寒肢冷，经期腹痛加重，得温则减，月经量少或月经错后，经色紫暗或夹血块，大便溏泄；舌质暗或有瘀点，苔白腻，脉沉迟或沉涩。宜选用：桂枝茯苓丸（胶囊），大蜜丸，每次1丸，每天1~2次；水蜜丸，每次9丸，每天1~2次；胶囊，每次3粒，每天3次。饭后服，疗程3个月，经期停服或遵医嘱。

4.肾虚血瘀证型　主要表现为下腹绵绵作痛或刺痛，腰骶酸痛，带下量多，色白质清稀，遇劳累下腹或腰骶酸痛加重，头晕耳鸣，经量多或少，经血暗淡或夹块，夜尿频多；舌质暗淡或有瘀点瘀斑，苔白或腻，脉沉涩。宜选用：妇宝颗粒，每次20 g，每天2次，开水冲服。

5.气虚血瘀证型　主要表现为下腹疼痛或坠痛，缠绵日久，痛连腰骶，经行加重，带下量多，色白质稀，经期延长或月经量多，经血淡暗或夹块，精神萎靡，体倦乏力，食少纳呆；舌淡暗，或有瘀点瘀斑，苔白，脉弦细或沉涩无力。宜选用：丹黄祛瘀片（胶囊），每次2～4片（粒），每天2～3次。

## （三）用药提示

1.妇科千金胶囊（片）　服药期间忌辛辣、油腻食物。

2.花红胶囊（片）　妇女经期、哺乳期及月经过多者慎用。带下清稀者不宜选用。服药期间忌辛辣、生冷、油腻食物。

3.妇康口服液　对本品过敏者禁用，过敏体质者慎用。便溏或月经量多及带下清稀者不宜服用。带下伴阴痒或有赤带或腰腹疼痛严重者，以及服药2周症状无缓解者，应去医院就诊。服药期间忌辛辣、生冷、油腻食物。

4.膈下逐瘀汤　出自《医林改错》，是名方经方，具有活血逐瘀、破癥消结之功效。病轻者少服，病重者多服，病去药止，不可多服。

5.血府逐瘀汤　出自《医林改错》，是名方经方，具有活血祛瘀、行气止痛功效。血府逐瘀汤中活血祛瘀药较多，盲目的服用此方，会造成很多不必要的伤害，使用中注意不良反应及危害，其尤其妊娠妇女慎用。

6.桂枝茯苓丸（胶囊）　妊娠妇女慎用。偶见药后胃脘不适之不良反应，停药后可自行消失。

7.妇宝颗粒　对本品过敏者禁用，过敏体质者慎用。少女、妊娠妇女、绝经后患者，以及有高血压病、心脏病、肝病、糖尿病、肾病等慢性病严重者应在医师指导下服用。伴有赤带者，腹痛较重者，服药2周症状无缓解者，应去医院就诊。服药期间忌辛辣、生冷、油腻食物。

8.丹黄祛瘀片（胶囊）　妊娠妇女禁用。

## 三、胎动不安

### （一）用药原则

1.辨证论治　妊娠期间出现腰酸、腹痛、下坠，伴有少量阴道出血，脉滑，可诊断为胎动不安。中医根据患者阴道出血、腰酸、腹痛、下腹坠胀等症状性质、轻重程度，结合舌脉及全身症状进行综合分析，辨别属虚属实。中医将胎动不安分为肾虚、脾肾两虚、肾虚血热、气血虚弱、肾虚血瘀5种证型。针对患者的不同情况采用固肾、益气养血、滋阴清热等法施治。临床上应先确定胎动不安类型及证候，再确定治法。

2.对症下药　中成药治疗胎动不安，应根据类型及证候不同选择药物，做到辨证施治，对症用药。肾虚证型宜补肾益气安胎，脾肾两虚证型宜固肾健脾安胎，肾虚血热证型宜滋肾凉血安胎，气血虚弱证型宜益气养血安胎，肾虚血瘀证型宜益肾祛瘀安胎。

### （二）用药方案

1.肾虚证型　主要表现为阴道少量出血，色淡暗，质薄，小腹坠痛，腰酸痛，两膝酸软，头晕耳鸣，夜尿频多，或曾屡有堕胎；舌质淡，苔白，脉沉细滑。宜选用：保胎灵胶囊（片），每次3粒，每天3次；片剂，每次5片，每天3次。

2.脾肾两虚证型　主要表现为阴道少量出血，色淡，腰酸痛，食欲缺乏，大便溏泄，腹胀，头晕耳鸣，神疲肢倦，腹胀，头晕耳鸣，神疲肢倦；舌质淡，苔薄白，脉细缓略滑。宜选用：①滋肾育胎丸，每次5 g，每天3次。②乐孕宁口服液，每次10 mL，每天3次。

3.肾虚血热证型　主要表现为阴道少量出血，色鲜红或深红，腰酸痛或小腹下坠，口干咽燥，两膝酸软，夜尿频多，心烦少寐，手足心热，小便短黄，大便秘结；舌质红，苔黄或苔薄，脉滑数或脉滑细数。宜选用：孕康口服液，每次10~20 mL，每天3~4次。

4.气血虚弱证型　主要表现为阴道少量出血，色淡红，质清稀，小腹坠痛或伴腰酸痛，神疲肢倦，心悸气短，面色无华或萎黄；舌质淡，苔薄白，脉细缓滑。宜选用：①保胎丸，每次1丸，每天2~3次。②阿胶补血颗粒，每次1袋，开水冲服，每天2次。

5.肾虚血瘀证型　主要表现为阴道少量出血，色暗红，腰酸痛，或有妊娠外伤史，精神倦怠，小腹刺痛，耳鸣头晕；舌暗红，苔薄白，脉涩或细滑。宜选用：寿胎丸（《医学衷中参西录》）合加味圣愈汤（《兰室秘藏》）加减，药用黄芪、党参、当归、参三七、熟地黄、白芍、菟丝子、桑寄生、阿胶、杜仲、续断、砂仁。水煎服，每天1剂，分2次服。

## （三）用药提示

1.保胎灵胶囊（片） 未见本品对子代安全性研究资料，请在医师指导下用药。对妊娠后身体虚弱、疲乏无力，易患感冒或胎萎不长者，有增强机体免疫力和促进胎儿发育的作用，宜长期服用，直至分娩。服药期间忌辛辣刺激性食物。

2.滋肾育胎丸 肝肾阴虚患者，服药后觉口干口苦者，可用蜂蜜水送服。服药时间长短不一，有的滑胎患者需服药1~3个月，以服药后临床症状消除为原则，但滑胎者一般均服至3个月后渐停药。感冒发热者勿服。服药期间忌萝卜、薏苡仁、绿豆芽。

3.乐孕宁口服液 难产、异位妊娠者禁用。服药期间防止剧烈运动。

4.孕康口服液 服药期间避免剧烈运动及重体力劳动，忌辛辣刺激性食物。

5.阿胶补血颗粒 对本品过敏者禁用，过敏体质者慎用。咳嗽痰多，脘腹胀痛，纳食不消，腹胀便溏者不宜服用。不宜与藜芦或其制剂和感冒类药同时服用。宜饭前服或进食同时服用。服药期间出现食欲缺乏、恶心呕吐、腹胀便溏者应去医院就诊。

# 四、痛经

## （一）用药原则

1.辨证论治 痛经是指妇女正值经期或经行前后出现

周期性下腹部疼痛，或伴腰腿酸痛，影响正常工作及生活。临床表现为腹痛多发生在经前1～2天，行经第1天达高峰，可呈阵发性痉挛性疼痛或胀痛伴下坠感，严重者可放射到腰骶部、肛门、阴道、股内侧，甚至可见面色苍白、出冷汗、手足发凉等晕厥之象。痛经属于中医学"经行腹痛"范畴。中医根据痛经疼痛发生的时间、性质、部位、伴随症状、舌脉、素体情况等辨别寒热虚实。痛经的治疗应当分两个阶段，即经期治标止痛，根据辨证加用具有止痛作用的中药，一般用药时间为疼痛发生前3～5天，用至痛止。平时治疗审证求因，需连续治疗3个月经周期以上。中医将痛经分为寒凝血瘀、气滞血瘀、肾虚血瘀、湿热瘀阻4种证型。临床治疗上应先确定痛经类型及证候，再确定治法。

2.对症下药　中医治疗痛经，应根据类型及证候不同选择药物，做到辨证施治，对症用药。寒凝血瘀证型宜温经散寒、化瘀止痛，气滞血瘀证型宜疏肝行气、化瘀止痛，肾虚血瘀证型宜补肾益气、化瘀止痛，湿热瘀阻证型宜清利湿热、化瘀止痛。

### （二）用药方案

1.寒凝血瘀证型　主要表现为经前或经期小腹冷痛、得热痛减，形寒肢冷，经色紫暗有块，月经量少或错后，经行呕恶，经行大便溏泄，带下量多，色白；舌质紫暗，或有瘀斑、瘀点，或舌底络脉迂曲，苔白，脉弦涩或沉紧。宜选用：①少腹逐瘀颗粒（胶囊），每次5 g，开水冲服，每天3次；胶囊，每次3粒，每天3次。②桂枝茯苓丸（胶囊），大蜜丸，每次1丸，每天1~2次；水蜜丸，每次9丸，每天1~2次；胶囊，每次3粒，每天3次，饭后服，疗程3个月。③艾附暖宫丸，每次9g，每天2~3次。

2.气滞血瘀证型　主要表现为经前或经期小腹胀痛或刺痛，情志抑郁或烦躁易怒，经色暗红有块，或经行不畅，经前或经期乳房胀痛，肛门坠胀，月经先后不定期，经量或多或少；舌质暗红，或有瘀斑、瘀点，或舌底络脉迂曲，苔薄白或薄黄，脉弦或弦涩。宜选用：①丹莪妇康煎膏，每次10~15g（2~3勺），每天2次，自月经前10~15天开始，连服10~15天为1个疗程，经期可不停药。单纯痛经、月经不调者，用量和服药时间可酌减。②散结镇痛胶囊，每次4粒，每天3次，于月经来潮第1天开始服药，连服3个月经周期为1个疗程。

3.肾虚血瘀证型　主要表现为经行小腹坠痛，腰膝酸软，经色淡暗或夹血块，月经量少或错后，头晕耳鸣，夜尿频多，性欲减退；舌质淡暗，或有瘀斑，瘀点，苔薄白，脉沉细或沉涩。宜选用：仙灵化瘀汤（经验方）加减，由当归、川芎、白芍、生地黄、黄连、香附、桃仁、红花、延胡索、牡丹皮、蓬莪术组成。水煎服，每天1剂，分2次服。

4.湿热瘀阻证型　主要表现为经前或经期小腹胀痛或灼痛，带下量多，色黄质稠，经色暗红或酱红，质稠或夹黏液，月经量多或经期延长，口腻或纳呆，大便溏而不爽或干结，小便色黄或短赤；舌质红或暗红，苔黄腻；脉弦数或弦滑。宜选用：清热调血汤（《古今医鉴》）加减，水煎服，每天1剂，分2次服。

## （三）用药提示

1.少腹逐瘀颗粒（胶囊） 偶见胃肠道不适及轻度皮肤过敏的不良反应。妊娠妇女禁用。

2.桂枝茯苓丸（胶囊） 胶囊剂偶见药后胃脘不适，停药后可自行消失。

3.艾附暖宫丸 月经量多、经期发热、各种炎症及妊娠妇女禁用。服药期间忌生冷食物。

4.丹莪妇康煎膏 妊娠妇女禁用。痛经合并胃炎者，宜饭后服用。服用时加适量蜂蜜调服可改善口感。

5.散结镇痛胶囊 妊娠妇女禁用。可见皮肤瘙痒、烦热、口渴、便秘、胃脘不适、头晕、恶心、腹泻、皮疹、心悸、皮肤多油、多汗等不良反应，一般不影响继续治疗。偶见转氨酶、尿素氮轻度升高，心电图改变，尿中出现红细胞，目前尚不能肯定是由本药所致。

6.清热调血汤 气血虚弱腹痛者不可用。

# 五、功能失调性子宫出血

## （一）用药原则

1.辨证论治 功能失调性子宫出血是指由于调节生殖的神经内分泌机制失常引起的异常子宫出血，简称功血，可发生于月经初潮至绝经期间的任何年龄。临床分为无排卵性和有排卵性功能出血，其中有排卵性功能出血又分为黄体功能不足和子宫内膜不规则脱落两类。无排卵性功能出血多见于青春期和绝经过渡期，有排卵性功能出血多见于育龄期。根据其不同的临床表现，功能失调性子宫出血属于中医学的"崩漏""月经先期""月经过多""经期延长""经间期出血"等范畴。中医治疗功能失调性子宫出血，应结合病史，根据阴道出血期、量、色、质的变化及全身证候辨明寒、热、虚、实；同时结合兼证及体质状况、舌脉特点，辨其病在何经何脏，或在气在血；患者的不同年龄阶段亦是功能失调性子宫出血辨证施治时的重要参考。功能失调性子宫出血治疗首先是止血，出血时间长者注意预防感染。中医将功能失调性子宫出血分为血瘀、阴虚血热、湿热蕴结、气虚4种证型。临床上应先确定功能失调性子宫出血类型及证候，再确定治法。

2. 对症下药　中成药治疗功能失调性子宫出血，应根据类型及证候不同选择药物，做到辨证施治，对症用药。血瘀证型宜活血化瘀、固冲调经，阴虚血热证型宜养阴清热、凉血调经，湿热蕴结证型宜清热利湿、止血调经，气虚证型宜补气健脾、固冲调经。

### （二）用药方案

1. 血瘀证型　主要表现为经行时间延长，经色紫暗有块，经行涩滞不畅，小腹疼痛不适，身重无力；舌紫暗，有瘀斑，脉沉弦涩。宜选用：①益母草膏（颗粒、胶囊、片、口服液），每次10 g，每天1～2次；颗粒，每次1袋，开水冲服，每天2次；片剂，每次3～4片，每天2～3次；胶囊，每次3～6粒，每天3次；口服液，每次1～2支，每天3次。②龙血竭散（胶囊、片），每次1.2 g，用黄酒或温开水送服，每天4～5次；外用可取散适量，用酒调成糊状敷于患处。胶囊，每次4～6粒，每天3次；外用可取内容物适量，用酒调成糊状敷于患处。片剂，每次4～6片，每天3次。③云南白药散（胶囊），每次0.25～0.5 g，每天4次；胶囊，每次1～2粒，每天4次，凡出血较重者可先服保险子1粒。

2. 阴虚血热证型　主要表现为行经时间延长，量少，色鲜红或紫红，质稠，形体消瘦，颧红潮热，咽干口燥，五心烦热，大便干，小便黄；舌质红，苔薄黄，脉细数。宜选用：①裸花紫珠片，每次12片，每天3次。②葆宫止血颗粒，每次1袋，开水冲服，每天2次。月经来潮后开始服药，14天为1个疗程，连续服用2个月经周期。③宫血宁胶囊，每次1～2粒，每天3次。

3. 湿热蕴结证型　主要表现为行经时间延长，量多，色深红，混杂黏液，阴中灼热，或伴有阴痒，平素带下量多，色黄臭秽，腰腹胀痛，四肢沉重，全身乏力；舌质偏红，苔黄腻，脉滑数。宜选用：妇科千金胶囊（片），每次2粒，每天3次；片剂，每次6片，每天3次，温开水送下。

4. 气虚证型　主要表现为经行时间延长，经量多，色淡红，质清稀，面色无华，神疲乏力，气短懒言，动则头晕眼花，心悸失眠，食少纳呆；舌淡红，苔薄白，脉沉细弱。宜选用：①归脾丸（合剂），每次1丸，温开水或生姜汤送服，每天3次；合剂，每次10～20 mL，用时摇匀，每天3次。②补中益气丸（合剂、颗粒、口服液），浓缩丸，每次8～10丸，每天3次；水丸，每次6 g，每天2～3次；合剂，每次10～15 mL，每天 3次；颗粒，每次6 g，开水冲服，每天2～3次；合剂（口服液），每次10 mL，每天2~3次。

### （三）用药提示

1.益母草膏（颗粒、胶囊、片、口服液）　妊娠妇女禁用，气血两虚引起的月经量少、色淡质稀，伴有头晕心悸、疲乏无力等不宜用。有高血压病、心脏病、肾病、糖尿病或正在接受其他治疗的患者，均应在医师指导下服用。平素月经量正常，突然出现经量少，应去医院就诊。服药过程中出现不良反应应停药，并向医师咨询。青春期少女及更年期妇女应在医师指导下服用。各种流产后腹痛伴有阴道出血，服药1周无效者应去医院就诊。服药期间忌生冷食物。

2.龙血竭散（胶囊、片）　对本品过敏者及妊娠妇女禁用，过敏体质者与哺乳期妇女慎用。片剂宜饭前服。服药期间忌生冷、油腻，以及酸性、碱性食物。

3.云南白药散剂（胶囊）　过敏体质者及妊娠妇女禁用。偶有过敏反应。服药期间忌蚕豆、鱼类及酸冷食物。

4.葆宫止血颗粒　禁忌及注意事项尚不明确。

5.妇科千金胶囊（片）　妊娠妇女禁用。服药期间忌辛辣、油腻食物。

6.归脾丸（合剂）　外感或实热内盛者不宜服用，高血压病、糖尿病患者应在医师指导下服用，宜饭前服。服药期间忌油腻食物。

7.补中益气丸（合剂、颗粒、口服液）　本品不适用于恶寒发热表证者及暴饮暴食脘腹胀满实证者，高血压病患者慎服，不宜和感冒类药及藜芦或其制剂同时服用。服药期间出现头痛、头晕、复视等症状，或出现皮疹、面红，以及血压有上升趋势者，应立即停药。本品宜空腹或饭前服，亦可在进食时服用。

## 六、习惯性流产

### （一）选药原则

1. **辨证论治**　习惯性流产指自然流产连续发生3次或以上者。习惯性流产属于中医学的"滑胎""屡孕屡堕""数堕胎"范畴。中医治疗习惯性流产，应遵循辨证与辨病相结合的原则，既要根据全身症状和舌脉进行辨证，同时需要全面检查以明确习惯性流产的原因。故习惯性流产应遵循预培其损的原则，从孕前开始治疗。针对病因以补肾、健脾、养血、调冲等。中医将习惯性流产分为肾气虚弱、肾虚夹瘀、脾肾两虚、气血两虚、阴虚血热5种证型。临床治疗上应先确定习惯性流产类型及证候，再确定治法。

2. **对症下药**　中成药治疗习惯性流产，应根据类型及证候不同选择药物，做到辨证施治，对症用药。肾气虚弱证型宜补肾益气、调经固冲，肾虚夹瘀证型宜逐瘀荡胞、补肾调冲，脾肾两虚证型宜补肾健脾、养血调冲，气血两虚证型宜益气养血、固肾调冲，阴虚血热证型宜滋肾益阴、凉血调冲。

### （二）用药方案

1. **肾气虚弱证型**　主要表现为屡孕屡堕，腰膝酸软，月经后期或稀发，眩晕耳鸣，夜尿频多；舌质淡，苔薄白，脉沉细或细滑。宜选用：①六味地黄丸（颗粒、胶囊、片、口服液），大蜜丸，每次1丸，每天2次；浓缩丸，每次8丸，每天3次；颗粒，每次1袋，开水冲服，每天2次；胶囊，每次2粒，每天2次；片剂，每次8片，每天2次；口服液，每次10 mL，每天2次。②肾气丸（片），大蜜丸，每次1丸；小蜜丸，每次9 g；水蜜丸，每次6 g，均为每天2~3次，温开水送服；片剂，每次6片，每天3次。

2.肾虚夹瘀证型　主要表现为屡孕屡堕，腰膝酸软，小腹刺痛，月经后期或稀发，经来腹痛明显，合并癥瘕病，头晕耳鸣，夜尿频多；舌质紫暗或舌边有瘀点，苔薄白，脉弦细涩。宜选用：桂枝茯苓丸（胶囊），大蜜丸，每次1丸，每天1~2次；水蜜丸，每次9丸，每天1~2次；胶囊，每次3粒，每天3次，饭后服，疗程3个月，经期停服或遵医嘱。

3.脾肾两虚证型　主要表现为屡孕屡堕，神疲纳少，腰酸畏寒，月经初潮迟或月经后期，小腹下坠，夜尿频多；舌淡胖边有齿痕，脉沉缓无力。宜选用：①补中益气丸（合剂、颗粒、口服液），浓缩丸，每次8~10丸，每天3次；水丸，每次6 g，每天2~3次；合剂，每次10~15 mL，每天 3次；颗粒，每次6 g，开水冲服，每天2~3次；口服液，每次10 mL，每天2~3次。②滋肾育胎丸，每次5 g，淡盐水或蜂蜜水送服，每天3次。

4.气血两虚证型　主要表现为屡孕屡堕，神疲乏力，面色萎黄或苍白，月经量少或色淡质稀，气短懒言，头晕眼花；舌淡，苔薄白，脉细无力。宜选用：归脾丸（合剂），每次1丸，用温开水或生姜汤送服，每天3次；合剂，每次10~20 mL，用时摇匀，每天3次。

5. 阴虚血热证型　主要表现为屡孕屡堕，心烦口干，月经量或多或少，经色紫红或鲜红，质黏稠，手足心热，两颧潮红；舌红，少苔，脉细数。宜选用：知柏地黄丸（颗粒、胶囊、口服液），大蜜丸，每次1丸，每天2次；浓缩丸，每次8丸，每天3次；颗粒，每次8 g，开水冲服，每天2次；口服液，每次10 mL，每天3次。

## （二）用药提示

1. 六味地黄丸（颗粒、胶囊、片、口服液）　不宜与感冒药同时服用。服药期间出现食欲缺乏、胃脘不适、大便稀、腹痛等症状时，应去医院就诊。服药期间忌辛辣油腻食物。

2. 肾气丸（片）　肾阴不足、虚火上炎所致的咽干口燥者，以及表证未解者禁用。

3. 桂枝茯苓丸（胶囊）　胶囊剂服药后偶见胃脘不适不良反应，停药后可自行消失。

4. 补中益气丸（合剂、颗粒、口服液）　高血压病患者慎服。不宜和感冒类药及藜芦或其制剂同时服用。不适用于恶寒发热表证者及暴饮暴食脘腹胀满实证者。空腹或饭前服为佳，亦可进食时服用。服药期间出现头痛、头晕、复视等症状，或出现皮疹、面红，以及血压有上升趋势者，应立即停药。

5. 滋肾育胎丸　感冒发热者禁用。服药时忌食萝卜、薏苡仁、绿豆芽。肝肾阴虚者、服药后觉口干口苦者，可用蜂蜜水送服。服药时间长短不一，有的习惯性流产患者服1～2瓶见效，有的需服药1～3个月，以服药后临床症状消除为原则，但习惯性流产者一般均服用3个月后渐停药。

6.归脾丸（合剂）　外感或实热内盛者不宜服用。高血压病、糖尿病患者应在医师指导下服用。本品宜饭前服用。服药期间忌油腻食物。

7.知柏地黄丸（颗粒、胶囊、口服液）　不宜和感冒类药同时服用。表现为怕冷、手足凉、喜热饮等虚寒性病症患者不宜用。本品宜空腹或饭前用温水或淡盐水送服。服药期间忌油腻食物。

# 七、月经过少

## （一）用药原则

1.辨证论治　月经过少是指月经周期正常，但经量明显减少，不足30 mL，或行经时间不足2天，或点滴即净。中医古籍无月经过少之病名，其初期临床表现与古籍记载的"经水过少""经水少""经水涩少""经量过少""经水不利"相似。中医学认为，应根据月经的色、质、周期及有无腹痛，结合全身症状、舌脉辨其虚实。月经过少虚证者以补肾养血，实证者以活血调经为治疗原则。中医将月经过少病分为肝肾不足、肾虚血瘀、肾虚痰湿、肾虚肝郁、气血不足、胃热津亏6种证型。临床治疗上应先确定月经过少病类型及证候，再确定治法。

2.对症下药　中成药治疗月经过少病，应根据类型及证候不同选择药物，做到辨证施治，对症用药。肝肾不足证型宜滋补肝肾、养血调经，肾虚血瘀证型宜补肾化瘀、活血调经，肾虚痰湿证型宜补肾化痰、除湿调经，肾虚肝郁证型宜补肾疏肝、养血调经，气血不足证型宜健脾益气、养血调经，胃热津亏证型宜泻火滋阴、养血调经。

**（二）用药方案**

1. 肝肾不足证型　主要表现为经量少，色淡，质稀，腰膝酸软，头晕耳鸣，两目干涩，口干咽燥，五心烦热，性欲减退；舌质红，苔薄白或少苔，脉弦细。宜选用：①六味地黄丸（颗粒、胶囊、片、口服液），大蜜丸，每次1丸，每天2次；浓缩丸，每次8丸，每天3次；颗粒，每次1袋，开水冲服，每天2次；胶囊，每次2粒，每天2次；片剂，每次8片，每天2次；口服液，每次10 mL，每天2次。②安坤赞育丸，每次1丸，每天2次。

2. 肾虚血瘀证型　主要表现为经量少，色紫暗，质稠，有血块，小腹痛，块下痛减，腰膝酸软，足跟痛，头晕耳鸣；舌暗或有瘀斑瘀点，苔薄白，脉沉弦或涩。宜选用：①得生丸，每次1丸，每天2次。②调经促孕丸，每次5 g（50丸），每天2次，自月经周期第5天起连服20天，无周期者每月连服20天，连服3个月。

3. 肾虚痰湿证型　主要表现为经量少，色淡红或淡暗，质黏腻如痰，带多黏腻，胸闷呕恶，形体肥胖，腰膝酸软，头晕耳鸣；舌淡苔白腻，脉沉或滑。宜选用：五子衍宗丸合二陈丸。①五子衍宗丸（口服液），每次1丸，每天2次；口服液，每次5～10 mL，每天2次。②二陈丸，每次9～15 g，每天2次。

4.肾虚肝郁证型 主要表现为经量少，色暗红，有血块，乳房胀痛，胸胁胀痛，时叹息，少腹胀痛，腰膝酸软，头晕耳鸣；舌淡，苔薄白，脉弦或沉弦。宜选用：①七制香附丸，每次6 g，每天2次。②逍遥丸（颗粒），大蜜丸，每次9 g，每天2次；浓缩丸，每次8丸，每天3次；颗粒，每次15 g，开水冲服，每天2次。

5.气血不足证型 主要表现为经量少，色淡红，质稀，神疲乏力，心悸气短，少气懒言，面色萎黄，或伴小腹空坠，头晕眼花，食少纳差；舌淡苔白，脉细弱。宜选用：①八宝坤顺丸，每次1丸，每天2次。②八珍益母丸（胶囊），大蜜丸，每次1丸，每天2次；水蜜丸，每次6 g，每天2次；小蜜丸，每次9 g，每天2次；胶囊，每次3粒，每天3次。

6.胃热津亏证型 主要表现为经量少，色鲜红，质黏稠，口干舌燥，知饥不欲食，手足心热，大便干燥；舌红有裂纹，少苔或剥苔，脉细数。宜选用：①玉女煎加减，药用石斛、生地黄、知母、麦冬、牛膝、益母草、泽兰叶等。水煎服，每天1剂，分2次服。②瓜石汤加减，药用瓜蒌、石斛、玄参、麦冬、生地黄、瞿麦、车前子、益母草、马尾连、牛膝等。水煎服，每天1剂，分2次服。

## （三）用药提示

1.六味地黄丸（颗粒、胶囊、片、口服液） 不宜与感冒药同时服用。服药期间出现食欲缺乏、胃脘不适、大便稀、腹痛等症状时，应去医院就诊。服药期间忌辛辣、油腻食物。

2.得生丸　对本品过敏者及妊娠妇女禁用，过敏体质者慎用。感冒发热患者不宜服用。有高血压病、心脏病、肝病、糖尿病、肾病等慢性病严重者及青春期少女与更年期妇女，应在医师指导下服用。平素月经正常，突然出现月经过少，或经期错后，或阴道不规则出血者，以及服药1个月症状无缓解者，应去医院就诊。服药期间忌辛辣、生冷食物。

3.调经促孕丸　阴虚火旺、月经量过多者不宜服用。

4.五子衍宗丸（口服液）　妊娠妇女慎用。不宜和感冒类药同时服用。宜饭前服或进食同时服。服药期间忌辛辣食物。

5.二陈丸　对本品过敏者禁用，过敏体质者慎用。服药期间忌辛辣、油腻食物。

6.七制香附丸　妊娠妇女禁用，兼夹感冒患者不宜服用，阴虚发热者慎用。不宜与藜芦、五灵脂、皂荚及其制剂同时服用。不宜饮茶和食萝卜，以免影响药效。不宜与感冒药同时服用。平素月经周期正常，突然月经错后，应在排除早孕后才可服药。服药期间忌生冷食物

7.逍遥丸（颗粒）　对本品过敏者禁用，过敏体质者慎用。月经过多及感冒者不宜服用。服药期间忌寒凉、生冷食物。

8.八宝坤顺丸　月经过多及先兆流产者禁用。

## 八、月经过多

### （一）用药原则

1. *辨证论治* 月经过多是指月经周期规则，经量多，大于80 mL。中医古籍无月经过多之病名，其初期临床表现与古籍记载的"经水过多"相似。中医学认为，月经过多应根据月经的色、质变化，结合全身症状、舌脉综合分析。月经过多治疗应根据经期与平时的不同，采取不同的治疗方法。经期以辨证止血固冲为主；平时根据辨证结果，采用益气、清热、养阴、化瘀等法以治本。中医将月经过多病分为血热、血瘀、气虚3种证型。临床治疗上应先确定月经过多病类型及证候，再确定治法。

2. *对症下药* 中成药治疗月经过多病，应根据类型及证候不同选择药物，做到辨证施治，对症用药。血热证型宜清热凉血、固冲止血，血瘀证型宜活血化瘀、固冲止血，气虚证型宜补气固冲、摄血止血。

### （二）用药方案

1. *血热证型* 主要表现为经行量多，色鲜红或深红，质黏稠，或有小血块，伴口渴心烦，尿黄便结；舌红，苔黄，脉滑数。宜选用：①葆宫止血颗粒，每次1袋，开水冲服，每天2次。月经来潮后开始服药，14天为1个疗程，连续服用2个月经周期。②裸花紫珠片，每次2片，每天3次。

2. *血瘀证型* 主要表现为经行量多，色紫暗，有血块，经行腹痛，或平时小腹胀痛拒按；舌紫暗或有瘀点，脉涩。宜选用：①龙血竭散（胶囊、片），每次1.2 g，用酒或温开水送服，每天4~5次；外用取本散适量，用酒调成糊状敷于患处。胶囊，每次4~6粒，每天3次；外用取内容物适量，用酒调成糊状敷于患处。片剂，每次4~6片，每天3次；或遵医嘱。②益母草膏（颗粒、胶囊、片、口服液），每次10 g，每天1~2次；颗粒，每次1袋，开水冲服，每天2次；胶囊，每次3~6粒，每天3次；片剂，每次3~4片，每天2~3次；口服液，每次1~2支，每天3次。

3.气虚证型　主要表现为经行量多，色淡红，质清稀，神疲肢倦，气短懒言，小腹空坠，面色不华；舌淡，苔薄，脉细弱。宜选用：①补中益气丸（合剂、颗粒、口服液），浓缩丸，每次8~10丸，每天3次；水丸，每次6 g，每天2~3次；合剂，每次10~15 mL，每天3次；颗粒，每次6 g，开水冲服，每天2~3次；口服液，每次10 mL，每天2~3次。②人参归脾丸，大蜜丸，每次1丸，每天2次；小蜜丸，每次9 g，每天2次；水蜜丸，每次5 g，每天2次。

### （三）用药提示

1.葆宫止血颗粒　禁忌、注意事项尚不明确。

2.裸花紫珠片　禁忌、注意事项尚不明确。

3.龙血竭散（胶囊、片）　对本品过敏者及妊娠妇女禁用，过敏体质者及经期、哺乳期妇女慎用。宜饭前服用。服药期间忌生冷、油腻，以及酸性、碱性食物。

4.益母草膏（颗粒、胶囊、片、口服液）　妊娠妇女禁用。气血两虚引起的月经量少，色淡质稀，伴有头晕心悸、疲乏无力等不宜用。有高血压病、心脏病、肾病、糖尿病或正在接受其他治疗的患者，均应在医师指导下服用。服药过程中出现不良反应应停药，并向医师咨询。各种流产后腹痛伴有阴道出血，服药1周无效者应去医院就诊。服药期间忌生冷食物。

5.补中益气丸（合剂、颗粒、口服液）　本品不适用于恶寒发热表证者及暴饮暴食脘腹胀满实证者。高血压病患者慎用。不宜和感冒类药及藜芦或其制剂同时服用。服药期间出现头痛、头晕、复视等，或出现皮疹、面红，以及血压有上升趋势者，应立即停药。本品以空腹或饭前服为佳，亦可在进食时服用。

6.人参归脾丸　身体壮实不虚者禁用。不宜和感冒类药及藜芦、五灵脂、皂荚或其制剂同时服用。本品宜饭前服或进食时服用。

# 九、不孕症

## （一）用药原则

1.辨证论治　不孕症是指婚后夫妇同居，性生活正常，配偶生殖功能正常，未采取避孕措施1年未孕者；或曾孕育过，未避孕1年以上未再受孕者。前者称为"原发性不孕症"，古称"全不产"；后者称为"继发性不孕症"，古称"断绪"。不孕症在古代尚有"无子""绝产""绝嗣"之称。中医学认为，不孕症应根据月经的期、量、色、质，月经周期经期伴随症状，以及全身症状、舌脉进行综合分析，辨其病位、虚实。不孕症治疗以调理脏腑、冲任、气血为原则。中医将不孕症分为肾气虚、肾阳虚、肾阴虚、肝气郁结、痰湿内阻、瘀滞胞宫6种证型。临床治疗上应先确定不孕症类型及证候，再确定治法。

2.对症下药　中成药治疗不孕症，应根据类型及证候不同选择药物，做到辨证施治，对症用药。肾气虚证型宜补益肾气、调补冲任，肾阳虚证型宜温肾暖宫、调补冲任，肾阴虚证型宜滋肾养血、调补冲任，肝气郁结证型宜疏肝解郁、理血调经，痰湿内阻证型宜燥湿化痰、调理冲任，瘀滞胞宫证型宜活血化瘀、调理冲任。

## （二）用药方案

1.肾气虚证型　主要表现为婚久不孕，或月经不调，量或多或少，色淡暗，质稀，腰膝酸软，头晕耳鸣，精神疲倦，小便清长，面色晦暗，夜尿频多；舌淡，苔薄白，脉沉细。宜选用：①五子衍宗丸（口服液），每次1丸，每天2次；口服液，每次5～10 mL，每天2次。②滋肾育胎丸，每次5 g，淡盐水或蜂蜜水送服，每天3次。

2.肾阳虚证型　主要表现为婚久不孕，或月经不调，量或多或少，色淡暗，质清稀，腰膝酸软，夜尿频多，性欲淡漠，小腹冷，头晕耳鸣，面色晦暗，带下量多，眼眶暗；舌质淡暗，苔薄白，脉沉细弱。宜选用：①右归丸（胶囊），大蜜丸，每次1丸，每天3次；小蜜丸，每次9 g，每天3次；胶囊，每次4粒，每天3次。②金匮肾气丸（片），每次1丸，每天2次；片剂，每次4片，每天2次。

3.肾阴虚证型　主要表现为婚久不孕，或月经不调，量少，色鲜红，质稠，五心烦热，腰膝酸软，头晕耳鸣，形体消瘦，阴中干涩，失眠多梦，眼花心悸；舌质红，苔少，脉沉细。宜选用：六味地黄丸（颗粒、胶囊、片、口服液），大蜜丸，每次1丸，每天2次；浓缩丸，每次8丸，每天3次；颗粒，每次1袋，开水冲服，每天2次；胶囊，每次2粒，每天2次；片剂，每次8片，每天2次；口服液，每次10 mL，每天2次。

4.肝气郁结证型　主要表现为婚久不孕，或月经不调，色暗红，量多少不一，有血块，经前少腹胀痛，乳房胀痛，精神抑郁，善太息，烦躁易怒，胁肋胀满；舌暗红，苔薄白，脉弦。宜选用：逍遥丸（颗粒），大蜜丸，每次9 g，每天2次；浓缩丸，每次8丸，每天3次；颗粒，每次15 g，开水冲服，每天2次。

5.痰湿内阻证型　主要表现为婚久不孕，或月经不调，量多少不一，色淡；青春期始形体肥胖，胸闷泛恶，带下质黏，神疲乏力，面目虚浮或白；舌淡胖，苔白腻，脉滑。宜选用：苍附导痰丸，每次1～2包，淡姜汤送下，每天1～2次。

6.瘀滞胞宫证型　主要表现为婚久不孕，或月经不调，量多少不一，色紫暗，有血块，经行不畅，小腹疼痛或胀痛，痛有定处，拒按，腹内包块，质硬，推之不移，性交痛，情志抑郁，胸闷不舒；舌质紫暗，有瘀斑、瘀点，苔白，脉弦涩。宜选用：桂枝茯苓丸（胶囊），每次1丸，大蜜丸，每天1～2次；水蜜丸，每次9丸，每天1～2次；胶囊，每次3粒，每天3次，饭后服，疗程3个月，经期停服或遵医嘱。

### （三）用药提示

1.五子衍宗丸（口服液）　不宜和感冒类药同时服用。宜饭前服或进食时服用。服药期间忌辛辣食物。

2.滋肾育胎丸　感冒发热者禁用。服药时忌食萝卜、薏苡仁、绿豆芽。肝肾阴虚患者、服药后觉口干口苦者，可用蜂蜜水送服。

3.右归丸（胶囊）　阴虚火旺者禁用。服药期间忌生冷、油腻食物。

4.金匮肾气丸（片）　服药期间忌生冷食物。

5.六味地黄丸（颗粒、胶囊、片、口服液）　不宜与感冒药同时服用。服药期间出现食欲缺乏、胃脘不适、大便稀、腹痛等症状时，应去医院就诊。服药期间忌辛辣、油腻食物。

6.桂枝茯苓丸（胶囊）　偶见药后胃脘不适，停药后可自行消失。

## 十、卵巢早衰

### （一）用药原则

1.辨证论治　卵巢早衰是指因卵巢功能过早衰竭致使女性40岁之前出现闭经，同时伴有低雌激素、高促性腺激素水平的一种疾病。中医学无卵巢早衰之名，与古籍记载的"月水先毕""经水早断"最为相似。中医学认为，卵巢早衰诊疗以肾虚为本，辨证当审证求因，结合舌脉综合分析。卵巢早衰治疗以补肾贯穿始终。在治疗中切勿破血行气，以通经见血为快，应补中有通，通中有养，补肾兼顾养血、疏肝、健脾、清心之法。中医将卵巢早衰分为肝肾阴虚、肾虚肝郁、气血虚弱、脾肾阳虚、肾阴阳两虚5种证型。临床治疗上应先确定卵巢早衰类型及证候，再确定治法。

2.对症下药　中成药治疗卵巢早衰，应根据类型及证候不同选择药物，做到辨证施治，对症用药。肝肾阴虚证型宜滋补肝肾、养血调经，肾虚肝郁证型宜补肾疏肝、理气调经，气血虚弱证型宜补气养血、和营调经，脾肾阳虚证型宜温肾健脾、暖宫调经，肾阴阳两虚证型宜肾阴阳双补。

## （二）用药方案

1.肝肾阴虚证型　主要表现为月经周期延后，量少，色红，质稠，或闭经，腰膝酸软，五心烦热，潮热汗出，烦躁易怒，阴户干涩、灼痛，头晕目眩，耳鸣健忘，失眠多梦，两目干涩，视物模糊；舌红，少苔，脉弦细数或脉细数。宜选用：①六味地黄丸（颗粒、胶囊、片、口服液），大蜜丸，每次1丸，每天2次；浓缩丸，每次8丸，每天3次；颗粒，每次1袋，开水冲服，每天2次；胶囊，每次2粒，每天2次；片剂，每次8片，每天2次；口服液，每次10 mL，每天2次。②大补阴丸，每次6 g，每天2～3次。③杞菊地黄丸（胶囊、片、口服液），大蜜丸，每次1丸，每天2次；浓缩丸，每次8丸，每天3次；胶囊，每次5～6粒，每天3次；片剂，每次3～4片，每天3次；口服液，每次10 mL，每天2次。④坤宝丸，每次50粒，每天2次，连服2个月或遵医嘱。

2. 肾虚肝郁证型　主要表现为月经周期延后，量少，色暗，夹有血块或闭经，腰膝酸软，精神抑郁，潮热汗出，头晕耳鸣，胸闷叹息，胸胁胀痛，烦躁易怒；舌质暗淡，苔薄，脉弦细，尺脉无力。宜选用：①六味地黄丸合逍遥丸。六味地黄丸（颗粒、胶囊、片、口服液），大蜜丸，每次1丸，每天2次；浓缩丸，每次8丸，每天3次；颗粒，每次1袋，开水冲服，每天2次；胶囊，每次2粒，每天2次；片剂，每次8片，每天2次；口服液，每次10 mL，每天2次。逍遥丸（颗粒），大蜜丸，每次9 g，每天2次；浓缩丸，每次8丸，每天3次；颗粒，每次15 g，开水冲服，每天2次。②妇科调经片（颗粒），每次4片，每天4次；颗粒，每次14 g，开水冲服，每天3次。

3. 气血虚弱证型　主要表现为月经周期延后，量少，色淡，质稀或闭经，头晕眼花，心悸气短，面色萎黄，神疲肢倦；舌质淡，苔薄白，脉细弱或沉缓。宜选用：八珍丸（颗粒），每次6 g，每天2次；颗粒，每次1袋，开水冲服，每天2次。

4. 脾肾阳虚证型　主要表现为月经周期延后，量少，色淡，质稀，或闭经，腰膝酸软，带下清冷，腹中冷痛，畏寒肢冷，面色㿠白，面浮肢肿，性欲淡漠，久泻，或五更泄泻；舌淡胖，边有齿痕，苔白滑，脉沉细迟弱或沉迟无力。宜选用：①调经促孕丸，每次5 g（50丸），每天2次，自月经周期第5天起连服20天，无周期者每月连服20天，连服3个月或遵医嘱。②滋肾育胎丸，每次5 g，淡盐水或蜂蜜水送服，每天3次。

5.肾阴阳两虚证型　主要表现为月经延后或停闭不行，潮热汗出，腰背冷痛，头晕耳鸣，带下清稀、量少，小便频数，阴道干涩，性欲淡漠，性交痛；舌质淡，苔白，脉沉迟缓弱。宜选用：二仙汤加减，水煎服，每天1剂，分2次服。

### （三）用药提示

1.六味地黄丸（颗粒、胶囊、片、口服液）　不宜与感冒药同时服用。服药期间出现食欲缺乏、胃脘不适、大便稀、腹痛等症状时，应去医院就诊。服药期间忌辛辣、油腻食物。

2.大补阴丸　对本品过敏者禁用，过敏体质者及妊娠妇女慎用。感冒患者不宜服用。表现为怕冷、手足凉、喜热饮等虚寒证患者不适用。高血压病、心脏病、肝病、肾病等慢性病患者应在医师指导下服用。本品宜饭前用温水或淡盐水送服。服药期间忌辛辣、生冷、油腻食物。

3.杞菊地黄丸（胶囊、片、口服液）　脾胃虚寒，大便稀溏者慎用。

4.坤宝丸　对本品过敏者禁用，过敏体质者慎用。肾阳虚症状明显者，如表现为形寒肢冷、大便溏薄、面浮肢肿等症，不宜服用。感冒时不宜服用。服药期间忌辛辣、油腻食物。

5.逍遥丸（颗粒）　对本品过敏者禁用，过敏体质者慎用。月经过多者及感冒时不宜服用。服药期间忌寒凉、生冷食物。

6.妇科调经片（颗粒） 对本药过敏者及妊娠妇女禁用，过敏体质者慎用。月经过多者及感冒时不宜服用。服药期间忌生冷食物。

7.八珍丸（颗粒） 不宜和感冒类药及藜芦或其制剂同时服用。高血压病患者应在医师指导下服用。服药期间出现食欲缺乏、恶心呕吐、腹胀便溏者应去医院就诊。宜饭前服用或进食时服用。服药期间忌油腻食物。

8.调经促孕丸 阴虚火旺、月经量过多者不宜服用。

9.滋肾育胎丸 感冒发热者忌服。服药时忌食萝卜、薏苡仁、绿豆芽。肝肾阴虚患者、服药后觉口干口苦者，可用蜂蜜水送服。

# 十一、月经先期

## （一）用药原则

1.辨证论治 月经先期是指月经周期提前1~2周，经期正常，连续2个周期以上。中医称之为"经期超前"或"经早"。中医学认为，月经先期应根据月经周期提前及月经量、色、质变化，结合全身症状、舌脉以辨虚、实、热。其治疗重在调节月经周期，分期论治。中医将月经先期分为脾气虚、肾气虚、阴虚血热、肝郁血热、阳盛血热5种证型。临床上应先确定月经先期类型及证候，再确定治法。

2.对症下药 中成药治疗月经先期，应根据类型及证候不同选择药物，做到辨证施治，对症用药。脾气虚证型宜采用补脾益气、固冲调经药物，肾气虚证型宜采用补肾益气、固冲调经药物，阴虚血热证型宜采用养阴清热调经药物，肝郁血热证型宜采用疏肝清热、凉血调经药物，阳盛血热证型宜采用清热凉血调经药物。

## （二）用药方案

1.脾气虚证型　主要表现为月经周期提前，经量或多或少，色淡红，质清稀，神疲乏力，面色萎黄，气短懒言，倦怠嗜卧，小腹空坠，纳少便溏，语声低微，脘闷腹胀；舌淡胖，边有齿痕，苔薄白，脉缓弱。宜选用：补中益气丸（合剂、颗粒、口服液），浓缩丸，每次8～10丸，每天3次；水丸，每次6 g，每天2～3次；合剂，每次10～15 mL，每天3次；颗粒，每次6 g，开水冲服，每天2～3次；合剂（口服液），每次10 mL，每天2～3次。

2.肾气虚证型　主要表现为月经周期提前，量或多或少，色暗淡，质清稀，腰膝酸软，头晕耳鸣，面色晦暗或有暗斑，精神萎靡，夜尿频多，小便清长；舌淡暗，苔薄白，脉沉细。宜选用：五子衍宗丸（口服液），每次1丸，每天2次；口服液，每次5～10 mL，每天2次。

3.阴虚血热证型　主要表现为月经周期提前，量少，色鲜红，质稠，手足心热，咽干口燥，两颧潮红，潮热盗汗，心烦不寐，口舌糜烂；舌质红，少苔，脉细数。宜选用：固经丸，每次6 g，每天2次。

4.肝郁血热证型　主要表现为月经周期提前，量或多或少，色深红或紫红，有血块，质稠，经行不畅，烦躁易怒，胸胁胀满，乳房或少腹胀痛，善太息，口苦咽干；舌质红，苔薄黄，脉弦数。宜选用：①加味逍遥丸（口服液），每次6 g，每天2次；口服液，每次10 mL，每天2次。②丹栀逍遥丸，每次1～1.5袋，每天2次。

5.阳盛血热证型　主要表现为月经周期提前，量多，色深红，质稠，口渴，喜冷饮，面红唇赤，心烦，溲黄便结；舌质红，苔黄，脉滑数。宜选用：清经散，水煎服，每天1剂，分2次服用。

### （三）用药提示

1.补中益气丸（合剂、颗粒、口服液）　本品不适用于恶寒发热表证者及暴饮暴食脘腹胀满实证者。高血压病患者慎服。不宜和感冒类药及藜芦或其制剂同时服用。服药期间出现头痛、头晕、复视，或出现皮疹、面红，以及血压有上升趋势者，应立即停药。本品空腹或饭前服为佳，亦可与食物同时服用。

2.五子衍宗丸（口服液）　不宜和感冒类药同时服用。本品宜饭前服或进食时服用。服药期间忌辛辣食物。

3.固经丸　对本药过敏者禁用，过敏体质者慎用。脾胃虚寒、食欲缺乏、畏寒肢冷、月经过多者，以及感冒时不宜服用。服药期间忌寒凉、生冷食物。

4.加味逍遥丸（口服液）　妊娠妇女慎用。经期延长、月经量过多合并贫血者，以及青春期少女与更年期妇女，应在医师指导下服用。服药期间忌生冷、油腻、辛辣食物及气恼劳碌。

5.丹栀逍遥丸　妊娠妇女慎用。服药期间要保持情绪乐观，忌生气恼怒，少食生冷、辛辣及油腻难消化的食物。

6.清经散 出自《傅青主女科·卷上》。①主要成分：牡丹皮、地骨皮、白芍、熟地黄、青蒿、白茯苓、黄柏。②功能主治：养阴清热，凉血调经。用于肾中水亏火旺，阳盛血热，经行先期量多者。

# 十二、月经后期

## （一）用药原则

1.辨证论治 月经后期是指月经周期延后7天以上，甚至3～5个月，连续出现2个周期以上者。月经后期属于中医学的"经期错后""经迟"范畴。中医学认为，月经后期除月经周期延后外，应根据月经的量、色、质及全身症状，结合舌脉，辨其虚、实、寒。治疗以调整周期为主，虚证治宜补肾养血，或温经养血，实证治宜理气行滞。中医将月经后期分为肾虚血亏、肾虚肝郁、脾肾阳虚、阴虚血燥4种证型。临床上应先确定月经后期类型及证候，再确定治法。

2.对症下药 中成药治疗月经后期，应根据类型及证候不同选择药物，做到辨证施治，对症用药。肾虚血亏证型宜补肾益精、养血活血，肾虚肝郁证型宜补肾活血、疏肝理气，脾肾阳虚证型宜温肾健脾、益气养血，阴虚血燥证型宜滋阴润燥、养血活血。

## （二）用药方案

1.肾虚血亏证型 主要表现为月经周期推后，或伴有经量少，经色淡暗，质清稀，阴户干涩，或腰膝酸软，头晕耳鸣，面色无华，失眠健忘，大便干燥；舌淡，苔薄白，脉细弱或沉细。宜选用：归肾丸，每次9 g，每天2～3次。

2.**肾虚肝郁证型**　主要表现为月经周期推后，或伴有月经量少，经色暗，夹有血块，经前乳房胀痛，经行少腹胀痛，或伴腰膝酸软，情志抑郁或烦躁，头晕耳鸣，夜尿频多；舌质暗，苔薄黄，脉弦细或沉弦。宜选用：①妇科调经片（颗粒），每次4片，每天4次；颗粒，每次14 g，开水冲服，每天3次。②定坤丹，每次半丸至1丸，每天2次。③逍遥丸（颗粒），大蜜丸，每次9 g，每天2次；浓缩丸，每次8丸，每天3次；颗粒，每次15 g，开水冲服，每天2次。

3.**脾肾阳虚证型**　主要表现为月经周期推后，或伴有月经量少，经色淡暗，质清稀，带下清稀，腰膝或小腹冷痛，或伴面浮肢肿，形寒肢冷，夜尿频多，大便稀溏；舌淡胖，边有齿痕，苔白滑，脉沉迟无力或沉弱。宜选用：①调经促孕丸，每次5 g（50丸），每天2次，自月经周期第5天起连服20天，无周期者每月连服20天，连服3个月或遵医嘱。②艾附暖宫丸，每次1丸，每天2～3次。③右归丸（胶囊），大蜜丸，每次 1丸，每天3次；小蜜丸，每次9 g，每天3次；胶囊，每次4粒，每天3次。

4.**阴虚血燥证型**　主要表现为月经周期推后，或伴有月经量少，经色红，质稠，或伴五心烦热，潮热汗出，口干咽燥，肌肤干燥，大便干燥；舌红，苔少，脉细数。宜选用：①归芍地黄丸，每次1丸，每天2～3次。②六味地黄丸（颗粒、胶囊、片、口服液），大蜜丸，每次1丸，每天2次；浓缩丸，每次8丸，每天3次；颗粒，每次1袋，开水冲服，每天2次；胶囊，每次2粒，每天2次；片剂，每次8片，每天2次；口服液，每次10 mL，每天2次。③大补阴丸，每次6 g，每天2～3次。

## （三）用药提示

1.归肾丸　对本品过敏者禁用，过敏体质者慎用。感冒患者不宜服用。服药期间或服药1个疗程症状无改善，或症状加重，或出现新的严重症状，应立即停药并去医院就诊。服药期间忌辛辣食物。

2.妇科调经片（颗粒）　对本药过敏者及妊娠妇女禁用，过敏体质者慎用。感冒时及月经过多者不宜服用。服药期间忌生冷食物。

3.定坤丹　凡非气血不足而夹瘀滞者、妊娠妇女及对本药过敏者禁用，过敏体质者慎用。感冒时及月经过多者不宜服用。服药期间不宜饮茶和食萝卜。不宜同时服用藜芦、五灵脂、皂荚或其制剂。本品含马兜铃科植物细辛，应定期复查肾功能。服药期间忌生冷、油腻及刺激性食物。

4.逍遥丸（颗粒）　对本品过敏者禁用，过敏体质者慎用。感冒及月经过多者不宜服用。服药期间忌寒凉、生冷食物。

5.调经促孕丸　阴虚火旺、月经量过多者不宜服用。

6.艾附暖宫丸　妊娠妇女及月经量多、经期发热、各种炎症者禁用。服药期间忌生冷食物。

7.右归丸（胶囊）　阴虚火旺者禁用。服药期间忌生冷、油腻食物。

8.归芍地黄丸　对本品过敏者禁用，过敏体质者慎用。感冒发热患者不宜服用。服药4周症状无缓解，应去医院就诊。服药期间忌不易消化食物。

9.六味地黄丸（颗粒、胶囊、片、口服液）　不宜在服药期间服用感冒药。服药期间出现食欲缺乏、胃脘不适、大便稀、腹痛等症状时，应去医院就诊。服药期间忌辛辣、油腻食物。

10.大补阴丸　对本品过敏者禁用，过敏体质者慎用。感冒患者不宜服用。表现为怕冷、手足凉、喜热饮等虚寒证患者不适用。本品宜饭前用开水或淡盐水送服。服药期间忌辛辣、生冷、油腻食物。

# 第10章

## 儿科疾病中成药的合理应用

### 一、小儿感冒

#### （一）用药原则

1.辨证论治　感冒是外感风邪引起的肺系疾病，以发热、恶寒、鼻塞、流涕、喷嚏、咳嗽、头痛、全身酸痛等为主要临床表现。感冒一年四季均可发生，以冬春时节及气候骤变时发病率较高，任何年龄的小儿均可发病，婴幼儿更为常见。小儿感冒的发生以感受风邪为主，常兼杂寒、热、暑、湿、燥邪，以及时邪疫毒。本病病位在肺，但常累及脾、心、肝，出现夹痰、夹滞、夹惊的兼夹证。中医将感冒分为主证和兼证，主证分为风寒感冒、风热感冒、暑邪感冒、时疫感冒4种证型，兼证分为夹痰、夹滞、夹惊3种证型。根据发病季节及流行特点，冬春两季多为风寒、风热感冒，夏季多为暑邪感冒，发病呈流行性者多为时疫感冒。感冒夹痰表现为感冒兼见咳嗽较剧，痰多，喉间痰鸣；夹滞表现为感冒兼见脘腹胀满，不思饮食，呕吐酸腐，大便失调；夹惊表现为感冒兼见睡卧不宁，惊惕抽搐。在选用中成药时首先要确定感冒的证候类型，再确定治法。

2.对症下药 中成药治疗感冒，应注意证型不同选择药物，做到辨证论治，对症用药。①主证：风寒感冒宜辛温解表散寒，风热感冒宜辛凉解表清热，暑邪感冒宜清暑解表化湿，时疫感冒宜解表清瘟解毒。②兼证：感冒夹痰宜解表兼以化痰，感冒夹滞宜解表兼以消食导滞，感冒夹惊宜解表兼以清热镇惊。

## （二）用药方案

1.主证

（1）风寒感冒：主要表现为恶寒，发热，无汗，头痛，身痛，鼻流清涕，喷嚏，咳嗽，口不渴，咽无红肿及疼痛；舌淡红，苔薄白，脉浮紧，指纹浮红。宜选用：①小儿清感灵片，1岁以内每次1~2片，1~3岁每次2~3片，3岁以上每次3~5片；均为每天2次。②解肌宁嗽丸，1岁以内每次半丸，2~3岁每次1丸，均为每天2次。

（2）风热感冒：主要表现为发热，恶风，有汗或少汗，头痛，鼻塞流浊涕，喷嚏，咳嗽，痰稠色白或黄，咽红肿痛，口干渴；舌质红，苔薄黄，脉浮数，指纹浮紫。宜选用：①小儿热速清颗粒，1岁以内每次0.5~1 g，1~3岁每次1~2 g，3~7岁每次2~3 g，7~12岁每次3~4 g，均为每天3~4次。②小儿感冒颗粒，1~3岁每次6~12 g，4~7岁每次12~18 g，8~12岁每次24 g，均为每天2次。③小儿豉翘清热颗粒，6个月至1岁每次1~2 g，1~3岁每次2~3 g，4~6岁每次3~4 g，7~9岁每次4~5 g，10岁以上每次6 g，均为每天3次。

（3）暑邪感冒：主要表现为发热，无汗或汗出热不解，头晕，头痛，鼻塞，身重困倦，胸闷，呕恶，口渴心烦，食欲缺乏，或有呕吐、泄泻，小便短黄；舌质红，苔黄腻，脉滑数，指纹紫滞。宜选用：①香苏正胃丸，每次1丸，每天1~2次，1岁以内小儿酌减。②藿香正气水，每次5~10 mL，每天3次。

（4）时疫感冒：主要表现为起病急骤，高热，恶寒，无汗或汗出热不解，头痛，心烦，目赤咽红，肌肉酸痛，腹痛，或有恶心、呕吐、大便稀薄；舌质红，舌苔黄，脉数，指纹紫。宜选用：①小儿清热宁颗粒，1~2岁每次4 g，每天2次；3~5岁每次4 g，每天3次；6~12岁每次8 g，每天2~3次。②清开灵颗粒，1岁以内每次1.5 g，1~3岁每次3 g，3~6岁每次3.5 g，7~13岁每次6 g，均为每天2~3次。

2.兼证

（1）感冒夹痰：主要表现为感冒兼见咳嗽较剧，痰多，喉中痰鸣。风寒夹痰者表现为痰白清稀，恶寒，无汗，或有发热，头痛；舌淡红，苔薄白，脉浮紧，指纹浮红。属风热夹痰者痰稠色白或黄，发热，恶风，微汗出，口渴；舌质红，苔薄黄，脉浮数，指纹浮紫。①风寒夹痰者，宜选用：儿感清口服液，1~3岁每次10 mL，每次2次；4~7岁每次10 mL，每天3次；8~14岁每次20 mL，每天3次。②风热夹痰者宜选用：小儿清热止咳口服液，1~2岁每次3~5 mL，3~5岁每次5~10 mL，6~14岁每次10~15 mL，均为每天3次。

（2）感冒夹滞：主要表现为感冒兼见脘腹胀满，不思饮食，呕吐酸腐，口气秽浊，大便酸臭，或腹痛泄泻，或大便秘结，小便短黄；舌苔厚腻，脉滑，指纹紫滞。宜选用：①小儿豉翘清热颗粒，6个月至1岁每次1～2 g，1～3岁每次2～3 g，4～6岁每次3～4 g，7～9岁每次4～5 g，10岁以上每次6 g，均为每天3次。②清热化滞颗粒，1～3岁每次2.5 g，4～7岁每次5 g，8岁以上每次7.5 g，均为每天3次。③健儿清解液，1岁以下每次4 mL，1～5岁每次8 mL，6岁以上酌加，均为每天3次。

（3）感冒夹惊：主要表现为感冒兼见惊惕，龂齿，哭闹不安，睡卧不宁，甚至骤然抽搐；舌质红，脉浮弦，指纹青滞。宜选用：①小儿金丹片，1岁每次0.6 g，1岁以下酌减，每天3次。②琥珀抱龙丸，每次1丸，婴儿每次1/3丸，每次2次。

### （三）用药提示

1.小儿清感灵片　本品为风寒感冒所设，风热、暑湿感冒不宜应用。服药期间忌食生冷、辛辣及不易消化食物。不宜与滋补性中药同时服用。服药期间高热不退或咳嗽、气促、鼻翼扇动者，应及时到医院就诊。

2.解肌宁嗽丸　对本品过敏者禁用，过敏体质者慎用。服用本药时应停止服用补益性中药。本品可用温开水化后服。服药期间症状加重，或兼见其他症状，应及时去医院就诊。

3.小儿热速清颗粒　对本品过敏者禁用，过敏体质者慎用。风寒感冒、大便次数多者禁用。可有皮疹，瘙痒不良反应。病情较重或服药2天后疗效不明显者，应及时去医院就诊。用药期间忌生冷、辛辣食物。

4. 小儿感冒颗粒　对本品过敏者禁用，过敏体质者慎用。风寒感冒者不适用，不宜与滋补性中药同时服用。婴儿及糖尿病患儿、脾虚易腹泻者应在医师指导下服用。发热体温超过38.5℃的患者，以及服药3天症状无缓解者，应去医院就诊。服药期间忌辛辣、生冷、油腻食物。

5. 小儿豉翘清热颗粒　本颗粒是全国首批名老中医李少川教授总结其50余年行医经验，在经典古方达原饮、银翘散基础上研制而成的治疗儿童感冒的独特组方。临床上对于小儿呼吸道感染、手足口病、小儿感冒发热、小儿急性扁桃体炎、流行性感冒、疱疹性咽峡炎等有明确疗效。

6. 香苏正胃丸　本品含朱砂，不宜过量久服，肝肾功能不全者慎用。本品可嚼服，也可分份吞服。

7. 藿香正气水　对本品过敏及阴虚火旺者禁用，过敏体质者慎用。本品含40%~50%乙醇，小儿、妇女、老人及不饮酒者不宜服用。极少数患者服用后引起过敏性药疹，停药或经抗过敏处理后症状很快消失。不宜与滋补性中药同时服用。有高血压病、心脏病、肝病、糖尿病、肾病等慢性病严重者，应在医师指导下服用。本品不宜长期服用。服药3天症状无缓解，以及吐泻严重者应及时去医院就诊。服药期间饮食宜清淡，忌生冷、油腻食物。

8. 清开灵颗粒　对本品过敏者禁用，过敏体质者慎用。表现为恶寒重、发热轻、无汗、头痛、鼻塞、流清涕、喉痒咳嗽等风寒感冒者不适用。高血压病、心脏病患者，以及平素脾胃虚寒及久病体虚者如出现腹泻时慎用，不宜与滋补性中药同时服用。患有肝病、肾病、糖尿病等慢性病严重者，以及儿童、年老体弱者，应在医师指导下

服用。服药期间忌辛辣、生冷、油腻食物。服药3天症状
无缓解，应去医院就诊。

9.儿感清口服液　对本品过敏者禁用，过敏体质者慎
用。个别患儿服用后可出现腹泻。本品性状发生改变时禁
止使用，但如有少量沉淀，可摇匀后服用。服药3天症状
无改善或服药期间症状加重者，应及时就医。服药期间忌
辛辣、生冷、油腻食物。

10.清热化滞颗粒　个别患儿服用后出现腹泻的不良
反应。

# 二、小儿咳嗽

## （一）用药原则

1.辨证论治　咳嗽是以咳嗽阵作为主症的呼吸道疾
病。中医理论认为，咳嗽有外感、内伤之分，外感咳嗽多
因为感受外邪，其中以感受风邪为主；内伤咳嗽多因为肺
脾虚弱，痰自内生。小儿因肺娇嫩、卫外不固，容易感受
外邪，所以儿童咳嗽以外感咳嗽为多见。咳嗽的病因病
机为感受外邪、痰热壅肺、痰湿蕴肺、肺脾气虚、阴虚肺
热等导致肺气不宣，清肃失职而发生咳嗽。咳嗽的病位在
肺，常涉及脾；从病性来讲，外感咳嗽多属于实证，内伤
咳嗽多由实转虚或虚实夹杂。中医将咳嗽分为风寒袭肺、
风热犯肺、痰热壅肺、痰湿蕴肺、肺脾气虚、阴虚肺热
6种证型。治疗时应首先确定证型，再确定治法。

2.对症下药　中成药治疗咳嗽，应注意证型不同选择
用药，做到辨证论治，对症用药。风寒袭肺证型宜疏风散

寒、宣肺止咳，风热犯肺证型宜疏风解热、宣肺止咳，痰热壅肺证型宜清化痰热、肃肺止咳，痰湿蕴肺证型宜燥湿化痰、肃肺止咳，肺脾气虚证型宜补肺益气、健脾化痰，阴虚肺热证型宜滋阴润燥、养阴清肺。

### （二）用药方案

1.风寒袭肺证型　　主要表现为咳嗽频作，咽痒声重，痰白清稀，鼻塞流清涕，恶寒无汗，发热头痛，全身酸痛；舌质淡红，舌苔薄白，脉浮紧，指纹浮红。宜选用：①三拗片，3岁以内，每次0.5 g，每天2次；3～6岁，每次0.5 g，每天3次；大于6岁，每次1.0 g，每天2～3次。②小儿宣肺止咳颗粒，1岁以内每次1/3袋，1～3岁每次2/3袋，4～7岁每次1袋，8～14岁每次1.5袋，均为每天3～4次。

2.风热犯肺证型　　主要表现为咳嗽不爽，痰黄黏稠，不易咯出，口渴咽痛，鼻流浊涕，或伴发热恶风，头痛，微汗出；舌质红，苔薄黄，脉浮数，指纹浮紫。宜选用：①小儿咳喘灵口服液，2岁以内每次5 mL，3～4岁每次7.5 mL，5～7岁每次10 mL，均为每天3～4次。②小儿肺热咳喘口服液，1～3岁每次10 mL，每天3次；4～7每次10 mL，每天4次；8～12岁，每次20 mL，每天3次。

3.痰热壅肺证型　　主要表现为咳嗽痰多，色黄黏稠，咯吐不爽，咳剧气促，喉间痰鸣，发热口渴，烦躁不宁，尿少色黄，大便干结；舌质红，苔黄腻，脉滑数，指纹紫滞。宜选用：①小儿清肺化痰口服液，1岁以内每次3 mL，1～5岁每次10 mL，5岁以上每次15～20 mL，均为每天2～3次。②小儿消积止咳口服液，1岁以内每

5 mL，1～2岁每次10 mL，3～4岁每次15 mL，5岁以上每次20 mL，均为每天3次。

4. **痰湿蕴肺证型**　主要表现为咳嗽重浊，痰多壅盛，色白而稀，喉间痰声辘辘，胸闷纳呆，神乏困倦，形体虚胖；舌淡红，苔白腻，脉滑，指纹沉滞。宜选用：橘红痰咳液，小于3岁，每次5 mL，每天3次；3～6岁，每次10 mL，每天2次；大于6岁，每次10 mL，每天3次。

5. **肺脾气虚证型**　主要表现为咳嗽无力，痰白清稀，面色少华，气短懒言，语声低微，自汗畏寒，食少纳呆，平素易感；舌淡嫩，边有齿痕，脉细无力，指纹淡红。宜选用：①玉屏风颗粒，开水冲服，1岁以内每次2 g，1～5岁每次2.5～5 g，6～14岁每次5 g，均为每天3次。②小儿肺咳颗粒，开水冲服，1岁以内每次2 g，1～4岁每次3 g，5～8岁每次6 g，均为每天3次。

6. **阴虚肺热证型**　主要表现为干咳无痰，或痰少而黏，或痰中带血，不易咯出，口渴咽干，喉痒声嘶，午后潮热或手足心热；舌质红，舌苔少，脉细数，指纹紫。宜选用：养阴清肺口服液，3岁以内，每次5 mL，每天2次；3～6岁，每次5 mL，每天3次；大于6岁，每次10 mL，每天2次。

## （三）用药提示

1. 小儿宣肺止咳颗粒　对本品过敏者禁用，过敏体质者慎用。儿童必须在成人监护下使用。本品性状发生改变时禁止使用。服药3天症状无改善或服药期间症状加重者，应及时就医。服药期间忌辛辣、生冷、油腻食物。

2.小儿咳喘灵口服液 本品以清宣肺热、止咳平喘为主，可以在小儿发热的初期咳嗽不重的情况下服用，如果小儿出现了高热、痰多、呼吸急促等情况，应立即去医院就诊。小儿咳嗽如久治不愈，或者频繁咳嗽，并且伴呕吐，也应该去医院就诊。服药期间忌生冷和辛辣的食物，并且在服用药时候应停止服用补益性的中药。如果按照推荐的剂量服药3天，症状没有明显的改善，或者出现其他症状，应该停药并到医院就诊。

3.小儿肺热咳喘口服液 对本品过敏者禁用，过敏体质者慎用。儿童必须在成人监护下使用。风寒闭肺、内伤久咳者不适用。高血压病、心脏病患儿慎用。大剂量服用，可能有轻度胃肠不适。不宜与滋补性中药同时服用。本品性状发生改变时禁止使用。发热体温超过38.5℃的患者，以及服药3天症状无缓解者，应去医院就诊。服药期间忌辛辣、生冷、油腻食物。

4.小儿清肺化痰口服液 脾虚泄泻者及运动员慎用。

5.橘红痰咳液 风热咳嗽者禁用。少数患者可发生轻度恶心、呕吐、血压升高、便秘等不良反应。支气管扩张、肺脓肿、肺心病、肺结核患者应在医师指导下服用。服药期间若患者出现高热，应去医院就诊；服用1周症状无改善，应停止服用。服药期间忌辛辣、油腻食物。

6.玉屏风颗粒 对本品过敏者禁用，过敏体质者慎用。儿童必须在成人监护下使用。宜饭前服用。服药3天症状无明显改善，或症状加重者，应立即停药并去医院就诊。服药期间忌油腻食物。

7.养阴清肺口服液 痰湿壅盛的患者及风寒咳嗽者不

宜服用。有支气管扩张、肺脓肿、肺心病的患者，应在医师的指导下服用。服药期间忌辛辣食物。

# 三、小儿肺炎

## （一）用药原则

1.辨证论治　小儿肺炎是以气喘、咳嗽、咯痰痰鸣、发热为主症的呼吸系统疾病，属于中医学的"肺炎喘嗽"范畴。根据中医理论，小儿肺炎的原因分为外因、内因两类。外因为感受风邪，小儿寒温失调，风邪夹热或夹寒外袭而为病，其中以风热为多见，也可由其他疾病如麻疹、水痘等转变而来。内因为小儿肺气虚弱，卫外不固，腠理不密，易为外邪所感。本病主要病因病机为风邪郁肺、痰热闭肺、毒热闭肺、正虚邪恋导致肺失宣肃、肺气郁闭。本病主要病位在肺，常累及脾，重者可内犯心肝。中医将小儿肺炎喘嗽分为风寒郁肺、风热郁肺、痰热闭肺、毒热闭肺、阴虚肺热、肺脾气虚6种证型。临床上应先确定其证型，再确定治法。

2.对症下药　中成药治疗小儿肺炎，应先辨明证型及治法，再选用适合的药物。风寒郁肺证型宜辛温宣肺、止咳平喘，风热郁肺证型宜辛凉宣肺、清热化痰，痰热闭肺证型宜清热涤痰、开肺定喘，毒热闭肺证型宜清热解毒、泻肺开闭，阴虚肺热证型宜养阴清热、润肺止咳，肺脾气虚证型宜补肺益气、健脾化痰。

**（二）用药方案**

1.风寒郁肺证型　主要表现为恶寒发热，头身痛，无汗，鼻塞流清涕，喷嚏，咳嗽，气喘鼻扇，痰稀白易咯，可见泡沫样痰，或闻喉间痰鸣，咽不红，口不渴，面色淡白，纳呆，小便清；舌淡红，苔薄白，脉浮紧，指纹浮红。宜选用：通宣理肺口服液，3~7岁每次7 mL，大于7岁每次10 mL，均为每天2~3次。

2.风热郁肺证型　主要表现为发热恶风，头痛有汗，鼻流黄涕，咳嗽，气喘，咯黄痰，或闻喉间痰嘶，鼻翼扇动，口渴，便秘，小便黄少，面色红赤，烦躁不安，咽部红肿；舌质红，苔薄黄，脉浮数，指纹浮紫。宜选用：小儿麻甘颗粒，开水冲服，小于1岁每次1 g，1~3岁每次3 g，4~7岁每次5 g，8~12岁每次8 g，均为每天3次。

3.痰热闭肺证型　主要表现为发热，有汗，咳嗽，咯痰黄稠或喉间痰鸣，气急喘促，鼻翼扇动，声高息涌，胸高胁满，张口抬肩，口唇紫绀，烦躁不安，面色红，口渴欲饮，纳呆，便秘，小便黄少；舌质红，苔黄腻，脉滑数，指纹紫滞。宜选用：①小儿清肺口服液，小于6岁每次10 mL，大于6岁每次20 mL，均为每天3次。②小儿清肺化痰口服液，1~2岁每次3~5 mL，3~5岁每次5~10 mL，6~14岁每次10~15 mL，均为每天3次。

4.毒热闭肺证型　主要表现为壮热不退，咳嗽剧烈，痰黄稠难咯或痰中带血，气急喘憋，鼻翼扇动，胸高胁满，张口抬肩，鼻孔干燥，面色红赤，口唇紫绀，涕泪俱无，烦躁不宁，口渴引饮，小便黄少，便秘；舌红少津，舌苔黄燥，脉洪数，指纹紫滞。宜选用：小儿清肺化痰口服液，1岁以内每次3 mL，1～5岁每次10 mL，5岁以上每次15～20 mL，均为每天2～3次。

5.阴虚肺热证型　主要表现为病程较长，低热盗汗，干咳无痰，甚至咯痰带血，面色潮红，手足心热，口干欲饮，盗汗，小便黄少；舌质红乏津，舌苔少或花剥，脉细数，指纹淡红。宜选用：参麦止嗽糖浆，小于6岁每次5 mL，7～10岁每次10 mL，11～14岁每次15 mL，均为每天2～3次。

6.肺脾气虚证型　主要表现为久咳无力，痰稀白易咯，气短，低热起伏，面白少华，神疲乏力，自汗，纳差，口不渴，大便溏，易于感冒；舌质淡红，舌体胖嫩，苔薄白，脉细弱无力，指纹淡。宜选用：①玉屏风颗粒，1岁以内每次2 g，1～5岁每次2.5～5 g，6～14岁每次5 g，均为每天3次。②小儿肺咳颗粒，开水冲服，1岁以下每次2 g，1～4岁每次3 g，5～8岁每次6 g，均为每天3次。

### （三）用药提示

1.通宣理肺口服液　对本品过敏者禁用，过敏体质者慎用。儿童必须在成人监护下使用。有支气管扩张、肺脓疡、肺结核、肺心病、高血压病的患者，以及服用3天症状无改善者，应去医院就诊。本品性状发生改变时禁止使用。用药期间忌烟、酒及辛辣食物。

2.小儿麻甘颗粒　本品可致小儿腹泻，发生率为9.65%，一般停药后可缓解，如果服用后出现明显不适，应及时去医院就诊。服药期间高热持续不退、喘促、鼻煽、口周青紫者，应及时到医院就诊。服用小儿麻甘颗粒3天后，如果小儿全身发热、微微汗出、咳嗽、呼吸急促、喉中痰鸣等症状没有改善，也需要及时去医院就诊。服药期间应该避免食用生冷、辛辣、油腻食物，以防影响药物吸收，降低药效。

3.小儿清肺口服液　对本品过敏者及久咳、汗出、体虚者禁用，过敏体质者慎用。不宜与滋补性中药同时服用。服药3天症状无改善者，应去医院就诊。

4.小儿清肺化痰口服液　脾虚泄泻者慎用。

5.玉屏风颗粒　对本品过敏者禁用，过敏体质者慎用。儿童必须在成人监护下使用。本品宜饭前服用。服药2周或服药期间症状无明显改善，或症状加重者，应立即停药并去医院就诊。服药期间忌油腻食物。

# 四、小儿腹泻

## （一）用药原则

1.辨证论治　泄泻是以大便次数增多，粪质稀薄或如水样为特征的一种小儿常见病。本病一年四季均可发生，以夏秋季发病率高。中医理论认为，小儿泄泻发生的原因，以感受外邪、伤于饮食、脾胃虚弱为多见，其主要病变在脾胃。因胃主受纳腐熟水谷，脾主运化水湿和水谷精微，若脾胃受损，则饮食入胃之后，水谷不化，精微不布，清浊不分，合污而下，致成泄泻。临床分为湿热泻、风寒泻、伤食泻、脾虚泻、脾肾阳虚泻5种证型。治疗时应先确定其类型及证候，再确定治法。

2.对症下药　中成药治疗泄泻，应注意类型及证候的不同，用药也不同。湿热泻宜采用清肠解热、化湿止泻药物，风寒泻宜采用疏风散寒、化湿和中药物，伤食泻宜采用运脾和胃、消食导滞药物，脾虚泻宜采用健脾益气、助运止泻药物，脾肾阳虚泻宜采用温补脾肾、固涩止泻药物。

### （二）用药方案

1. 湿热泻　主要表现为大便水样，或如蛋花汤样，泻下急迫，量多次频，气味秽臭，或见少许黏液，腹痛时作，食欲缺乏，或伴呕恶，神疲乏力，或发热烦闹，口渴，小便短黄；舌质红，苔黄腻，脉滑数，指纹紫。宜选用：①葛根芩连微丸，每次1～2 g，每天3～4次。②小儿功劳止泻颗粒，开水冲服，5岁以下每次2.5 g，5岁以上每次5 g，均为每天3次。

2. 风寒泻　主要表现为大便清稀，夹有泡沫，臭气不甚，肠鸣腹痛，或伴恶寒发热，鼻流清涕；舌质淡，苔薄白，脉浮紧，指纹淡红。宜选用：藿香正气水，每次5～10 mL，每天3次。

3. 伤食泻　主要表现为大便稀溏，夹有乳凝块或食物残渣，气味酸臭，或如败卵，脘腹胀痛，便前腹痛，泻后痛减，腹痛拒按，嗳气酸馊，或有呕吐，不思乳食，夜卧不安；舌苔厚腻，或微黄，脉滑实，指纹滞。宜选用：①婴儿健脾颗粒，开水冲服，1岁以下每次1 g，1～3岁每次4 g，4～7岁每次8 g，均为每天2次。②胃肠安丸，1岁内每次1丸，每天2～3次；1～3岁每次1～2丸，3岁以上酌加，均为每天3次。

4. 脾虚泻　主要表现为大便稀溏，色淡不臭，多于食后作泻，时轻时重，面色萎黄，形体消瘦，神疲倦怠；舌淡苔白，脉缓弱，指纹淡。宜选用：健脾八珍糕，每次2块，开水调成糊状服，每天2~3次。

5.脾肾阳虚泻 主要表现为久泻不止，大便清稀，澄澈清冷，完谷不化，或见脱肛，形寒肢冷，面色㿠白，精神萎靡，睡时露睛；舌淡苔白，脉细弱，指纹色淡。宜选用：附子理中丸，每次2~3g，每天3~4次。

## （三）用药提示

1.葛根芩连微丸 对本品过敏者禁用，过敏体质者慎用。脾胃虚寒腹泻者不宜用。儿童必须在成人监护下使用。有慢性结肠炎、溃疡性结肠炎便脓血等慢性病史者，出现泄泻应去医院就诊。服药3天症状无缓解者，也应去医院就诊。服药期间饮食宜清淡，禁生硬、油腻、难消化食物。

2.小儿功劳止泻颗粒 对本品过敏者禁用，过敏体质者慎用。婴儿应在医师指导下服用。儿童必须在成人监护下使用。感染性腹泻如肠炎、痢疾等疾病应立即去医院就诊。对大便次数增多及水分丢失明显，有脱水表现者应去医院就诊。服药2~3天症状无缓解，也应去医院就诊。服药期间忌辛辣、生冷、油腻及不易消化等食物。

3.藿香正气水 对本品过敏者、过敏体质者，以及阴虚火旺者禁用。本品不宜长期服用。藿香正气水含40%~50%乙醇，故小儿、妇女、老人及不饮酒的患者不宜用。极少数患者服用本品后引起过敏性药疹，经停药或用抗过敏处理后症状很快消失。不宜与滋补性中药同时服用。有高血压病、心脏病、肝病、糖尿病、肾病等慢性病严重者应在医师指导下服用。吐泻严重者应及时去医院就诊。服药3天症状无缓解，应去医院就诊。服药期间饮食宜清淡，忌辛辣、生冷、油腻食物。

4.婴儿健脾颗粒　对本品过敏者及糖尿病患儿禁用，过敏体质者及脾虚易腹泻者慎用。儿童必须在成人监护下使用。服药3天症状无缓解，应去医院就诊。症见发热恶寒、鼻流清涕、咳嗽痰白等风寒袭肺咳嗽不宜用。服药期间忌辛辣、生冷、油腻食物。

5.胃肠安丸　本药品含有兴奋剂成分，运动员慎用。应密闭贮藏于阴凉干燥处。

6.健脾八珍糕　对本品过敏者禁用，过敏体质者及糖尿病患者慎用。儿童必须在成人监护下使用。主要表现为腹痛、水样大便频繁，或发热急性肠炎腹泻者不宜用。服药3天症状无改善，或出现其他症状时，应立即停用并到医院诊治。服药期间忌生冷、油腻、不易消化的食物。

7.附子理中丸　不适用于急性肠胃炎、泄泻兼有大便不畅及肛门灼热者。高血压病、心脏病、肾病、咳喘、水肿患者或正在接受其他药物治疗者应在医师指导下服用。本品含附子，服药后如有血压增高、头痛、心悸等症状，应立即停药，并去医院就诊。

## 五、小儿腹痛

### （一）用药原则

1.辨证论治　腹痛是指胃脘部以下、脐之四旁，以及耻骨以上部分发生的疼痛。包括大腹痛、脐腹痛、少腹痛和小腹痛。大腹痛，指胃脘以下，脐部以上腹部疼痛；脐腹痛，指脐周部位的疼痛；少腹痛，指小腹两侧或一侧疼痛；小腹痛，指下腹部的正中部疼痛。腹痛为小儿常见的证候，可见于任何年龄与季节，婴幼儿不能言语，腹痛多表现为啼哭。中医学一般将腹痛分为寒、热、虚、实4大类，主要病因病机为小儿脾胃薄弱，经脉未盛，易为各种病邪所干扰。六腑以通降为顺，经脉以流通为畅，感受寒邪、乳食积滞、脾胃虚寒、情志刺激、外伤损络，皆可使气滞于脾胃肠腑，脾喜运而恶滞，六腑不通则腹痛。因小儿稚阳未充，故寒凝气滞者多见。临床分为腹部中寒、乳食积滞、胃肠结热、脾胃虚寒、气滞血瘀5种证型。中医治疗腹痛时，应先确定其类型及证候，再确定治法。

2.对症下药　中成药治疗小儿腹痛，应注意类型及证候的不同，用药也不同。腹部中寒证型宜采用温中散寒、理气止痛药物，乳食积滞证型宜采用消食导滞、行气止痛药物，胃肠结热证型宜采用通腹泻热、行气止痛药物，脾胃虚寒证型宜采用温中理脾、缓急止痛药物，气滞血瘀证型宜采用活血化瘀、行气止痛药物。

## （二）用药方案

1.腹部中寒证型　主要表现为腹部疼痛，阵阵发作，腹痛喜暖，得温则舒，遇寒痛甚，肠鸣辘辘，面色苍白，痛甚者额冷汗出，唇色紫暗，肢冷，或兼吐泻，小便清长；舌淡红，苔白滑，脉沉弦紧，指纹红。宜选用：①藿香正气水，每次5～10mL，每天2～3次。②纯阳正气丸，每次1~2 g，每天1~2次。

2. 乳食积滞证型　主要表现为脘腹胀满，疼痛拒按，不思乳食，嗳腐吞酸，或腹痛欲泻，泻后痛减，或时有呕吐，吐物酸馊，矢气频作，粪便秽臭，夜卧不安，时时啼哭；舌淡红，苔厚腻，脉沉滑，指纹紫滞。宜选用：①大山楂丸，每次3 g，每天3次。②木香槟郎丸，每次1.5~3 g，每天2~3次。③四磨汤口服液，新生儿，每次3~5 mL，每天3次；幼儿，每次10 mL，每天3次，疗程3~5天。

3. 胃肠结热证型　主要表现为腹部胀满，疼痛拒按，大便秘结，烦躁不安，潮热口渴，手足心热；唇舌鲜红，舌苔黄燥，脉滑数或沉实，指纹紫滞。宜选用：三黄片，每次4片，每天2次，小儿酌减。

4. 脾胃虚寒证型　主要表现为腹痛绵绵，时作时止，痛处喜温喜按，面白少华，精神倦怠，手足清冷，乳食减少，或食后腹胀，大便稀溏；唇舌淡白，脉沉缓，指纹淡红。宜选用：附子理中丸，每次2~3 g，每天2~3次。

5. 气滞血瘀证型　主要表现为腹痛经久不愈，痛有定处，痛如锥刺，或腹部癥块拒按，肚腹硬胀，青筋显露；舌紫暗或有瘀点，脉涩，指纹紫滞。宜选用：①元胡止痛片，每次2~3片，每天2~3次。②越鞠丸，3~7岁每次2 g，大于7岁每次3 g，每天2次。

### （三）用药提示

1. 藿香正气水　对本品过敏者及阴虚火旺者禁用，过敏体质者慎用。藿香正气水含40%~50%乙醇，故小儿、妇女、老人及不饮酒的患者不宜用。极少数患者本药后引起过敏性药疹，经停药或用抗过敏处理后症状很快消失。不宜与滋补性中药同时服用，且不宜长期服用。有高血压病、心脏病、肝病、糖尿病、肾病等慢性病严重者应在医师指导下服用。吐泻严重者及服药3天症状无缓解，应及时去医院就诊。服药期间饮食宜清淡，忌辛辣、生冷、油腻食物。

2.大山楂丸 对本品过敏者禁用，过敏体质者慎用。脾胃虚弱，无积滞而食欲缺乏者不适用。不宜与滋补性中药同时服用。有高血压病、心脏病、肝病、糖尿病、肾病等慢性病严重者应在医师指导下服用。服药3天症状无缓解，应去医院就诊。服药期间饮食宜清淡，忌辛辣、生冷、油腻食物。

3.四磨汤口服液 肠梗阻、肠道肿瘤、消化道术后禁用。手术患者一般手术后12小时第1次服药，再隔6小时服第2次，以后常法服用或遵医嘱。冬天服用时，可将药瓶放置温水中加温5~8分钟后服用。药液如见有微量沉淀，属正常情况，可摇匀后服用，以保证疗效。

4.三黄片 对本品过敏者禁用，过敏体质者慎用。心脏病、肝病、糖尿病、肾病等慢性病患者应在医师指导下服用。服药期间忌辛辣、油腻食物。

5.附子理中丸 急性肠胃炎，泄泻兼有大便不畅，肛门灼热者不宜用。高血压病、心脏病、肾病、咳喘、水肿患者或正在接受其他药物治疗者应在医师指导下服用。本品中有附子，服药后如有血压增高、头痛、心悸等症状，应立即停药，并去医院就诊。

6.元胡止痛片 对本品过敏者禁用。服药期间如出现皮疹，胸闷，憋气等过敏症状者应停药，并去医院就诊。服药期间忌生冷食物。

7.越鞠丸　儿童必须在成人监护下使用。服药3天后症状无改善或加重者，应立即停药，并去医院就诊。服药期间宜食易消化食物，忌气怒。

# 六、小儿支气管哮喘

## （一）用药原则

1.辨证论治　哮喘是小儿时期常见的一种反复发作的哮鸣气喘性肺系疾病。哮指声响言，喘指气息言，哮必兼喘，故统称哮喘。临床以反复发作性喘促气急，喉间哮鸣，呼气延长，严重者不能平卧，张口抬肩，摇身撷肚，唇口青紫为特征。常在清晨或夜间发作或加剧。中医理论认为，哮喘的发病，内因责之于肺、脾、肾不足，痰饮内伏，以及先天禀赋遗传因素，成为哮喘之夙根；感受外邪、接触异物、饮食不慎、情志失调及劳倦过度等，是哮喘的诱发因素。本病病位在肺，与脾、肾关系密切，病性为本虚标实。其发病机制是发作期由外因诱发，触动伏痰，痰随气升，气因痰阻，相互搏结，阻塞气道，宣肃失常，气逆而上，出现咳嗽、气喘哮鸣，呼吸困难。而哮喘患儿，本为禀赋异常、肺脾肾三脏不足之体质，反复发作形成缓解期痰饮留伏，故其发作期以邪实为主，迁延期以邪实正虚为主，缓解期以正虚为主，形成三期邪正虚实演变转化的复杂证候。中医将哮喘发作期分为寒性哮喘、热性哮喘、外寒内热及虚实夹杂4种证型，缓解期分为肺脾气虚、肺肾阳虚、肺肾阴虚3种证型。因此，临床上应先确定哮喘分期及辨证，再给予对应的治疗。

2.对症下药 哮喘应坚持长期、规范、个体化的治疗原则，按发作期和缓解期分别施治。发作期当攻邪以治其标，分辨寒热虚实而随证施治。①发作期：寒性哮喘证型宜温肺散寒、涤痰定喘，热性哮喘证型宜清肺涤痰、止咳平喘，外寒内热证型宜散寒清热、降气平喘，虚实夹杂证型宜泻肺平喘、补肾纳气。②缓解期：肺脾气虚证型宜健脾益气、补肺固表，脾肾阳虚证型宜健脾温肾、固摄纳气，脾肾阴虚证型宜补肾敛肺、养阴纳气。

## （二）用药方案

1.发作期

（1）寒性哮喘证型：主要表现为气喘咳嗽，喉间哮鸣，痰稀色白，多泡沫，形寒肢冷，鼻塞，流清涕，面色淡白，唇青，恶寒无汗；舌质淡红，舌苔白滑或薄白，脉浮紧，指纹红。宜选用：①小青龙合剂，每次10～20 mL，每天3次。②桂龙咳喘宁胶囊，每次5粒，每天3次。③三拗片，每次2片，每天3次，7天为1个疗程。

（2）热性哮喘证型：主要表现为咳嗽喘息，声高息涌，喉间哮吼痰鸣，痰稠黄难咳，胸膈满闷，身热，面赤，鼻塞流黄稠涕，口干，咽红，尿黄，便秘；舌质红，舌苔黄，脉滑数，指纹紫。宜选用：①双黄平喘颗粒，每次9 g，开水冲服，每天4次。②小儿清热化痰口服液，1岁以内每次3 mL，1～5岁每次10 mL，5岁以上每次15～20 mL；均为每天2～3次，用时摇匀。③小儿咳喘颗粒，

1岁以内每次2～3 g，1～5岁每次3～6 g，6岁以上，每次9～12 g；温开水冲服，均为每天3次。

（3）外寒内热证型：主要表现为喘促气急，咳嗽痰鸣，咯痰黏稠色黄，胸闷，鼻塞喷嚏，流清涕，或恶寒无汗发热，面赤口渴，夜卧不安，大便干结，小便黄赤；舌质红，舌苔薄白或黄，脉滑数或浮紧，指纹浮红或沉紫。宜选用：①小儿宣肺止咳颗粒，1岁以内每次1/3袋，1～3岁每次2/3袋，4～7岁每次1袋，8～14岁每次1.5袋；温开水冲服，均为每天3次，3天为1个疗程。②保童化痰丸，每次1丸，每天2次，1岁以内小儿酌减。③宝咳宁颗粒，每次2.5 g，开水冲服，每天2次，1岁以内小儿酌减。

（4）虚实夹杂证型：主要表现为病程较长，哮喘持续，喘促胸闷，咳嗽痰多，喉中痰吼，动则喘甚，面色少华，畏寒肢冷，神疲纳呆，小便清长；舌质淡，苔薄白或白腻，脉细弱，指纹淡滞。宜选用：①苏子降气丸，每次1 g，每天1～2次。②息喘丸，每次2 g，每天3次。

2.缓解期

（1）肺脾气虚证型：主要表现为咳嗽无力，反复感冒，气短自汗，神疲懒言，形瘦纳差，面白少华或萎黄，便溏；舌质淡胖，舌苔薄白，脉细软，指纹淡。宜选用：①固本咳喘片，每次3片，每天3次。②人参五味子颗粒，每次5 g，开水冲服，每天2次。③玉屏风颗粒，每次5 g，开水冲服，每天3次。

（2）肺肾阳虚证型：主要表现为动则喘促，咳嗽无力，气短心悸，面色苍白，形寒肢冷，脚软无力，腹胀纳差，大便溏泄，夜尿多，发育迟缓；舌质淡，舌苔薄白，脉细弱，指纹淡。宜选用：①补肾防喘片，每次4～6片，每天3次，3个月为1个疗程。②固肾定喘丸，每次1.5～2 g（15～20粒），每次2～3次，可在发病预兆前服用，也可预防久喘复发，一般15天为1个疗程。③金匮肾气丸（片），大蜜丸，每次1丸，每天2次；片剂，每次4片，每天2次。

（3）肺肾阴虚证型：主要表现为喘促乏力，咳嗽时作，干咳或咳痰不爽，面色潮红，形体消瘦，潮热盗汗，口咽干燥，手足心热，便秘；舌红少津，舌苔花剥，脉细数，指纹淡红。宜选用：①蛤蚧定喘丸，水蜜丸每次5～6 g，小蜜丸每次9 g，大蜜丸每次1丸，均为每天2次。②麦味地黄丸，水蜜丸每次6 g，小蜜丸每次9 g，大蜜丸每次1丸，均为每天2次。③百合固金丸，每次1丸，每天2次。

## （三）用药提示

1. 小青龙合剂　对本品过敏者禁用，过敏体质者慎用。儿童必须在成人监护下使用。内热咳喘及虚喘者不适用。有肝病、糖尿病、肾病等慢性病严重者应在医师指导下服用。不宜与滋补性中药同时服用。支气管扩张、肺脓肿、肺心病、肺结核患者出现咳嗽时应去医院就诊。服药期间若患者发热体温超过38.5℃，或出现喘促气急者，或咳嗽加重、痰量明显增多者应去医院就诊。本品不宜长期服用，用药3天症状无缓解，应去医院就诊。服药期间忌辛辣、生冷、油腻食物。

2. 桂龙咳喘宁胶囊　对本品过敏者禁用，过敏体质者慎用。偶有过敏反应。支气管扩张、肺脓疡、肺心病、肺结核患者应在医师指导下服用。服药期间忌猪肉及生冷食物。

3.双黄平喘颗粒　对本品过敏者禁用，过敏体质者慎用。儿童必须在成人监护下使用。脾胃虚寒，症见腹痛、喜暖、泄泻者，以及高血压病、心脏病患者慎用。不宜与滋补性中药同时服用。患有肝病、肾病、糖尿病等慢性病严重者应在医师指导下服用。服药3天后或服药期间症状无改善者应立即去医院就诊。服药期间忌辛辣、生冷、油腻食物。

4.小儿清热化痰口服液　对本品过敏者及糖尿病患儿禁用，过敏体质者及脾虚易腹泻者慎用。婴儿应在医师指导下服用。儿童必须在成人监护下使用。症见发热恶寒、鼻流清涕、咳嗽痰白等风寒袭肺咳嗽不适用。服药3天症状无缓解，应去医院就诊。服药期间忌辛辣、生冷、油腻食物。

5.保童化痰丸　使用前请仔细阅读说明书并遵医嘱。本品可嚼服，也可分份吞服。

6.小儿宣肺止咳颗粒　对本品过敏者禁用，过敏体质者慎用。儿童必须在成人监护下使用。服药3天症状无改善或服药期间症状加重者，应及时去医院就诊。服药期间忌辛辣、生冷、油腻食物。

7.苏子降气丸　阴虚燥咳者禁用。有支气管扩张、肺脓疡、肺结核、肺心病的患者，应在医师指导下服用。服药期间忌辛辣食物。

8.息喘丸　对本品过敏者禁用，过敏体质者慎用。高血压病、心脏病及甲状腺功能亢进患者禁用。儿童及脾胃虚寒者慎用。本品适用于气阴两虚、痰热阻肺者，不适宜用于哮喘发作期。本品含盐酸麻黄碱，运动员慎用；青光眼、前列腺肥大及老年患者应在医师指导下使用；服用后如有头晕、头痛、心动过速、多汗等症状应咨询医师或药师。服药期间若患者哮喘又急性发作，或是出现外感发热恶寒，或是咳嗽喘息加重，痰量明显增多者均应停药，并到医院就诊。本品不宜长期服用，服用3天症状无改善，应停止服用，去医院就诊。服药期间忌辛辣、油腻食物。

9.固本咳喘片　对本品过敏者禁用，过敏体质者慎用。有支气管扩张、肺脓肿、肺心病、肺结核患者出现咳嗽时应去医院就诊。服药期间忌辛辣、生冷、油腻食物。

10.人参五味子颗粒　对本品过敏者禁用，过敏体质者慎用。凡脾胃虚弱、呕吐泄泻、腹胀便溏、咳嗽痰多者慎用。本品不宜与藜芦、五灵脂、皂荚或其制剂同时服用，不宜饮茶和食萝卜，以免影响药效。小儿、孕妇、高血压病、糖尿病患者应在医师指导下服用。本品宜饭前服用。服药2周或服药期间症状无改善，或症状加重，或出现新的严重症状，应立即停药并去医院就诊。服药期间忌油腻食物。

11.玉屏风颗粒　对本品过敏者禁用，过敏体质者慎用。儿童必须在成人监护下使用。本品宜饭前服用。服药2周或服药期间症状无明显改善，或症状加重者，应立即停药并去医院就诊。服药期间忌油腻食物。

12.补肾防喘片　肾阴虚型咳喘患者禁用。

13.固肾定喘丸　感冒发热者禁用。

14.金匮肾气丸　妊娠妇女禁用，阴虚内热者慎服。服药期间忌生冷食物。

15.蛤蚧定喘丸　对本品过敏者禁用，过敏体质者慎用。儿童必须在成人监护下使用。本品用于虚劳咳喘，咳嗽新发者不适用。服药期间若患者发热体温超过38.5℃，或出现喘促气急，或咳嗽加重、痰量明显增多者，应去医院就诊。有肝病、糖尿病、肾病等慢性病严重者，以及儿童、妊娠与哺乳期妇女、年老体弱与脾虚便溏者，应在医师指导下服用。支气管扩张、肺脓肿、肺心病、肺结核患者出现咳嗽时，以及服药7天症状无缓解者，应去医院就诊。服药期间忌辛辣、生冷、油腻食物。

16.麦味地黄丸　对本品过敏者禁用，过敏体质者慎用。外感风热、喉痛、里热盛者，以及痰浊阻肺、咳嗽、痰多而白稀、便溏者禁用。感冒发热患者不宜服用。儿童、妊娠与哺乳期妇女，以及有高血压病、心脏病、肝病、糖尿病、肾病等慢性病严重者，应在医师指导下服用。儿童必须在成人监护下使用。服药4周症状无缓解，应去医院就诊。服药期间忌不易消化食物。

17.百合固金丸　对本品过敏者禁用，过敏体质者慎用。儿童、孕妇、哺乳期妇女，以及有高血压病、心脏病、肝病、糖尿病、肾病等慢性病严重者，应在医师指导下服用。儿童必须在成人监护下使用。支气管扩张、肺脓肿、肺心病、肺结核患者出现咳嗽时应去医院就诊。服药期间，若患者发热体温超过38.5℃，或出现喘促气急者，或咳嗽加重、痰量明显增多者，也应去医院就诊。服药期间忌辛辣、生冷、油腻食物。

## 七、小儿厌食症

### （一）用药原则

1. **辨证论治**　厌食症是以较长时期厌恶进食、食量减少为特征的一种小儿常见病。中医古代文献中无小儿厌食的病名，但文献所载"不思食""不嗜食""不饥不纳""恶食"等病证表现与本病相似。厌食的临床表现为长期食欲缺乏，厌恶进食，食量明显少于同龄正常儿童，面色少华，形体偏瘦，但精神尚好，活动如常，除外其他外感、内伤慢性疾病。厌食病因有先天因素及后天因素，病变脏腑主要在脾胃，病机关键为脾胃失健，纳化失和。小儿生机蓬勃，发育迅速，但脏腑娇嫩，脾常不足，若先天禀赋不足，或后天调护失宜，都可影响脾胃的正常纳化功能，致脾胃不和，纳化失健，而成厌食。本病以脏腑辨证为纲，主要从脾胃辨证，分为脾失健运、脾胃气虚、脾胃阴虚和肝脾不和4种证型。临床上应先确定类型和证候，再确定治法。

2. **对症下药**　中成药治疗小儿厌食症，应注意类型及证候不同用药也不同。脾运失健者，当以运脾和胃为主；脾胃气虚者，治以健脾益气为先；脾胃阴虚者，施以养胃育阴之法；若属肝脾不和，则当疏肝理气助运。

### （二）用药方案

1. **脾失健运证型**　主要表现为食欲缺乏，厌恶进食，食而乏味，食量减少，或伴胸脘痞闷，嗳气泛恶，大便不调，偶尔多食后则脘腹饱胀，形体尚可，精神正常；舌淡红，苔薄白或薄腻，脉尚有力。宜选用：①保和丸（颗粒、片），大蜜丸，每次1丸，每天2次；浓缩丸，每次8丸，每天3次；颗粒，每次1袋，开水冲服，每天2次；片剂，每次4片，每天3次。小儿酌减。②山麦健脾口服液，每次10 mL，每次2～3次。③开胃消食口服液，1～3岁每次5 mL，4～6岁每次10 mL，均为每天3次。

2.脾胃气虚证型　主要表现为不思进食，食而不化，大便偏稀夹不消化食物，面色少华，形体偏瘦，肢倦乏力；舌质淡，苔薄白，脉缓无力。宜选用：①健胃消食口服液，每次10 mL（1支），每天2次，餐间或饭后服用，2周为1个疗程。②醒脾养儿颗粒，温开水冲服，1岁以内，每次1袋（2 g），每天2次；1～2岁，每次2袋（4 g），每天2次；3～6岁每次2袋（4 g），每天3次；7～14岁，每次3～4袋（6～8 g），每天2次。③儿康宁糖浆，每次10 mL，每天3次，20～30天为1个疗程。

3.脾胃阴虚证型　主要表现为不思进食，食少饮多，皮肤失润，大便偏干，小便短黄，甚或烦躁少寐，手足心热；舌红少津，苔少或花剥，脉细数。宜选用：小儿健胃糖浆，每次10 mL，每天3次。

4.肝脾不和证型　主要表现为厌恶进食，嗳气频繁，胸胁痞满，性情急躁，面色少华，神疲肢倦，大便不调；舌质淡，苔薄白，脉弦细。宜选用：逍遥颗粒，每次15 g，开水冲服，每天2次。

**（三）用药提示**

1.保和丸（颗粒、片）　对本品过敏者禁用，过敏体质者慎用。儿童必须在成人监护下使用。本品不宜用于因肝病或心肾功能不全所致的饮食不消化、不欲饮食、脘腹胀满者。服药期间忌生冷、油腻、难消化的食物。

2.山麦健脾口服液　婴幼儿及糖尿病患儿应在医师指导下服用。感冒时不宜服用。长期厌食，体弱消瘦者，以及服药7天症状无缓解，应去医院就诊。服药期间忌生冷、油腻及不易消化食物。

3.开胃消食口服液　对本药过敏者禁用，过敏体质者慎用。儿童必须在成人的监护下使用。对于长期厌食，体弱消瘦者，应明确疾病诊断后再进行治疗。服药1周症状未见改善或服药期间症状加重者，应及时去医院就医。服药期间忌生冷、油腻及不易消化食物。

4.健胃消食口服液　表现为口干欲饮、大便干结、小便短少等胃阴虚者不宜用。有高血压病、心脏病、肝病、糖尿病、肾病等慢性病严重者，应在医师指导下服用。服药期间饮食宜清淡，忌辛辣、生冷、油腻食物。

5.醒脾养儿颗粒　对本品过敏者禁用，过敏体质者慎用。婴儿应在医师指导下服用。儿童必须在成人监护下使用。长期厌食、体弱消瘦者与腹胀重、腹泻次数增多者，以及服药7天症状无缓解者，应去医院就诊。服药期间忌生冷、油腻及不易消化食物。

6.儿康宁糖浆　对本品过敏者禁用，过敏体质者慎用。儿童必须在成人监护下使用。感冒时不宜服用。食积化热者不适用。婴幼儿及糖尿病患儿应在医师指导下服用。长期厌食、体弱消瘦者与腹胀重、腹泻次数增多者，以及服药7天症状无缓解者，应去医院就诊。服药期间忌生冷、油腻及不易消化食物。

7.小儿健胃糖浆　对该药品过敏者禁用，过敏体质者慎用。儿童必须在成人监护下使用。婴儿用量应咨询医师。服药1周后症状无明显改善或出现不良反应时应向医师咨询。饮食要定时，不要偏食，忌辛辣食物、各种饮料，以及巧克力等。

8.逍遥颗粒　对本品过敏者禁用，过敏体质者慎用。感冒时不宜服用。服药期间忌寒凉、生冷食物。


# 八、小儿积滞

## （一）用药原则

1.辨证论治　积滞是小儿内伤乳食，停聚中焦，积而不化，气滞不行所形成的一种胃肠疾病，以不思乳食、食而不化、脘腹胀满或疼痛、嗳气酸腐或呕吐、大便酸臭溏薄或秘结为临床特征。中医理论认为，小儿积滞的主要病因为喂养不当、乳食不节，损伤脾胃，致脾胃运化功能失调，或脾胃虚弱，腐熟运化不及，乳食停滞不化。本病病位在脾胃，主要病机为乳食停聚不消，积而不化，气滞不行。病位主要在脾胃者，属实证，但若患儿素体脾气虚弱，可呈虚实夹杂证。中医将小儿积滞分为乳食内积、食积化热、脾虚夹积3种证型。临床上应先确定类型和证候，再确定治法。

2.对症下药　中成药治疗小儿积滞，应注意类型及证候不同用药也不同。乳食内积证型宜消乳化食、和中导滞，食积化热证型宜清热导滞、消积和中，脾虚夹积证型宜健脾助运、消食化滞。

## （二）用药方案

1.乳食内积证型　主要表现为不思乳食，嗳腐酸馊或呕吐食物、乳片，脘腹胀满，疼痛拒按，大便酸臭，哭闹不宁，夜眠不安；舌质淡红，苔白垢腻，脉弦滑，指纹紫滞。宜采用：①保和丸（颗粒、片），大蜜丸，每次1丸，每天2次；浓缩丸，每次8丸，每天3次；颗粒，每次1袋，开水冲服，每天2次；片剂，每次4片，每天3次，小儿酌减。②四磨汤口服液，新生儿，每次3~5 mL，每天3次，疗程2天；幼儿，每次10 mL，每天3次，疗程3~5天。③健儿消食口服液，3岁以内每天5~10 mL，3岁以上每次10~20 mL，均为每天2次，用时摇匀。

2.食积化热证型　主要表现为不思乳食，口干，脘腹胀满，腹部灼热，手足心热，心烦易怒，夜寐不安，小便黄，大便臭秽或秘结；舌质红，苔黄腻，脉滑数，指纹紫。宜选用：①枳实导滞丸，每次6~9 g，每天2次。②清热化滞颗粒，温开水冲服，1~3岁每次2.5 g，4~7岁每次5 g，≥8岁每次7.5 g，均为每天3次。③小儿化食丸，1岁以内每次1丸，1岁以上每次2丸，均为每天2次。

3.脾虚夹积证型　主要表现为面色萎黄，形体消瘦，神疲肢倦，不思乳食，食则饱胀，腹满喜按，大便稀溏酸腥，夹有乳片或不消化食物残渣；舌质淡，苔白腻，脉细滑，指纹淡滞。宜选用：①小儿香橘丸，每次1丸，每天3次，1岁以内酌减。②补脾消积口服液，1岁以内每次5 mL，1~5岁每次10 mL，每天2~3次；5岁以上每次10 mL，每天3～4次。③小儿脾醒颗粒，温开水冲服，1～5岁每次1袋，每天3次；5岁以上每次2袋，每天3次；10天为1个疗程。

### （三）用药提示

1.保和丸（颗粒、片）　肝病或心肾功能不全所致的不欲饮食、消化不良、脘腹胀满者不宜服用。

2.四磨汤口服液　对本品过敏者禁用，过敏体质者慎用。儿童必须在成人监护下使用。肠梗阻、肠道肿瘤、消化道术后禁用。手术患者一般在手术后12小时第1次服药，再隔6小时第2次服药，以后常法服用或遵医嘱。冬天服用时，可将药瓶放置温水中加温5～8分钟后服用。药液如见有微量沉淀，属正常情况，可摇匀后服用，以保证疗效。

3.健儿消食口服液　如有少许摇之易散沉淀，请摇匀后服用。患儿平时应少吃巧克力和带颜色的饮料，以及油腻厚味等不易消化的食物。

4.清热化滞颗粒　个别患儿服用后出现腹泻的不良反应。

5.小儿化食丸　本品可嚼服，也可分份吞服。服药期间忌辛辣油腻。

6.小儿香橘丸　本品可嚼服，也可分份吞服。

7.补脾消积口服液　本品含有槟榔，建议在医师指导下使用，且不宜久服。

8.小儿脾醒颗粒　感冒时不宜服用。长期厌食、体弱消瘦者和腹胀重、腹泻次数增多者，以及服药7天症状无缓解者，应去医院就诊。服药期间忌生冷、油腻及不易消化食物。

# 第11章

# 传染性疾病中成药的合理应用

## 一、急性病毒性肝炎

### （一）用药原则

1.辨证论治　急性病毒性肝炎主要指甲型肝炎和其他型肝炎的急性发作，以急性肝损害为主，常见症状有黄疸、胁痛、腹胀、乏力等。急性病毒性肝炎属于中医学的"黄疸""胁痛""肝着""肝瘟"等范畴。中医学认为，急性病毒性肝炎病因病机的特点，从外邪来说，是以湿热或疫毒之邪为主；从内因来说，主要是由于肝胆脾胃功能失调，湿热侵袭，内蕴中焦，湿郁热蒸，不得泄越，熏蒸肝胆，以致肝失疏泄，胆汁外溢而发黄。其病位主要在肝、胆、脾、胃，且往往由脾胃涉及肝胆。祛湿清热是急性病毒性肝炎基本治则之一，临床上应根据病机演变灵活应用，可同时通利腑气，以使湿热之邪从二便而泻。属于寒湿者，当温中化湿、健脾燥湿，以渗淡利湿为主。在辨证运用化湿利小便之法的同时，应注重和胃疏肝，使气机条达；调畅气机贯穿始终，可助化湿祛邪。中医学将急性病毒性肝炎分为湿热蕴蒸、寒湿困脾、湿浊中阻、肝郁气滞4种证型。临床治疗时应先确定其类型及证候，再确定治法。

2.对症下药　中成药治疗急性病毒性肝炎，应根据其类型及证候不同选择药物，做到辨证施治，对症用药。湿热蕴蒸证型宜采用清热解毒、利湿退黄药物，寒湿困脾证型宜采用健脾和胃、温化寒湿药物，湿浊中阻证型宜采用清热利湿、健脾和胃药物，肝郁气滞证型宜采用疏肝理气、解瘀化郁药物。

## （二）用药方案

1.湿热蕴蒸证型　主要表现为身目俱黄，色泽鲜明，纳呆呕恶，厌油腻，口干苦，头身困重，胸脘痞满，乏力，大便干，尿黄赤；舌苔黄腻，脉弦滑数。宜选用：①黄疸茵陈颗粒，每次10～20 g，每天2次，开水冲服。②乙肝清热解毒胶囊（颗粒、片），每次6粒，每天3次；颗粒，每次1袋，每天3次，开水冲服；片剂，每次8片，每天3次。③苦黄颗粒（注射液），每次1袋，每天3次，开水冲服；注射液，每次10～60 mL，用5%或10%葡萄糖注射液500 mL稀释后静脉滴注，每天1次，15天为1个疗程。

2.寒湿困脾证型　主要表现为身目发黄，色泽晦暗，纳呆腹胀，神疲乏力，畏寒喜温，大便溏薄；舌体胖，舌质淡，苔白滑，脉沉缓无力。宜选用：茵陈术附汤，茵陈（后下）15 g，附子（先煎）6 g，白术12 g，干姜6 g，泽泻12 g，薏苡仁20 g，苍术9 g，茯苓15 g，甘草3 g。水煎服，每天1剂，早晚各服1次。患者出现脘腹作胀，胁肋隐痛，不思饮食，肢体困倦，大便时秘时溏，脉弦细时，宜选用逍遥丸（颗粒）：大蜜丸，每次9 g，每天2次；浓缩丸，每次8丸，每天3次；颗粒，每次15g，每天2次，开水冲服。

3.湿浊中阻证型　主要表现为脘闷不饥，肢体困重，怠惰嗜卧，口中黏腻，大便溏泻；舌苔腻，脉濡缓。宜选用：①利肝宁胶囊，每次4粒，每天3次。②垂盆草颗粒，每次10g，每天2～3次，开水冲服。

4.肝郁气滞证型　主要表现为胁胀脘闷，胸闷不舒，善叹息，情志抑郁，不思饮食，或口苦喜呕，头晕目眩，女子乳房胀痛，月经不调，痛经；舌苔白，脉弦。宜选用：①肝舒乐颗粒，每次20g，每天3次，开水冲服。②护肝宁胶囊（肠溶片），每次4～5粒，每天3次；肠溶片，每次10～20mg，每天3次，儿童剂量酌减。

### （三）用药提示

1.黄疸茵陈颗粒　具有清热利湿、退黄疸作用，用于治疗急、慢性黄疸型传染性肝炎。对本品过敏者禁用，过敏体质者慎用；如与其他药物同时使用，请咨询医师或药师。

2.乙肝清热解毒胶囊（颗粒、片）　具有清肝利胆、利湿解毒作用，用于肝胆湿热引起的黄疸（或无黄疸）、急慢性病毒性乙型肝炎初期或活动期等。脾虚泄泻者慎用或减量服用；服药期间忌烟酒及油腻食物。

3.苦黄颗粒（注射液）　①颗粒：具有清热利湿、疏肝退黄作用，用于湿热内蕴引起的黄疸型病毒性肝炎患者的退黄。偶见轻微腹泻、红细胞、血红蛋白、白细胞减少，以及血清肌酐异常等不良反应，一般停药后可恢复正常。临床试验中，曾有1例受试者在口服苦黄颗粒1天后出现频繁呕吐。妊娠妇女及绞窄性肠梗阻患者禁用，严重心肾功能不全及脾虚患者慎用。②注射液：用于湿热内蕴、胆汁外溢、黄疸胁痛、乏力、纳差等黄疸型病毒性肝炎。个别患者可出现轻度消化道症状及过敏性休克、急性喉水肿、药疹、药物热等变态反应。过敏体质者禁用，严重心肾功能不全者慎用。使用剂量应逐日增加，第1天10 mL，第2天20 mL，第3天30～60 mL；滴速不宜过快（每分钟30滴），滴速快可致头晕、心悸，500 mL稀释液宜滴注3～4小时。

4.逍遥丸（颗粒）　具有疏肝健脾、养血调经作用，用于肝郁脾虚所致的郁闷不舒、胸胁胀痛、头晕目眩、食欲缺乏、月经不调。对本品过敏者禁用，过敏体质者慎用；感冒和月经过多者不宜服用；高血压病、心脏病、肝病、糖尿病、肾病等慢性病严重者，以及儿童、年老体弱、妊娠和哺乳期妇女应在医师指导下服用；平素月经正常，突然出现经量过多、经期延长，或月经过少、经期错后，或阴道不规则出血者，应立即去医院就诊；服药3天症状无缓解，应咨询医师；如与其他药品同时使用，请咨询医师或药师。服药期间应保持情绪乐观，忌生气恼怒及生冷油腻难消化的食物。

5.垂盆草颗粒　具有清热解毒、活血利湿作用，用于急慢性肝炎湿热瘀结证。对本品过敏者禁用，妊娠妇女及过敏体质者慎用。

6.护肝宁胶囊　具有退黄、降酶作用，用于各种急慢性肝炎。常见不良反应为皮肤色素沉着和头晕、上腹痛、皮疹等，停药后可逐渐消退；加服维生素 $B_2$ 可防止或减轻色素沉着。对本品过敏及有遗传性卟啉病家族史者禁用，过敏体质者慎用；夏季服药时应避免阳光照射。

7.肝舒乐颗粒　具有疏肝开郁、和解少阳、清热解毒、利黄疸、健脾胃作用，用于黄疸型及非黄疸型急性肝炎。对本品过敏者禁用，过敏体质者慎用；如与其他药物同时使用，应咨询医师或药师。

## 二、慢性病毒性肝炎

### （一）用药原则

1.辨证论治　慢性病毒性肝炎是指由不同肝炎病毒引起的病程超过半年的肝组织病理学呈现慢性炎症的一组疾病。慢性病毒性肝炎属于中医学的"黄疸""胁痛""癥积""虚劳"等范畴。其病机在于湿热疫毒隐伏血分、肝阴不足或脾肾两亏等。其中疫毒内侵为首要因素，内在条件、饮食、情志与起居为诱发因素。病机为湿热蕴结、肝郁气滞、肝郁脾虚、肝肾阴虚、脾肾阳虚、瘀血阻络等方面，临床多表现为虚实夹杂之候。其病位主要在肝，涉及脾、肾两脏及胃、胆、三焦等腑。中医将慢性病毒性肝炎分为湿热蕴结、肝郁气滞、肝郁脾虚、肝肾阴虚、脾肾阳虚、瘀血阻络6种证型。因此，应先确定慢性病毒性肝炎的类型及证候，再确定治法。

2.对症下药　中成药治疗慢性病毒性肝炎，基本治法为清热、利湿、解毒和益气、养阴、补肾。治疗上应注意辨别邪气在气与在血和病性的正虚与邪实，选用补虚、泻实、益气、行气、活血、健脾、补肾等法。应根据类型及证候不同选择药物，湿热蕴结证型宜清热利湿、解毒疏气，肝郁气滞证型宜疏肝解郁、理气和中，肝郁脾虚证型宜疏肝解郁、健脾和中，肝肾阴虚证型宜养血柔肝、滋阴补肾，脾肾阳虚证型宜温补脾肾、温肾助阳，瘀血阻络证型宜活血化瘀、通络散结。

**（二）用药方案**

1. 湿热蕴结证型　主要表现为右胁胀痛，脘腹满闷，恶心厌油，身目黄或无黄，小便黄赤，大便黏滞臭秽；舌苔黄腻，脉弦滑数。宜选用：①当飞利肝宁胶囊，每次4粒，每天3次。②垂盆草颗粒，每次10 g（1袋），每天2～3次，开水冲服。③山豆根注射液，每次2 mL，肌内注射，每天1～2次，2～3个月为1个疗程。

2. 肝郁气滞证型　主要表现为两胁胀痛，甚则连及胸肩背，情志激惹则痛甚，胸闷纳差，善叹息，嗳气稍舒，大便不调，小便黄；舌质红，舌苔薄白，脉弦。宜选用：①慢肝解郁胶囊，每次4粒，每天3次。②疏肝片，每次4片，每天3次。

3. 肝郁脾虚证型　主要表现为胁肋胀满，精神抑郁或性情急躁，面色萎黄，大便溏薄，纳食减少，口淡乏味，脘腹痞胀；舌质淡红，苔白，脉沉弦。宜选用：①逍遥丸（颗粒），大蜜丸，每次9 g，每天2次；浓缩丸，每次8丸，每天3次；颗粒，每次15 g，每天2次，开水冲服。②乙肝益气解郁颗粒，每次20 g，每天3次，开水冲服。

4. 肝肾阴虚证型　主要表现为头晕耳鸣，两目干涩，咽干，失眠多梦，五心烦热，腰膝酸软，女子经少或经闭；舌红体瘦、少津或有裂纹，脉细数。宜选用：①乙肝养阴活血颗粒，每次20 g，每天3次，开水冲服。②麦味地黄丸（口服液），大蜜丸，每次1丸，每天2次；浓缩丸，每次8丸，每天3次；口服液，每次10 mL，每天2次。

5.脾肾阳虚证型　主要表现为畏寒喜暖，少腹及腰膝冷痛，食少便溏，完谷不化，下肢水肿；舌质淡胖，脉沉细或迟。宜选用：①金匮肾气丸（片），每次1丸，每天2次；片剂，每次4片，每天2次。②右归丸（胶囊），大蜜丸，每次1丸，每天3次；小蜜丸，每次9 g，每天3次；胶囊，每次4粒，每天3次。

6.瘀血阻络证型　主要表现为胁肋刺痛，痛处固定而拒按，入夜更甚，面色晦暗；舌质紫暗，脉沉弦或涩。宜选用：①人参鳖甲煎丸，每次3 g，每天3次，饭前服用。②大黄䗪虫丸（胶囊），水蜜丸，每次3 g，每天1~2次；大蜜丸，每次1~2丸，每天1~2次；胶囊，每次4粒，每天2次。

## （三）用药提示

1.当飞利肝宁胶囊　对本药过敏者禁用。

2.垂盆草颗粒　妊娠妇女及过敏体质者慎用。

3.山豆根注射液　偶有头晕、心悸、恶心、呕吐，以及注射部位疼痛或硬结等不良反应。

4.慢肝解郁胶囊　少数患者服药后可出现水肿、轻度血压升高、头痛等不良反应，2~3周后自行消退。肝肾阴虚者禁用，高龄患者慎用。

5.疏肝片　对该药过敏者禁用，过敏体质者慎用，小儿、年老体弱及脾胃阴虚者不宜服用。服药期间忌生冷、油腻不易消化食物，以及情绪激动或生闷气。

6.逍遥丸（颗粒）　对本品过敏者禁用，过敏体质者慎用，感冒及月经过多者不宜服用。服药期间忌生冷食物。

7.乙肝益气解郁颗粒　肝胆湿热、邪实证者禁用。服药期间忌烟酒及油腻食物。

8.乙肝养阴活血颗粒　肝胆湿热、脾虚气滞者禁用。服药期间忌烟酒及油腻食物。

9.麦味地黄丸（口服液）　感冒患者不宜服用。服药期间忌油腻食物。

10.金匮肾气丸（片）　妊娠妇女禁用。服药期间忌生冷食物，以及房欲、气恼。

11.右归丸（胶囊）　阴虚火旺者禁用。服药期间忌生冷油腻食物。

12.人参鳖甲煎丸　服药期间忌生冷、油腻、面食、鸡蛋。

13.大黄䗪虫丸（胶囊）　偶有皮肤潮红、瘙痒等不良反应，停药后即消；初服时有的患者可出现轻度腹泻，1周后消失；有出血倾向者可加重齿龈出血或鼻出血。妊娠妇女禁用。

## 三、流行性脑脊髓膜炎

### （一）用药原则

1.辨证论治　流行性脑脊髓膜炎简称流脑，是由脑膜炎双球菌引起的急性传染病，多发生于冬春季节，患者以儿童为主。本病属于中医学的"春温"范畴。中医学认为，流行性脑脊髓膜炎多为感受冬春季温热病毒所致。温热病毒侵犯人体，由口鼻而入，先犯肺胃，终必入脑。由于感受病毒有轻重、人体正虚的不同，其病机变化又有邪在气分和邪在营分的不同，从而出现胃、肠、胆、心、脑等方面的证候。治疗上急性期以祛邪为主，注意并发症；恢复期以益气养阴为主，注意后遗症。中医将流行性脑脊髓膜炎分为普通型与暴发型，普通型分为卫气同病、气营两燔、气血两燔3种证型，暴发型分为热郁化风、气阴衰竭2种证型。因此，临床应先确定流行性脑脊髓膜炎类型及证候，再确定治法。

2.对症下药 中成药治疗流行性脑脊髓膜炎，应注意其类型及证候不同用药也不同。卫气同病证型宜清气和卫、解表透邪，气营两燔证型宜清气凉营、息风止痉，气血两燔证型宜清气解毒、凉血消斑，热郁化风证型宜清热解毒、凉肝息风，气阴衰竭证型宜清营解毒、益气固脱。

**（二）用药方案**

1.普通型

（1）卫气同病证型：主要表现为发热恶寒，咽喉肿痛，头痛项强，烦躁不安，恶心呕吐，或可见皮肤斑疹；舌尖红，苔薄白或黄，脉滑数。宜选用：①芩翘口服液，每次20 mL，每天3次。②黄连上清丸（颗粒、胶囊、片），大蜜丸，每次1~2丸，每天2次；水丸，每次3~6 g，每天2次；颗粒，每次2 g，每天2次，开水冲服；

胶囊，每次3粒，每天2次；片剂，每次6片，每天2次。

（2）气营两燔证型：主要表现为高热，头痛如劈，呕吐频繁，昏睡或烦躁不安，颈项强直，或有抽搐，大便干结；舌红而绛，苔黄而燥，脉弦数。宜选用：①清瘟解毒丸（片），每次2丸，每天2次，小儿酌减；片剂，每次6片，每天2～3次。②清开灵注射液，每天2～4 mL，肌内注射；重症患者每天20～40 mL，用10%葡萄糖注射液200 mL或生理盐水100 mL稀释后静脉滴注，每天1次。

（3）气血两燔证型：主要表现为高热，头痛，呕吐，躁扰不安，昏狂谵妄，斑疹紫黑或吐衄便血；舌深绛，苔黄而燥，脉弦数。宜选用：①局方至宝丸，每次1丸，每天2次，小儿用量遵医嘱。②紫雪颗粒（胶囊），每次1.5～3 g，每天2次；1岁小儿每次0.3 g，5岁以内小儿每增1岁，递增0.3 g，每天1次，5岁以上小儿酌情服用。

2.暴发型

（1）热郁化风证型：主要表现为突然高热，头痛剧烈，频繁呕吐，躁动不安，抽搐不止，角弓反张，神志昏迷；舌绛苔黄，脉弦数。宜选用：①牛黄清热胶囊（散），每次5粒，每天2次；散剂，每次1.5 g，小儿酌减。②局方至宝丸，每次1丸，每天2次，小儿遵医嘱。③紫雪颗粒（胶囊），每次1.5～3 g，每天2次；1岁小儿每次0.3 g，5岁以内小儿每增1岁，递增0.3 g，每天1次，5岁以上小儿酌情服用。

（2）气阴衰竭证型：主要表现为暴发高热，神昏惊厥，或突然热势下降，面色苍白，四肢厥冷，面色青灰，大汗淋漓，呼吸微弱，皮肤见花纹，斑疹成片，色紫暗，肢端青紫；苔灰黑而滑，脉微细欲绝。宜选用：①牛黄清心丸（片），大蜜丸，每次1丸，每天1次，小儿酌减；水丸，每次20粒，每天1次；片剂，每次2片，温开水化服。②醒脑静注射液，每次2~4 mL，肌内注射，每天2次。③参附注射液，每次20~100 mL，用5%~10%葡萄糖注射液250~500 mL稀释后静脉滴注；或每次5~20 mL，用5%~10%葡萄糖注射液20 mL稀释后静脉推注。

**（三）用药提示**

1.黄连上清丸（颗粒、胶囊、片）　脾胃虚寒者禁用，孕妇慎用。不宜与滋补性中药同时服用。服药期间忌辛辣食物。

2.清开灵注射液　对本品过敏史者及有表证恶寒发热者慎用。本品偶有过敏反应，用药过程中如出现过敏反应，应立即停药并做脱敏处理。本品尽量不与其他药物（尤其是抗生素类药物）配伍使用。本品如出现沉淀或浑浊时不得使用，如经10%葡萄糖或生理盐水注射液稀释后出现浑浊亦不得使用。

3.局方至宝丸　妊娠妇女禁用。

4.紫雪颗粒（胶囊）　妊娠妇女禁用。本品不宜长期服用。

5.牛黄清热胶囊（散）　腹泻、腹痛、阳虚之体者禁用。

6.牛黄清心丸（片）　妊娠妇女慎用。

7.醒脑静注射液　本品含芳香走窜药物，妊娠妇女禁用。对本品过敏者及运动员慎用。偶见过敏反应，表现为皮肤瘙痒、皮疹、药物热；可见胸闷，憋气，呼吸、心搏加快等不良反应。本品为芳香性药物，开启后应立即使用，防止挥发。本品含郁金，不宜与含丁香的药物同时使用。本品一般不宜与其他药物同时滴注，以免发生不良反应。用药期间忌生冷、辛辣、油腻之品，以及烟酒、浓茶。

8.参附注射液　对本品有过敏或严重不良反应史者禁用，妊娠妇女慎用。本品偶见过敏反应。本品避免与辅酶 A、维生素 $K_3$、氨茶碱混合使用，不宜与中药半夏、瓜蒌、贝母、白蔹、白及、藜芦等同时使用，不宜与其他药物在同一容器内混合使用。使用前必须对光检查，如发现药液出现浑浊、沉淀、变色、漏气或瓶身细微破裂，均不能使用。本品含有皂苷，摇动时产生泡沫是正常现象，不影响疗效。

## 四、流行性乙型脑炎

### （一）用药原则

1.辨证论治　流行性乙型脑炎简称乙脑，是由媒介昆虫传播的乙型脑炎病毒引起的以中枢神经系统损害为主的急性传染病，是一种人畜共患的自然疫源性疾病。本病属于中医学的"暑温""伏暑"范畴。中医学认为，流行性乙型脑炎急性期以祛邪为主，恢复期宜扶正祛邪兼顾。急性期治疗以清热祛暑解毒为主；进入恢复期，其邪之证渐缓，气阴亏虚之证充分显露，治疗宜扶正祛邪，即以益气养阴为主，辅以清热。中医将流行性乙型脑炎分为急性期和恢复期，急性期分为暑犯卫气、暑犯气分、气营两燔、营血俱热（闭证、脱证）4种证型，恢复期分为阴虚邪恋、虚风内动2种证型。因此，临床应先确定流行性乙型脑炎类型及证候，再确定治法。

2.对症下药　中成药治疗流行性乙型脑炎，应注意类型及证候不同用药也不同。①急性期：暑犯卫气证型宜辛泻暑热、清气解毒；暑犯气分证型宜清气解毒、泻热生津；气营两燔证型宜清气泻热、凉营解毒；营血俱热证中闭证型宜清营凉血、开窍息风，脱证型宜益气养阴、回阳固脱。②恢复期：阴虚邪恋证型宜清热育阴、养心安神，虚风内动证型宜滋补肝肾、镇摄肝阳。

## （二）用药方案

1.急性期

（1）暑犯卫气证型：主要表现为发热较高，或微有恶寒，头痛，颈项强直，恶心呕吐，口渴，倦怠及嗜睡；舌质红，苔微黄，脉浮数。宜选用：①芩翘口服液，每次20 mL，每天3次。②黄连上清丸（颗粒、胶囊、片），大蜜丸，每次1～2丸，每天2次；水丸，每次3～6 g，每天2次；颗粒，每次2 g，每天2次，开水冲服；胶囊，每次3粒，每天2次；片剂，每次6片，每天2次。

（2）暑犯气分证型：主要表现为发热，不恶寒，反恶热，大汗出，大烦渴，头痛，项强，面赤，轻度嗜睡，呕吐；舌质红苔黄，脉滑数。宜选用：①牛黄消炎灵胶囊，每次3～4粒，每天2次。②双清口服液，每次20 mL，每天3次。

（3）气营两燔证型：主要表现为高热持续，头痛呕吐，烦躁不安，或见嗜睡，昏迷，时有谵语，甚则抽搐惊厥，汗多烦渴；舌红绛，苔黄燥而干，脉滑数。宜选用：①安宫牛黄丸（胶囊），大蜜丸，每次1丸，每天1次；3岁以内小儿每次1/4丸，4～6岁每次1/2丸，每天1次；胶囊，每次2粒，每天3次，小儿酌减。②清开灵注射液，肌内注射，每次2～4 mL，每天1次；重症患者每天20～40 mL，稀释于10%葡萄糖注射液200 mL 或0.9%氯化钠注射液100 mL 中静脉滴注。③清瘟解毒丸（片），每次2丸，每天2次，小儿酌减；片剂，每次6片，每天2～3次。

（4）营血俱热证型

①闭证：主要表现为高热稽留，入夜尤甚，神昏谵语，呼吸浅促，舌謇肢凉，反复惊厥，抽搐不止，喉间痰鸣如曳锯；舌红绛，脉细数。宜选用：①安宫牛黄丸（胶囊），大蜜丸，每次1丸，每天1次，3岁以内小儿每次1/4丸，4～6岁每次1/2丸，每天1次；胶囊，每次2粒，每天3次，小儿酌减。②牛黄清心丸（片），大蜜丸，每次1丸，每天1次，小儿酌减；水丸，每次20粒，每天1次；片剂，每次2片，温开水化服。③醒脑静注射液，肌内注射，每次2～4 mL，每天1～2次；或每次10～20 mL，用5%葡萄糖注射液或0.9%氯化钠注射液250～500 mL 稀释后静脉滴注。

②脱证：主要表现为突然喘咳欲脱，呼吸不规则，四肢厥冷，甚则面色苍白，冷汗淋漓；舌红少津，脉象细数或微细欲绝。宜选用：参附注射液，每次20～100 mL，用5%或10%葡萄糖注射液250～500 mL 稀释后静脉滴注；或每次5～20 mL，用5%或10%葡萄糖注射液20 mL 稀释后静脉注射。

2.恢复期

（1）阴虚邪恋证型：主要表现为低热不退，午后为甚，烦躁不寐，口干咽燥；舌红少津，苔黄，脉细数。宜选用：①知柏地黄丸（颗粒、胶囊、口服液），每次8丸，每天3次；颗粒，每次8 g，每天2次，开水冲服；胶囊，每次8 g，每天2次；口服液，每次10 mL，每天3次。②大补阴丸，每次1丸，每天2次。

（2）虚风内动证型：主要表现为神情呆滞，手足瘈疭或拘挛，肢体强直或瘫痪；舌红绛，脉细数。宜选用：①牛黄清热胶囊，每次5粒，每天2次。②局方至宝丸，每次1丸，每天2次。③天麻钩藤颗粒，每次10 g，每天3次，开水冲服。

### （三）用药提示

1.黄连上清丸（颗粒、胶囊、片）　脾胃虚寒者禁用，妊娠妇女慎用。不宜与滋补性中药同时服用。服药期间忌辛辣食物。

2.双清口服液　对该药品过敏者与妊娠妇女及哺乳期妇女禁用。过敏体质及症见腹痛、喜暖、泄泻等脾胃虚寒者慎用。表现为恶寒重、发热轻、无汗、头痛、鼻塞、流清涕、喉痒咳嗽等风寒感冒者不适用。不宜与滋补性中药同时服用。服药3天后症状无改善，或症状加重，或出现新的严重症状如胸闷、心悸等应立即停药，并去医院就诊。服药期间忌烟酒及辛辣、生冷、油腻食物。

3.安宫牛黄丸（胶囊）　肝肾功能不全、造血系统疾病禁用。本品必须在医师指导下使用。本品含朱砂、雄黄，不宜长期使用。服药期间忌油腻厚味食物。

4.牛黄清心丸（片）　妊娠妇女慎用。

5.醒脑静注射液　本品含芳香走窜药物，妊娠妇女禁用。对本品过敏者及运动员慎用。偶见过敏反应，表现为皮肤瘙痒、皮疹、药物热，可有胸闷，憋气，呼吸、心搏加快等不良反应症状。本品一般不宜与其他药物同时滴注，以免发生不良反应。本品为芳香性药物，开启后应立即使用，防止挥发。本品含郁金，不宜与含丁香的药物同时使用。用药期间忌生冷、辛辣、油腻食物，以及烟酒、浓茶。

6.清开灵注射液　对本品过敏者及有表证恶寒发热者禁用。本品偶有过敏反应，如用药过程中出现过敏反应，应立即停药并做脱敏处理。本品尽量不与其他药物（尤其是抗生素类药物）配伍使用。本品如出现沉淀或浑浊时不得使用，如经10%葡萄糖或生理盐水注射液稀释后出现浑浊亦不得使用。

7.参附注射液　对本品过敏或有严重不良反应史者禁用，妊娠妇女慎用。偶见过敏反应。本品避免直接与辅酶A、维生素$K_3$、氨茶碱混合使用，不宜与中药半夏、瓜蒌、贝母、白蔹、白及、藜芦等同时使用，不宜与其他药物在同一容器内混合使用。使用前必须对光检查，如发现药液出现浑浊、沉淀、变色、漏气或瓶身细微破裂，均不能使用。本品含有皂苷，摇动时产生泡沫是正常现象，不影响疗效。

8.知柏地黄丸（颗粒、胶囊、口服液）　妊娠妇女慎用。不宜与感冒类药同时服用。表现为怕冷、手足凉、喜热饮等虚寒证者不适用。本品宜空腹或饭前用温水或淡盐水送服。服药期间忌油腻食物。

9.大补阴丸　对本品过敏者禁用，过敏体质者及妊娠妇女慎用。感冒患者不宜服用。表现为怕冷、手足凉、喜热饮等虚寒证患者不适用。本品宜饭前用开水或淡盐水送服。服药期间忌辛辣、生冷、油腻食物。

10.局方至宝丸　妊娠妇女禁用。

## 五、伤寒

### （一）用药原则

1.辨证论治　伤寒是由伤寒杆菌引起的急性消化道传染病，临床以持续高热、相对缓脉、全身中毒症状与消化道症状、脾大、玫瑰疹与白细胞减少等为特征。肠出血、肠穿孔为其主要并发症。其病理特点为全身单核-吞噬细胞系统的增生性反应，以回肠下段集合淋巴结和孤立淋巴结的增生、坏死最显著。传染源为患者及带菌者，传播途径为粪-口传播。伤寒属于中医学的"湿温"范畴。中医学认为，伤寒多为外感湿热疫毒之邪，经口鼻而入，蕴结中焦，损伤脾胃，或脾胃素虚，阻滞气机，湿热熏蒸而成。其病理以湿热相合，蕴蒸不化，胶着难解而致病程较长，缠绵难愈为特征。邪遏胃气，病变主要在气分，以脾胃为主要病变部位。治疗应遵循三焦辨证规律，并结合卫气营血辨证方法，重视肠络的局部损伤，分辨湿热的偏盛程度及有无兼夹证，以分解湿热为治则。中医将伤寒分为湿遏卫气、胃肠湿热、热入营血、气虚血脱、气阴两伤与余热未清5种证型。应先确定伤寒的类型及证候，再确定治法。

2.对症下药　中成药治疗伤寒，应注意类型及证候不同用药也不同。湿遏卫气证型宜采用芳香辛散、宣化表里湿邪药物，胃肠湿热证型宜采用清利湿热、理气和中药物，热入营血证型宜采用清营泻热、凉血散血药物，气虚血脱证型宜采用补气固脱止血药物，气阴两伤与余热未清证型宜采用益气生津、清解余热药物。

## （二）用药方案

1.湿遏卫气证型　主要表现为头痛，身重恶寒，身热不扬，午后热甚，口不渴，胸闷不饥；苔白腻，脉濡缓。宜选用：①午时茶颗粒，每次6 g，每天1～2次，开水冲服。②柴连口服液，每次10 mL，每天3次，饭后30分钟服用。

2.胃肠湿热证型　主要表现为壮热口渴，汗出不解，恶心呕逆，大便溏而不爽，头身困重，胸闷脘痞，纳呆腹胀，渴不思饮，小便短赤；苔白腻或黄腻，脉滑数或濡。宜选用：①中满分消丸，每次6 g，每天2次。②腹可安片，每次4片，每天3次。

3.热入营血证型　主要表现为身热夜甚，烦躁不安，或神志昏蒙，循衣摸床，或身发斑疹，或腹痛，甚则大便下血；舌绛少苔而干，脉细数。宜选用：①局方至宝丸，每次1丸，每天2次，小儿遵医嘱。②紫雪颗粒（胶囊），成人每次1.5～3 g，每天2次；1岁小儿每次0.3 g，5岁以内小儿每增加1岁递增0.3 g，每天1次，5岁以上小儿酌情服用。③苏合香丸，每次1丸，每天1～2次。

4.气虚血脱证型　主要表现为腹部不适，便血量多，头晕乏力，面色苍白，身热骤降，汗出肢冷；脉细数。宜选用：①断血流颗粒（胶囊、口服液），每次1袋，每天3次，开水冲服；胶囊，每次3~6粒，每天3次；口服液，每次10 mL，每天3次。②参附注射液，每次5~20 mL，用5%或10%葡萄糖注射液20 mL 稀释后静脉注射，或遵医嘱；或每次20~100 mL，用5%或10%葡萄糖注射液250~500 mL 稀释后静脉滴注。

5.气阴两伤与余热未清证型　主要表现为面色苍白，形体消瘦，神疲懒言，口干，低热；舌质嫩红，苔黄而干或光剥无苔，脉细弱。宜选用：参麦注射液，肌内注射，每次2~4 mL，每天1~2次；或每次10~60 mL，用5%葡萄糖注射液250~500 mL 稀释后静脉滴注。

## （三）用药提示

1.午时茶颗粒　祛风解表，化湿和中。用于外感风寒、内伤食积证，症见恶寒发热、头痛身楚、胸脘满闷、恶心呕吐、腹痛腹泻。不宜与滋补性中成药同时服用。表现为发热重、微恶风、有汗、口渴、鼻流浊涕、咽喉红肿热痛、咳吐黄痰等风热感冒者不适用；有高血压病、心脏病、肝病、糖尿病、肾病等慢性病严重者，妊娠妇女或正在接受其他治疗的患者，应在医师指导下服用；服药期间忌烟酒及辛辣、生冷、油腻食物；服药3天后症状无改善，或出现发热、咳嗽加重，并有其他严重症状如胸闷、心悸等时，应去医院就诊。

2.柴连口服液　解表宣肺，化湿和中。用于感冒属风寒、风寒夹湿证者，症见恶寒、发热、头痛、鼻塞、咳嗽、咽干，或兼脘闷、恶心等。个别患者用药后可见恶心、呕吐、失眠、心悸、口干等不良反应。对本品过敏者禁用，过敏体质者及高血压病、心脏病患者与妊娠妇女慎用；不宜与滋补性中药同时服用；肝病、糖尿病、肾病等慢性病严重者或正在接受其他治疗的患者及儿童与年老体弱者，应在医师指导下服用；服药3天症状无缓解，应去医院就诊；用药期间忌烟酒及辛辣、生冷、油腻食物。

3.中满分消丸　健脾和胃，清热利湿，消胀除满。主治中满热胀，鼓胀，气胀，水胀。本品为中满热胀、二便不利而设，寒湿困脾所致鼓胀者不宜使用；本品内含破气活血之品，有碍胎气，妊娠妇女慎用；如与其他药物同时使用，可能会发生药物相互作用，应咨询医师或药师。服药期间饮食宜用清淡易消化之品，慎食辛辣肥腻之物。

4.腹可安片　清热利湿，收敛止痛。用于急性胃肠炎、消化不良引起的腹痛、腹泻、呕吐。对本品过敏者及妊娠妇女禁用，过敏体质者慎用；不宜与滋补性中药同时服用；有慢性结肠炎、溃疡性结肠炎便脓血等慢性病史者，出现泄泻时应去医院就诊；有高血压病、心脏病、肝病、糖尿病、肾病等慢性病严重者及儿童、年老体弱者，应在医师指导下服用；服药3天症状未缓解，应去医院就诊；服药期间饮食宜清淡，忌烟酒及辛辣、生冷、油腻食物。

5.局方至宝丸　清热解毒，开窍镇惊。用于温邪入里，逆传心包引起的高热惊厥，烦躁不安，神昏谵语，小儿急热惊风。妊娠及哺乳妇女禁用，运动员慎用。

6.紫雪颗粒（胶囊）　清温解热，镇惊安神。用于温热病之神昏谵语，高热抽搐。妊娠妇女禁用。不宜长期服用。

7.苏合香丸　芳香开窍，行气止痛。用于痰迷心窍所致的痰厥昏迷、中风偏瘫、肢体不利，以及中暑、心胃气痛。脱证、热闭证及妊娠妇女禁用。服药期间忌气恼及辛辣食物。

8.断血流颗粒（胶囊、口服液）　具有凉血止血之功效。主治功能性子宫出血、月经过多、产后出血、子宫肌瘤出血、尿血、便血、吐血、咯血、鼻出血、单纯性紫癜、原发性血小板减少性紫癜等。肝硬化所致的上消化道出血及气不摄血者与妊娠妇女禁用；本药与其他药物同时使用时，应咨询医师或药师；服药期间忌辛辣食物。

9.参附注射液　回阳救逆，益气固脱。主要用于阳气暴脱的厥脱症（感染性、失血性、失液性休克等）。偶见过敏反应。对本药有严重过敏史者禁用，避免直接与辅酶A、维生素$K_3$、氨茶碱混合配伍使用，不宜与半夏、瓜蒌、贝母、白蔹、白及和藜芦等同时使用，不宜与其他药物在同一容器内混合使用。使用前必须对光检查，发现药液出现浑浊、沉淀、变色、漏气不能使用。本药含有皂苷，摇动时产生泡沫是正常现象，不影响疗效。

10.参麦注射液　益气固脱，养阴生津，生脉。因本药不良反应包括过敏性休克，故应在有抢救条件的医疗机构使用。对本药有家族过敏史或过敏史者、过敏体质者禁用。对本药或含有红参、麦冬制剂及成分中所列辅料过敏或有严重不良反应史者禁用。妊娠、哺乳期妇女禁用。须严格按照药品说明书规定的功能主治使用，禁止超功能主治用药。阴盛阳衰者不宜使用。本品应单独使用，不得与其他药品混合使用。用药前和配制后及使用过程中，应认真检查，发现药液出现浑浊、沉淀、变色、结晶等性状改变，以及瓶身有漏气、裂纹等现象时，均不得使用。

## 六、细菌性痢疾

### （一）用药原则

1. 辨证论治 细菌性痢疾简称菌痢，亦称为志贺菌病，是志贺菌属细菌（痢疾杆菌）引起的肠道传染病。志贺菌经消化道感染人体后，引起结肠黏膜的炎症和溃疡，并释放毒素入血，临床上以发热、腹痛、腹泻、里急后重感、黏液脓血便为特征，基本病理损害为结肠黏膜充血、水肿、出血等渗出性炎症改变。根据起病缓急和病情轻重，可分为急性细菌性痢疾、中毒性细菌性痢疾和慢性细菌性痢疾。其中，中毒性菌痢病情凶险，病死率较高。细菌性痢疾属于中医学的"肠癖""滞下""痢疾"等范畴，急性菌痢和中毒性菌痢相当于湿热痢和疫毒痢，慢性菌痢相当于休息痢和虚寒痢。中医学认为，细菌性痢疾病机主要是邪滞于肠，气血壅滞，肠道传化失司，脂膜血络受伤，腐败化为脓血而成痢。辨证应分清寒、热、虚、实，一般暴痢多实，久痢多虚。暴痢又可有湿热、疫毒与阴虚、虚寒之不同。痢疾的治疗，应根据其病证的寒、热、虚、实确定治疗原则。总地来说，热痢清之，寒痢温之，初痢实则通之，久痢虚则补之，寒热交错者温清并用，虚实夹杂者通涩兼施。中医学将痢疾分为湿热痢、寒湿痢、疫毒痢、阴虚痢、虚寒痢、休息痢6种。临床应先确定细菌性痢疾的类型及证候，再确定治法。

2.对症下药　中成药治疗细菌性痢疾，应注意类型及证候不同用药也不同。湿热痢宜采用化湿解毒、调气行血药物，寒湿痢宜采用温中燥湿、调气和血药物，疫毒痢宜采用清热、解毒、凉血药物，阴虚痢宜采用养阴清热、和中止痛药物，虚寒痢宜采用温脾散寒、止泻止痛药物，休息痢宜采用温中清肠、调气化滞药物。

### （二）用药方案

1.湿热痢　主要表现为腹痛阵阵，痛而拒按，痢下赤白脓血，便后腹痛暂缓，里急后重，肛门灼热，胸脘痞闷，小便短少；苔黄腻，脉滑数。宜选用：①木香槟榔丸，每次3～6 g，每天2～3次。②复方小檗碱片，每次3～4片，每天2～3次。③香连丸（胶囊），每次6～12丸，每天2～3次，小儿酌减；胶囊剂，每次2～3粒，每天2次。

2.寒湿痢　主要表现为腹胀腹痛，喜温喜暖，下痢白多赤少或纯白，里急后重；舌质淡，苔白腻，脉濡缓。宜选用：参苓白术丸（散、片），每次6 g，每天3次；散剂，每次6～9 g，每天2～3次；片剂，每次6～12片，每天2次，小儿酌减。

3.疫毒痢　主要表现为发病急骤，腹痛剧烈，泻下腐臭难闻，里急后重较剧，口渴，头痛烦躁，恶心呕吐，或高热，痢下鲜紫脓血，甚或昏迷惊厥；舌红绛，苔黄燥，脉滑数。宜选用：①参麦注射液，肌内注射，每次2～

4 mL，每天1次；或每次10~60 mL，用5%葡萄糖注射液250~500 mL 稀释后静脉滴注，每天1次。②紫雪散，每次1.5~3 g（1岁以下每次0.3 g，1~5岁每增加1岁递增0.3 g，5岁以上小儿酌情服用），每天2次。

4.阴虚痢　主要表现为脐下急痛，里急后重，痢下脓血黏稠，虚坐努责，五心烦热，迁延不愈；舌红绛少苔，脉细数。宜选用：痢必灵片，每次4片，每天3次，儿童酌减。

5.虚寒痢　主要表现为腹部隐痛，痢下稀薄或白冻，或滑脱不禁，四肢不温，腰酸肢冷，食少神疲；舌淡，苔薄白，脉沉细而弱。宜选用：①附子理中丸（片），大蜜丸，每次1丸，每天2~3次；水蜜丸，每次6 g，每天2~3次；浓缩水丸，每次8~12丸，每天3次;片剂，每次6~8片，每天1~3次。②泻痢消胶囊（片、浓缩丸），每次3粒，每天3次；片剂，每次3片，每天3次；浓缩丸，每次1袋，每天3次。

6.休息痢　主要表现为下痢时发时止，缠绵不愈，饮食减少，倦怠畏寒，嗜卧，临厕腹痛里急，大便夹有黏液，或见赤色；舌质淡，苔腻，脉濡或虚数。宜选用：①复方小檗碱片，每次3~4片，每天2~3次。②香连丸（胶囊），每次6~12丸，每天2~3次；胶囊，每次2~3粒，每天2~3次。

### （三）用药提示

1.木香槟榔丸　行气导滞，攻积泻热。临床常用于治疗急性细菌性痢疾、急（慢）性胆囊炎、急性胃肠炎、胃结石、消化不良、肠梗阻等属湿热、食积内阻肠胃者。本药破气攻积之力较强，妊娠妇女禁用，老年人、体弱及寒湿内蕴胃痛、痢疾与冷积便秘者慎用。服药期间忌辛辣、油腻、酸性及不易消化食物。

2.复方小檗碱片　清热燥湿，行气止痛，止痢止泻。主治大肠湿热，赤白下痢，里急后重或暴注下泻，肛门灼热，肠炎，痢疾。服用本品偶有恶心、呕吐、皮疹和药热，停药后消失。对本品过敏者、溶血性贫血患者，以及葡萄糖-6-磷酸脱氢酶缺乏的儿童禁用。妊娠妇女前3个月慎用。服药期间饮食宜清淡，忌生冷、辛辣食物。

3.香连丸（胶囊）　清热化湿，行气止痛。主治大肠湿热所致的痢疾，症见大便脓血、里急后重、发热腹痛，以及肠炎、细菌性痢疾见上述证候者。对本品过敏者禁用，过敏体质者及妊娠妇女慎用。与其他药物同时使用可能会发生相互作用，须咨询医师或药师。服药3天后症状未改善，应尽快去医院就诊。服药期间忌辛辣、油腻食物。

4.参苓白术丸（散、片）　健脾、益气。用于体倦乏力，食少便溏。对本品过敏者禁用，过敏体质者慎用。泄泻兼有大便不通畅，肛门有下坠感者禁用。不宜与藜芦、五灵脂、皂荚或其制剂，以及感冒类药同时服用。高血压病、心脏病、肾病、糖尿病严重患者，以及妊娠妇女、小儿，应在医师指导下服用。宜饭前或进食时服用。服药2周后症状未改善，应去医院就诊。

5.参麦注射液　益气固脱，养阴生津，生脉。本品不良反应包括过敏性休克，应在有抢救条件的医疗机构使用。对药物有家族过敏史或过敏史者、过敏体质者禁用。对本品所含红参、麦冬制剂及成分中所列辅料过敏或有严重不良反应病史者，以及妊娠、哺乳期妇女禁用。应严格按照药品说明书规定的功能主治使用，禁止超功能主治用药。阴盛阳衰者不宜使用。本品应单独使用，不得与其他药品混合使用。用药前、配制后及使用过程中应认真检查，如药液出现浑浊、沉淀、变色、结晶等药物性状改变，以及瓶身有漏气、裂纹等现象时，均不得使用。

6. 紫雪散　清温解热，镇惊安神。用于温热病之神昏谵语，高热抽搐。妊娠妇女禁用。不宜长期服用。

7. 痢必灵片　清热，祛湿，止痢。主治大肠湿热所致的痢疾、泄泻，症见发热腹痛、大便脓血、里急后重。服用本品偶见全身发痒、胸闷、乏力、皮疹、心悸等不良反应。对本品过敏者禁用，过敏体质者慎用。使用本品时如正在服用其他药品，应咨询医师或药师。服药期间忌不易消化及辛辣刺激性食物。

8. 附子理中丸（片）　温脾散寒，止泻止痛。主治脾胃虚寒，食少满闷，腹痛吐利，脉微肢厥，霍乱转筋等。妊娠妇女禁用。不适用于急性肠胃炎、泄泻兼有大便不畅、肛门灼热者。高血压病、心脏病、肾病、咳喘、水肿患者或正在接受其他药物治疗者，应在医师指导下服用。本品含有附子，服药后如出现血压升高、头痛、心悸等症状，应立即停药并去医院就诊。服药期间忌生冷食物。

9. 泻痢消胶囊　清热燥湿，行气止痛，化浊止痢。用于湿热泻痢，泄泻急迫，泻而不爽，大便黄褐色或便脓血，肛门灼热，腹痛，里急后重，心烦，口渴，小便黄赤，舌质红，苔薄黄或黄腻，脉濡数。如急性肠炎、结肠炎、痢疾等。儿童应在医师指导下服用。本品如与其他药物同时使用，应咨询医师或药师。

## 七、疟疾

### （一）用药原则

1.辨证论治　疟疾是由疟原虫感染引起的寄生虫病，临床上以周期性定时性发作的寒战、高热、汗出热退，以及贫血和脾大为特点。因原虫株、感染程度、免疫状况和机体反应性等差异，其临床症状和发作规律表现不一。疟疾患者和带疟原虫者是本病的传染源，主要通过雌性按蚊的叮咬而传播。中医学认为，疟疾因感疟邪而发病，并根据疟疾阴阳偏盛、寒热多少的不同，把通常情况下所引起的疟疾称为正疟；以阳热偏盛为主，临床表现寒少热多者称为温疟；以阳虚寒盛为主，临床表现寒多热少者称为寒疟；在我国南方地区，由瘴毒疟邪引起，以致阴阳极度偏盛，寒热偏颇，心神蒙蔽，神昏谵语者称为瘴疟（热瘴、冷瘴）；因疟邪传染流行病及一方，同期内发病甚多者称为疫疟；疟病日久，疟邪久留，使人体气血耗伤，正气不足，每遇劳累疟邪与卫气相集而引起发病者称为劳疟；疟病日久，气机郁滞，血脉瘀滞，津凝成痰，气滞血瘀痰凝，结于胁下者称为疟母。祛邪截疟是中医治疗疟疾的基本原则。临床应先确定其类型及证候，再确定治法。

2.对症下药　采用中成药治疗疟疾，应注意类型及证候不同其用药也不同。正疟宜采用祛邪截疟、和解表里药物，温疟宜采用清热解表、和解祛邪药物，寒疟宜采用和解表里、温阳达邪药物，热瘴宜采用解毒除瘴、清热保津药物，冷瘴宜采用解毒除瘴、芳化湿浊药物，劳疟宜采用益气养血、扶正祛邪药物，疟母宜采用软坚散结、祛瘀化痰药物。

### （二）用药方案

1.正疟　主要表现为先有呵欠乏力，继则寒栗鼓颔，寒罢则内外皆热，头痛面赤，口渴引饮，终则遍身汗出，热退身凉；舌红，苔薄白或黄腻，脉弦。隔天又有相同症状发作，故其症状特点为寒战壮热，休作有时。宜选用：截疟七宝丸，每次6～9 g，每天2次。

2.温疟　主要表现为寒少热多，汗出不畅，头痛，骨节酸痛，口渴引饮，尿赤便秘；舌红，苔黄，脉弦数。宜选用：截疟七宝丸，每次6～9 g，每天2次。

3.寒疟　主要表现为寒多热少，口不渴，胸脘痞闷，神疲体倦；舌苔白腻，脉弦。宜选用：柴胡桂枝干姜汤，柴胡24 g，桂枝9 g，干姜9 g，瓜蒌根12 g，黄芩9 g，牡蛎（熬）6 g，甘草（炙）6 g。加水1200 mL，煮取600 mL，去滓，再煎取300 mL，每次服150 mL，每天2次。

4.热瘴　主要表现为热甚寒微，或壮热不寒，头痛面赤，烦渴饮冷，甚则神昏谵语，惊厥；舌红绛，苔少黑垢，脉洪数。宜选用：①截疟七宝丸，每次6～9 g，每天2次。②安宫牛黄丸（胶囊），大蜜丸，每次1丸，每天1次；小儿3岁以内每次1/4丸，4～6岁每次1/2丸，每天1次。胶囊，每次2粒，每天3次，小儿酌减。③紫雪颗粒

（胶囊），每次1.5~3g，每天2次，开水冲服；1岁小儿每次0.3 g，5岁以内小儿每增加1岁递增0.3 g，每天1次，5岁以上小儿酌情服用。胶囊，每次1.5~3 g，每天2次；1岁小儿每次0.3 g，5岁以内小儿每增加1岁递增0.3 g，每天1次，5岁以上小儿酌情服用。

5.冷瘴　主要表现为寒甚热微，或但寒不热，或呕吐腹泻，甚则神昏不语；苔白厚腻，脉弦。宜选用：不换金正气散，用生姜、大枣少许炖汤送服，每次15 g，每天1~2次。

6.劳疟　主要表现为倦怠乏力，短气懒言，食少，面色萎黄，形体消瘦，遇劳复发，寒热时作；舌质淡，脉细无力。宜选用：截疟七宝丸，每次6~9 g，每天2次。

7.疟母　主要表现为久疟不愈，胁下结块，触之有形，按之压痛，或胁肋胀痛；舌质紫暗，有瘀斑，脉细涩。宜选用：①鳖甲煎丸，每次3 g，每天2~3次。②截疟七宝丸，每次6~9 g，每天2次。


### （三）用药提示

1.截疟七宝丸　行气化滞，除湿截疟。用于宿食停水，腠理失和引起的疟疾，表现为胸胁满闷，不思饮食，肢体酸痛，寒热交作。用药期间忌生冷、油腻食物。

2.柴胡桂枝干姜汤　和解散寒，生津敛阴。用于伤寒少阳证，往来寒热，寒重热轻，神经官能症，胸胁满微结，小便不利，渴而不呕，但头汗出，心烦；牡疟寒多热少，或但寒不热。初服微烦，复服汗出便愈。

3.安宫牛黄丸（胶囊）　清热解毒，镇惊开窍。用于热病，邪入心包，高热惊厥，神昏谵语，以及中风昏迷及脑炎、脑膜炎、中毒性脑病、脑出血、败血症见上述证候者。本药为热闭神昏所设，寒闭神昏者不得使用；处方中含麝香，有损胎气，妊娠及哺乳期妇女禁用；肝（肾）功能不全、造血系统疾病患者禁用；处方中含朱砂、雄黄，不宜长期和过量服用；过敏体质者慎用。服药过程中如出现肢寒畏冷，面色苍白，冷汗不止，脉微欲绝，由闭证变为脱证时，应立即停药。使用本药前如正在服用其他药品，须咨询医师或药师。服药期间饮食宜清淡，忌辛辣、油腻食物，以免助火生痰。

4. 紫雪颗粒（胶囊）　清热解毒，镇惊安神，止痉开窍。用于热病，高热烦躁，神昏谵语，惊风抽搐，斑疹吐衄，尿赤便秘。妊娠妇女禁用。不宜长期服用。

5. 不换金正气散　燥湿化痰，理气和中。用于脾胃不和，痰湿中阻，胸膈痞闷，寒热往来。对本药过敏者及妊娠妇女禁用，过敏体质者慎用；小儿及年老体虚者，须在医师指导下服用；表现为口干、舌红少津、大便干燥等脾胃阴虚者不宜服用；服药3天症状无改善，或出现其他症状时，应立即停药并尽快到医院诊治；如正在使用其他药品，使用本药前须咨询医师或药师；服药期间忌生冷、油腻、不易消化食物。

6. 鳖甲煎丸　活血化瘀、软坚散结。以胁下癖块，触之硬痛，推之不移，舌暗无华，脉弦细为证治要点。常用于治疗肝硬化、肝脾大、肝癌等符合上述证治要点者，还可用于血瘀肝郁型黄疸。偶有服药后致红色皮疹，伴轻度瘙痒不良反应。妊娠妇女禁用。

## 八、血吸虫病

### （一）用药原则

1.辨证论治　血吸虫病是指人体感染血吸虫导致的寄生虫病，在我国流行的主要是日本血吸虫病，多发生在长江流域及江南各地，主要病理改变为血吸虫成虫寄生于门静脉系统内，其虫卵沉积在肝和结肠壁，虫体代谢产物或产生的毒素对机体造成损害，尤以虫卵引起的肝、肠道病变最为严重。本病急性期属中医学的"暑温""湿温""蛊疫"范畴，慢性及晚期属"积聚""蛊胀"范畴。中医学认为，血吸虫病为水毒、虫蛊入侵所致，初起自皮毛腠理而入，继则内外相引，虫蛊与湿热滞留三焦。血吸虫病的治疗重点在于晚期，其主要为肝络阻塞、血瘀气滞，兼正气虚弱、气血亏损，在活血化瘀的同时注意扶助正气。中医将血吸虫病分为邪犯肺卫、肝脾湿热、肝郁脾虚、瘀血内阻、水湿内停、肝肾阴虚和脾肾阳虚7种证型。应先确定血吸虫病的类型及证候，再确定治法。

2.对症下药　中成药治疗血吸虫病，应注意类型及证候不同用药也不同。邪犯肺卫证型宜采用疏散风热、宣肺解毒药物，肝脾湿热证型宜采用清热化湿、调和肝脾药物，肝郁脾虚证型宜采用疏肝健脾药物，瘀血内阻证型宜采用化瘀通络、活血理气药物，水湿内停证型宜采用通阳利水药物，肝肾阴虚证型宜采用滋养肝肾药物，脾肾阳虚证型宜采用健脾温肾药物。

**（二）用药方案**

1.邪犯肺卫证型　主要表现为发热，畏寒，咳嗽，咯痰或痰中带血，皮肤瘙痒，牵起风团，肢体水肿，汗出，或腹泻，或便脓血，小便短黄；舌质红，苔白或薄黄，脉浮数。宜选用：①正柴胡饮颗粒，含糖型，每次10 g，每天3次；无糖型，每次3 g，每天3次，开水冲服。②柴胡注射液，肌内注射，每次2～4 mL，每天1～2次。

2.肝脾湿热证型　主要表现为胸闷胁痛，口干但不欲饮，腹胀，腹泻伴黏液便或脓血便，尿黄，畏寒，发热，或寒热往来；舌质红，苔白腻或黄腻，脉濡数或弦数。用药同邪犯肺卫证型。

3.肝郁脾虚证型　主要表现为胁肋胀痛，纳呆乏力，腹胀，腹泻；舌质淡，苔薄白，脉弦细。宜选用：①小柴胡丸（颗粒、片），浓缩丸，每次8粒，每天3次；颗粒，每次1～2袋，每天3次，开水冲服；片剂，每次4～6片，每天3次。②补中益气丸（颗粒、口服液），浓缩丸，每次8～10丸，每天3次；水丸，每次6 g，每天2～3次；颗粒，每次6 g，每天2～3次，开水冲服；口服液，每次10～15 mL，每天2～3次。③肝苏颗粒（片），每次1袋，每天3次，开水冲服；片剂，每次5片，每天3次，小儿酌减。

4.瘀血内阻证型　主要表现为胸胁胀痛或刺痛，左胁下巨型癥块，皮肤上见蟹爪纹，血丝缕缕，面色灰暗或黧黑，体形消瘦；舌质暗紫或带紫斑，苔薄白，脉细涩。宜选用：①复方鳖甲软肝片，每次4片，每天3次。②扶正化瘀胶囊，每次4粒，每天3次。③强肝丸（口服液、胶囊），每次2.5 g，每天2次；口服液，每次10 mL，每天2次；胶囊，每次5粒，每天2次。

5.水湿内停证型　主要表现为腹大如鼓，腹壁青筋暴露，有蟹爪纹，四肢消瘦，腹胀难忍，饥不能食，食后胀甚，面色黧黑；舌质胖大或暗紫，有齿痕，苔白腻，脉濡滑。宜选用：①陆英颗粒，每次1包（含生药30 g），每天3次，开水冲服。②扶正化瘀胶囊，每次4粒，每天3次。③牵牛子粉，每次1.5～3 g，每天3次，温开水送服。

6.肝肾阴虚证型　主要表现为腹胀胁痛，五心烦热，腹大如箕，口燥，鼻、齿龈出血，腰酸背痛，四肢消瘦，尿短赤；舌质绛，苔光剥，脉细数。宜选用：①肝达片，每次4片，每天3次。②三七粉（胶囊、片），每次1.5～3 g，每天3次；胶囊，每次3～5粒，每天1～2次；片剂，每次2～3片，每天1～2次。

7.脾肾阳虚证型　主要表现为神倦肢冷，腹大如鼓，腹胀纳呆，或色苍老，身材矮小，性器官发育不全，腰酸背痛，便溏，尿清长；舌淡红，苔薄白，脉沉细。宜选用：①肾气丸，每次6 g，每天3次。②附子理中丸（片），大蜜丸，每次1丸，每天2～3次；水蜜丸，每次6 g，每天2～3次；浓缩丸，每次8～12丸，每天3次；片剂，每次6～8片，每天1～3次。③生脉注射液20～60 mL，用5%葡萄糖注射液250～500 mL稀释后静脉滴注，每天1次。

## （三）用药提示

1.正柴胡饮颗粒　发散风寒，解热止痛。主治外感风寒初起，恶寒，发热，无汗，头痛，鼻塞，喷嚏，咽痒咳嗽，四肢酸痛，以及流行性感冒初起、轻度上呼吸道感染见上述证候者。极个别患者服后有胃部不适感，停药后即可消失；对本药过敏者及妊娠妇女禁用，过敏体质者慎用；不宜与滋补性中成药同时服用；表现为发热重、微恶风、有汗、口渴、鼻流浊涕、咽喉红肿热痛、咳吐黄痰等风热感冒者不适用；服药期间忌烟酒及辛辣、生冷、油腻食物。

2.柴胡注射液　清热解表。用于治疗感冒、流行性感冒及疟疾等的发热。不良反应包括过敏性休克，须在有抢救条件的医疗机构使用，使用者应接受过过敏性休克抢救培训，用药后出现过敏反应或其他严重不良反应须立即停药并及时救治。用药前应仔细询问患者用药史和过敏史，有家族过敏史及药物过敏史或过敏体质者与妊娠妇女慎用，儿童禁用；本品应单独使用，严禁与其他药品混合使用，谨慎联合用药。老年人、肝（肾）功能异常等人群和初次使用中药注射剂的患者应加强监测。

3.小柴胡丸（颗粒、片）　解表散热，疏肝和胃。用于寒热往来，胸胁苦满，心烦喜吐，食欲缺乏，口苦咽干。对本药过敏者禁用，过敏体质者及妊娠妇女慎用；胁下满痛，不渴而饮水呕吐者及欲呕、腹中痛、大便微溏者不适用；不宜同时服用滋补性中成药；服药期间忌烟酒及辛辣、生冷、油腻食物。

4.补中益气丸（合剂、颗粒、口服液）　补中益气，升阳举陷。用于脾胃虚弱，中气下陷，体倦乏力，食少腹胀，久泻脱肛，子宫脱垂。对本药过敏者禁用，过敏体质者及高血压病患者慎用；本药不适用于恶寒发热表证及暴饮暴食脘腹胀满实证者，不宜与感冒类药物及藜芦或其制剂同时服用；服药期间出现头痛、头晕、复视等症状，或出现皮疹、面红者，以及血压有上升趋势者应立即停药；本药宜空腹或饭前服用，亦可在进食时服用。

5.肝苏颗粒（片） 降酶，保肝，退黄，健脾。用于慢性活动性肝炎、乙型肝炎，亦可用于急性病毒性肝炎。糖尿病患者宜服用无糖型颗粒剂或片剂。

6.陆英颗粒 疏肝健脾，活血化瘀，利尿消肿。用于急性病毒性肝炎。对本药过敏者及妊娠妇女禁用。

7.复方鳖甲软肝片 软坚散结，化瘀解毒，益气养血。用于慢性乙型肝炎、肝纤维化，以及早期肝硬化属瘀血阻络、气血亏虚兼热毒未尽证。症见胁肋隐痛或胁下痞块，面色晦暗，脘腹胀满，纳差便溏，神疲乏力，口干且苦，赤缕红丝。服药期间偶见轻度消化系统不良反应，通常可自行缓解，妊娠妇女禁用。

8.扶正化瘀胶囊 活血祛瘀，益精养肝。用于乙型肝炎、肝纤维化属瘀血阻络、肝肾不足证者。症见胁下痞块，胁肋疼痛，面色晦暗，或见赤缕红斑，腰膝酸软，疲倦乏力，头晕目涩，舌质暗红或有瘀斑，苔薄或微黄，脉弦细。服药后偶见胃有不适感；妊娠妇女禁用，湿热盛者慎用。

9.强肝液（丸、胶囊） 补脾养血，益气解郁，利湿清热。用于气血不足的肝郁脾虚、肾虚型慢性肝炎。感冒发热者禁用，有胃、十二指肠溃疡或高酸性慢性胃炎者应减量服用，妇女经期暂停服用。

10.肝达片　滋补肝肾，健脾活血。用于慢性迁延性及慢性活动性乙型肝炎见肝肾亏损、脾虚夹瘀证候者，症见胁肋疼痛，腹胀纳差，倦怠乏力，头晕目涩，五心烦热，腰膝酸软。服药期间偶见腹胀、腹泻不良反应，通常可自行缓解，妊娠妇女慎用。

11.三七粉（胶囊、片）　具有止血、活血化瘀、消肿定痛、滋补强壮、抗疲劳、耐缺氧、抗衰老、降血脂、降血压、提高机体免疫功能等功效。妊娠妇女禁用，风热感冒者不宜服用，肝（肾）功能异常及6岁以下儿童慎用。

12.附子理中丸（片）　温中健脾。用于脘腹冷痛，肢冷便溏。对本药过敏者禁用，过敏体质者及妊娠妇女慎用；急性肠胃炎，泄泻兼有大便不畅，肛门灼热及感冒发热者不宜服用；有高血压病、心脏病、肝病、糖尿病、肾病等慢性病严重者，以及哺乳期妇女、儿童，应在医师指导下服用；服药2周症状无缓解及吐泻严重者，须及时去医院就诊；服药期间忌不易消化食物。本药含有附子，服药后如有血压升高、头痛、心悸等症状，应立即停药，并去医院就诊。

13.生脉注射液　益气养阴，复脉固脱。用于气阴两亏，脉虚欲脱的心悸、气短、四肢厥冷、汗出、脉欲绝及心肌梗死、心源性休克、感染性休克等具有上述证候者。部分患者用药后可能出现局部皮疹、药物热，以及失眠、面色潮红、多汗、寒战、心悸、静脉炎，甚至过敏性休克的不良反应。对本药过敏者及新生儿、婴幼儿禁用；儿童、年老体弱者、心肺严重疾患者、肝肾功能异常者和初次使用中药注射剂的患者，须注意加强临床监护。本药不得与其他药物在同一容器内混合使用。本药应在静脉滴注前配制，稀释后及输注前应对光检查，若出现浑浊或沉淀均不得使用。静脉滴注时滴速不宜过快，儿童及年老体弱者以每分钟20～40滴为宜，成年人以40～60滴为宜。本药不宜与含藜芦或五灵脂的药物同时使用。高血压病患者在大剂量使用本品时，应注意观察。

## 九、流行性出血热

### （一）用药原则

1.辨证论治 流行性出血热是由出血热病毒引起的自然疫源性传染病，临床上以发热、出血、充血、低血压休克及肾损害为主要表现。流行性出血热属于中医学的"冬温""伏暑"范畴。中医学认为，本病是由疫疠之气所致，主要病机是热毒之邪侵袭肺卫之后，迅速传气入营而导致气营两燔。本病以清热、解毒、化瘀为总治则，用药须注意透热宜凉不宜温、泻毒宜早不宜迟。中医将流行性出血热分为热燔阳明、热入营血、暑湿厥逆、肾阴亏损与虚火内生、邪陷心包与肝风内动、肾气不固、脾肾气虚7种证型。临床应先确定流行性出血热的类型及证候，再确定治法。

2.对症下药 中成药治疗流行性出血热，应注意类型及证候不同用药也不同。热燔阳明证型宜采用清气泻热、益气生津药物，热入营血证型宜采用凉血解毒、息风镇痉药物，暑湿厥逆证型宜采用清心开窍、清气凉营药物，肾阴亏损与虚火内生证型宜采用滋肾生津、滋阴降火药物，邪陷心包与肝风内动证型宜采用清心开窍、息风镇痉药物，肾气不固证型宜采用补肾固摄、益气生津药物，脾肾气虚证型宜采用健脾补肾药物。

## （二）用药方案

1.热燔阳明证型　主要表现为壮热多汗，心烦恶热、头痛，酒醉面容，口渴引饮，或见便秘；舌红，苔黄，脉洪大而虚。宜选用：①白石清热颗粒，每次1袋，每天3次，开水冲服。②双清口服液，每次20 mL（2支），每天3次。

2.热入营血证型　主要表现为热邪入营，灼热烦躁，夜寐不安，间有谵语，脉虚数，舌绛；热邪入血，灼热神昏，谵妄乱语，斑疹紫黑，吐血衄血，舌绛苔焦。宜选用：①安宫牛黄丸（胶囊），大蜜丸，每次1丸（小儿3岁以内每次1/4丸，4～6岁每次1/2丸），每天1次；胶囊，每次2粒，每天3次，小儿酌减。②清开灵注射液，肌内注射，每次2～4 mL，每天1次；重症患者每次20～40 mL，用5%葡萄糖注射液200 mL 或0.9%氯化钠注射液100 mL 稀释后静脉滴注，每天1次。③醒脑静注射液，肌内注射，每次2～4 mL，每天1～2次；或每次10～20 mL，用5%葡萄糖注射液或0.9%氯化钠注射液250～500 mL 稀释后静脉滴注，每天1次。

3.暑湿厥逆证型　主要表现为神昏惊悸，身热气粗，汗出如油，手足厥冷，脉洪大而数或脉伏，是为热厥；或大汗淋漓，畏寒厥冷，气微神昧，面白唇青，脉散大无根，或沉细欲绝，是为寒厥。宜选用：参附注射液，每次

5～20 mL，用5%葡萄糖注射液20 mL 稀释后静脉推注；或每次20～100 mL，用5%葡萄糖注射液250～500 mL 稀释后静脉滴注，每天1次。

4.肾阴亏损与虚火内生证型　主要表现为极度衰竭，精神萎靡，嗜睡腰酸，小便涩少，口干咽燥，心烦失眠；舌红苔干，脉细数。宜选用：①知柏地黄丸（颗粒、胶囊、口服液），大蜜丸，每次1丸，每天2次；水蜜丸，每次30粒（6 g），每天2次；颗粒，每次8 g，每天2次，开水冲服；口服液，每次10 mL，每天3次。②大补阴丸，每次6 g，每天2～3次。

5.邪陷心包与肝风内动证型　主要表现为尿少尿闭，头痛呕吐，神昏谵语，痉厥抽搐；舌绛苔干，脉弦细数无力。宜选用：①安宫牛黄丸（胶囊），大蜜丸，每次1丸（小儿3岁以内每次1/4丸，4～6岁每次1/2丸），每天1次；胶囊，每次2粒，每天3次，小儿酌减。②牛黄清心片（丸），片剂，每次4～5片，每天2～3次，小儿酌减；丸剂，小丸每次2丸，大丸每次1丸，浓缩丸每次4丸，每天2～3次，小儿酌减。③醒脑静注射液，每次2～4 mL，肌内注射，每天2次，或遵医嘱。

6.肾气不固证型　主要表现为疲倦懒言，口渴多饮，日夜多尿，腰膝酸软；舌淡红，苔少而干，脉虚大。宜选用：①金匮肾气丸（片），每次1丸，每天2次；片剂，每次4片，每天2次。②壮腰健肾丸（片、口服液），每次1丸，每天2～3次；片剂，每次4片，每天2～3次；口服液，每次10 mL，每天3次。

7.脾肾气虚证型　主要表现为纳差食少，倦怠乏力，腰膝酸软，头晕耳鸣，少气懒言；舌淡脉细。宜选用：①十全大补丸，大蜜丸，每次1丸，每天2～3次；浓缩丸，每次8～10丸，每天3次；水蜜丸，每次6 g，每天2～3次。②六味地黄丸（颗粒、胶囊、片、口服液），大蜜丸，每次1丸，每天2次；水蜜丸，每次30粒（6 g），每天2次；颗粒，每次1袋，每天2次，开水冲服；胶囊，每次2粒，每天2次；片剂，每次8片，每天2次；口服液，每次10 mL，每天2次。

## （三）用药提示

1.白石清热颗粒　具有疏风清热、解毒利咽作用。用于外感风热，或风寒化热，表邪尚在。症见发热，微恶风，头痛鼻塞，咳嗽痰黄，咽红肿痛，口干而渴；舌苔薄白或薄黄，脉浮数。可用于上呼吸道感染、急性扁桃体炎见上述证候者。对本药过敏者禁用，过敏体质者、妊娠妇女及素脾胃虚寒便溏者慎用；糖尿病、高血压病、心脏病、肝病、肾病等慢性病严重者，以及儿童、哺乳期妇女和年老体弱者，须在医师指导下服用。本药不宜与滋补性中药同时服用，服药期间忌烟酒及辛辣、生冷、油腻食物。

2.双清口服液　具有清透表邪、清热解毒作用。用于风温肺热，卫气同病。症见发热兼微恶风寒，口渴，咳嗽，痰黄，头痛，舌红苔黄或兼白，脉滑数或浮数，以及急性支气管炎见上述证候者。对本药过敏者禁用，过敏体质者及脾胃虚寒，症见腹痛、喜暖、泄泻者慎用；高血压病、心脏病、糖尿病、肝病、肾病等慢性病严重者，以及小儿、年老体弱者、妊娠妇女，须在医师指导下服用；表现为恶寒重、发热轻、无汗、头痛、鼻塞、流清涕、喉痒咳嗽等风寒感冒者不适用；本药不宜与滋补性中药同时服用；服药3天后症状无改善，或加重，或出现新的严重症状如胸闷、心悸等，应立即停药并去医院就诊；服药期间忌烟酒及辛辣、生冷、油腻食物。

3.安宫牛黄丸（胶囊） 具有清热解毒、镇惊开窍作用。用于热病，邪入心包，高热惊厥，神昏谵语，以及中风昏迷、脑炎、脑膜炎、中毒性脑病、脑出血、败血症见上述证候者。本药为热闭神昏所设，寒闭神昏不得使用；处方中麝香有损胎气，妊娠及哺乳期妇女禁用；肝肾功能不全、造血系统疾病患者禁用。处方中含朱砂、雄黄，不宜长期和过量服用；过敏体质者慎用。治疗过程中如出现肢寒畏冷，面色苍白，冷汗不止，脉微欲绝，由闭证变为脱证时，应立即停药。使用本药前若正在服用其他药品，须咨询医师；服药期间饮食宜清淡，忌辛辣、油腻食物，以免助火生痰。

4.清开灵注射液 具有清热解毒、镇静安神作用。用于火毒内盛所致的高热不退、烦躁不安、舌质红绛、苔黄、脉数者。对本药过敏者禁用，过敏体质者、妊娠妇女及表证恶寒发热者慎用。本药偶有过敏反应，用药过程中如出现过敏反应须立即停药，并做脱敏处理。合并有心脑血管、肝、肾和造血系统等严重原发性疾病者，以及儿童、哺乳期妇女、年老体弱者，须在医师指导下使用；本药尽量不与其他药物配伍使用，尤其不能与庆大霉素、青霉素、肾上腺素、间羟胺、红霉素、多巴胺、山梗菜碱、美芬丁胺等药物配伍使用；本药如产生沉淀或浑浊时不得使用，用5%葡萄糖注射液或0.9%氯化钠注射液稀释后出现浑浊，亦不得使用。

5.醒脑静注射液　具有清热解毒、凉血活血、开窍醒脑作用。用于气血逆乱，脑脉瘀阻所致中风昏迷，偏瘫口斜；外伤头痛，神志昏迷；酒毒攻心，头痛呕恶，昏迷抽搐；脑栓塞、脑出血急性期、颅脑外伤。本药所致不良反应主要表现为过敏反应，如皮疹（面部或全身皮肤潮红，出现大小不等风团样皮疹伴瘙痒）继而出现胸闷、气促、呼吸困难、过敏性休克（血压下降、胸闷、呼吸困难、心率加快、恶心呕吐、腹痛明显，全身皮肤充血、发痒、红肿，烦躁不安、大汗淋漓、四肢末梢发凉）、一般变态反应（咽喉部发痒、呼吸困难、寒战、胸闷、心悸、面色潮红、风疹、气喘、四肢麻木、面及口唇发绀、大汗淋漓、头晕、头痛、恶心、血压下降但未至休克水平），以及精神症状（双眼凝视、神志恍惚、谵语、幻视幻觉、双手摸空、皮肤感觉过敏、狂躁）和药物热（畏寒、发热伴头痛）。对本药过敏者及妊娠妇女禁用；临床应用中一旦出现过敏反应，须立即停药并给予对症处理。

6.参附注射液　具有回阳救逆、益气固脱作用，用于阳气暴脱的厥脱症（感染性、失血性、失液性休克等）。本药偶见过敏反应等不良反应，对本品过敏或有严重过敏反应史者禁用；避免直接与辅酶 A、维生素 $K_3$、氨茶碱等药物混合配伍使用，不宜与半夏、瓜蒌、贝母、白蔹、白及、藜芦等中药同时使用，不宜与其他药物在同一容器内混合使用；使用前必须对光检查，发现药液出现浑浊、沉淀、变色、漏气等均不能使用；本药含有皂苷，摇动时可产生泡沫，属正常现象，不影响疗效。

7.知柏地黄丸（颗粒、胶囊、口服液）　具有滋阴清热作用。用于阴虚火旺，潮热盗汗，口干咽痛，耳鸣遗精，小便短赤。对本药过敏者禁用，过敏体质者及妊娠妇女慎用；表现为怕冷、手足凉、喜热饮等虚寒性病证者不适用；不宜与感冒类药物同时服用；小儿须在医师指导下服用；本药宜空腹或饭前用温开水或淡盐水送服；服药1周症状无改善者应去医院就诊；服药期间忌油腻食物。

8.大补阴丸　具有滋阴降火作用。主治阴虚火旺，症见骨蒸潮热、盗汗遗精、咳嗽咯血、心烦易怒、足膝疼热等。对本药过敏者禁用，过敏体质者及妊娠妇女慎用；感冒患者不宜服用，表现为怕冷、手足凉、喜热饮等虚寒性病证者不适用，高血压病、心脏病、肝病、肾病等慢性病患者，须在医师指导下服用；本药宜饭前用温开水或淡盐水送服。

9.牛黄清心片（丸）　具有清心化痰、镇惊祛风作用。用于神志昏乱，言语不清，痰涎壅盛，头晕目眩，中风不语，半身不遂。本药含朱砂，长期服用本药应定期检查血、尿中汞离子浓度及肝、肾功能，如超过规定限度者立即停用。

10.金匮肾气丸（片）　具有温补肾阳、化气行水作用。用于肾虚水肿，腰膝酸软，小便不利，畏寒肢冷。妊娠妇女禁用，服药期间忌生冷食物及房欲、气恼。

11.壮腰健肾丸（片、口服液）　具有壮腰健肾、养血、祛风湿作用，用于肾亏腰痛，膝软无力，小便频数，风湿骨痛，神经衰弱。对本药过敏者、妊娠妇女、儿童及感冒发热者禁用，过敏体质者慎用；年老体弱、高血压病、糖尿病患者须在医师指导下服用；本品宜饭前服用；服药2周或服药期间症状加重，或出现新的严重症状，须立即停药并去医院就诊；服药期间忌生冷食物。

12.十全大补丸　具有温补气血作用。用于气血两虚，面色苍白，气短心悸，头晕自汗，体倦乏力，四肢不温，月经量多。对本药过敏者及妊娠妇女禁用，过敏体质者慎用；本药含肉桂，属温热药，实热及感冒发热患者不宜服用；高血压病、心脏病、肝病、糖尿病、肾病等慢性病严重者，以及儿童与妊娠、哺乳期妇女，须在医师指导下服用；本药不宜与藜芦、赤石脂或其制剂，以及感冒类药同时服用；服药4周症状无缓解及出现口干、便干、舌红、苔黄等症状者，须去医院就诊；本药宜饭前或进食时服用；服药期间忌生冷、油腻及不易消化食物。

13.六味地黄丸（颗粒、胶囊、片、口服液）　具有滋阴补肾作用。用于肾阴亏损，头晕耳鸣，腰膝酸软，骨蒸潮热，盗汗遗精，消渴。对本药过敏者禁用，过敏体质者慎用；高血压病、心脏病、糖尿病、肝病、肾病等慢性病严重者，以及儿童、妊娠哺乳期妇女，须在医师指导下服用；感冒发热患者不宜服用；服药后出现纳差、胃脘不适、大便稀、腹痛等症状，以及服药4周症状无缓解者，须去医院就诊；服药期间忌不易消化食物。

## 十、非典型肺炎

### （一）用药原则

1. 辨证论治　传染性非典型肺炎简称非典型肺炎，泛指由某种未知的病原体引起的肺炎。非典型肺炎属于中医学的"温疫"范畴。中医学认为，非典型肺炎病程、热势、呼吸困难程度、气阴损伤情况，以及胸片变化等是辨证要点。早治疗、注重祛邪、早扶正、防传变，是本病的治疗原则。中医将非典型肺炎分为毒犯肺胃、疫毒壅肺、肺闭喘憋、内闭外脱、气阴亏虚与痰瘀阻络5种证型，应先确定非典型肺炎的类型及证候，再确定治法。

2. 对症下药　中成药治疗非典型肺炎，应注意类型及证候不同用药也不同。毒犯肺胃证型宜采用清肺解毒、化湿透邪药物，疫毒壅肺证型宜采用清热解毒、宣肺化湿药物，肺闭喘憋证型宜采用清热泻肺、祛瘀化浊、佐以扶正药物，内闭外脱证型宜采用益气敛阴、回阳固脱、化浊开闭药物，气阴亏虚与痰瘀阻络证型宜采用益气养阴、化痰通络药物。

### （二）用药方案

1. 毒犯肺胃证型　主要表现为初起发热，有恶寒，头痛，身痛，肢困，干咳，少痰，或有咽痛，乏力，口干；舌苔白或黄，脉滑数。多见于早期。宜选用：瓜霜退热灵胶囊，儿童1岁以内0.15～0.3 g，1～3岁0.3～0.6 g，3～6岁0.6～0.75 g，6～9岁0.75～0.9 g，9岁以上0.9～1.2 g，成人1.2～1.8 g；均为每天3～4次。

2.疫毒壅肺证型　主要表现为高热，胸闷，喘息，气促，汗出热不解，身痛，咳嗽，少痰，或腹泻，恶心呕吐，或脘腹胀满，或便秘，或便溏不爽，口干不欲饮，气短，乏力，甚则烦躁不安；舌红或绛，苔黄腻，脉滑数。多见于早期、进展期。宜选用：①清开灵颗粒（胶囊、片、口服液），每次1～2袋，开水冲服，每天2～3次；胶囊，每次2～4粒，每天3次，儿童酌减或遵医嘱；片剂，每次1～2片，每天3次；口服液，每次20～30 mL，每天2次，儿童酌减。②清开灵注射液，每次2～4 mL，肌内注射，每天1次；重症患者每次20～40 mL，用0.9%氯化钠注射液250 mL稀释后静脉滴注，每天1次。

3.肺闭喘憋证型　主要表现为高热不退或开始减退，呼吸困难，憋气胸闷，喘息气促，咳嗽，或干咳少痰，或痰中带血，气短，疲乏无力，口唇紫暗；舌红或暗红，苔黄腻，脉滑。多见于进展期及重症非典型肺炎。宜选用:丹参注射液，肌内注射，每次2～4 mL，每天1～2次；或每次4 mL，用50%葡萄糖注射液20 mL稀释后静脉注射，每天1～2次；或每次10～20 mL，用5%葡萄糖注射液100～250 mL稀释后静脉滴注，每天1次。

4.内闭外脱证型　主要表现为呼吸窘迫，憋气喘促，肢冷汗出，呼多吸少，语声低微，躁扰不安，甚则神昏，口唇紫暗；舌暗红，苔黄腻，脉沉细欲绝。见于重症非典型肺炎。宜选用：参附注射液，每次20～100 mL，用5%或10%葡萄糖注射液250～500 mL稀释后静脉滴注；或每次5～20 mL，用5%或10%葡萄糖注射液20 mL稀释后静脉注射。

5.气阴亏虚与痰瘀阻络证型　主要表现为胸闷气短，神疲乏力，动则气喘，咳嗽，自觉发热或低热，自汗，焦虑不安，失眠，纳呆，口干咽燥；舌红少津，舌苔黄或腻，脉象多见沉细无力。多见于恢复期。宜选用：生脉饮（颗粒、胶囊），每次10 mL，每天3次；颗粒，每次10 g，开水冲服，每天3次；胶囊，每次3粒，每天3次。

### （三）用药提示

1.瓜霜退热灵胶囊　妊娠妇女禁用。本品不宜久服。

2.清开灵颗粒（胶囊、片、口服液）　对本品过敏者禁用，过敏体质者慎用。高血压病、心脏病，以及平素脾胃虚寒及久病体虚患者如出现腹泻时慎服。表现为恶寒重、发热轻、无汗、头痛鼻塞、流清涕、喉痒咳嗽等风寒感冒者不宜用。不宜与滋补性中药同时服用。服药期间忌烟酒及辛辣、生冷、油腻食物。

3.清开灵注射液　对本品有过敏史者及有表证恶寒发热者慎用。本品偶有过敏反应，用药过程中如出现过敏反应，应立即停药并做脱敏处理。本品尽量不与其他药物（尤其是抗生素类药物）配伍使用。本品如出现沉淀或浑浊不得使用，或经10%葡萄糖注射液或生理盐水稀释后出现浑浊亦不得使用。

4.丹参注射液　偶见过敏反应。本品不宜与其他药物在同一容器中混用。本品为纯中药制剂，保存不当可能影响质量，所以使用前必须对光检查，发现药液出现浑浊、沉淀、变色、漏气等现象时不能使用。

5.参附注射液　对本品过敏或有严重不良反应史者禁

用，妊娠妇女慎用。偶见过敏反应。本品避免直接与辅酶A、维生素K₃、氨茶碱混合使用，不宜与中药半夏、瓜蒌、贝母、白蔹、白及、藜芦等同时使用，不宜与其他药物在同一容器内混合使用。使用前必须对光检查，如发现药液出现浑浊、沉淀、变色、漏气或瓶身细微破裂，均不能使用。本品含有皂苷，摇动时产生泡沫属正常现象，不影响疗效。

6.生脉饮（颗粒、胶囊）　凡脾胃虚弱、呕吐泄泻、腹胀便溏、咳嗽痰多者慎用，感冒患者不宜服用，高血压病、糖尿病患者应在医师指导下服用。本品不宜与藜芦、五灵脂、皂荚或其制剂同时服用，服用本品时不宜饮茶和食萝卜，以免影响药效。本品宜饭前服用，服药期间忌油腻食物。

# 第12章

# 恶性肿瘤中成药的合理应用

## 一、肺癌

### （一）用药原则

1.辨证论治　肺癌是原发性支气管肺癌的简称，为原发于气管、支气管和肺的恶性肿瘤。肺癌为支气管源性癌，包括鳞癌、腺癌、小细胞癌和大细胞癌几种主要类型。绝大多数起源于支气管黏膜上皮，而源于支气管腺体或肺泡上皮细胞者较少。主要症状为咳嗽、咳痰、咯血、呼吸困难、胸痛。肺癌属于中医学的"肺积""痞癖""咳嗽""咯血""胸痛"等范畴，病机为本虚标实，但各家对肺癌病因病机认识的侧重点不同。对肺癌的病机目前多倾向于正虚为本，由于正气虚损，阴阳失调，邪毒乘虚入肺，邪滞于肺，导致肺脏功能失调，肺气膹郁，宣降失司。气机不利，血行受阻，津液失于输布，津聚为痰，痰凝气滞，瘀阻络脉，于是邪气瘀毒胶结，日久形成肺部积块。肺癌主要由以下因素所致。

（1）正气内虚："正气存内，邪不可干""邪之所凑，其气必虚"。正气内虚，脏腑阴阳失调，是罹患肺癌的主要基础。正如《医宗必读·积聚》所说："积之成者，正气不足，而后邪气踞之。"年老体衰，慢性肺部疾患，肺气耗损而成不足；或七情所伤，气逆气滞，升降失调；或劳累过度，肺气、肺阴亏损，外邪乘虚而入，客邪留滞不去，气机不畅，终致肺部血行瘀滞，结而成块。

（2）烟毒内侵：清代顾松园认为"烟为辛热之魁"。长期吸烟，热灼津液，阴液内耗，致肺阴不足，久则气阴亏虚，加之烟毒之气内蕴，羁留肺窍，阻塞气道，而致痰湿瘀血凝结，形成瘤块。

（3）邪毒侵肺：肺为娇脏，易受邪毒侵袭，如工业废气、石棉、矿石粉尘、煤焦烟炱和放射性物质等，致使肺气肃降失司，肺气郁滞不宣，进而血瘀不行，毒瘀互结，久而久之形成肿块。

（4）痰湿聚肺：脾为生痰之源，肺为贮痰之器。脾主运化，脾虚运化失调，水谷精微不能生化输布，致湿聚生痰，留于脏腑；或饮食不节，水湿痰浊内聚，痰贮肺络，肺气宣降失常，痰凝气滞；或肾阳不足，失于蒸化水饮，水饮上犯于肺，酿湿生痰，进而导致气血瘀阻，毒聚邪留，郁结胸中，肿块逐渐形成。

综上所述，肺癌常见肺阴亏虚、肺脾两虚、气滞血瘀、痰热阻肺、气阴两虚5种证型。

2.对症下药　中成药治疗肺癌，应注意类型及证候不同而选择用药。肺癌初期以实证为主，多合并气虚和阴虚；随着肿瘤进展，虚证加重，邪气更甚。主张初期重用祛邪之品，中期祛邪扶正并用，晚期重用扶正、少用祛邪，辨证使用中成药。

## （二）用药方案

1. **肺阴亏虚证型**　主要表现为咳嗽气短，干咳痰少，潮热盗汗，五心烦热，口干口渴，声音嘶哑；舌赤少苔，或舌体瘦小，苔薄，脉细数。宜选用：①清肺散结丸，每次3 g，每天2次，或遵医嘱。②芦笋口服液，每次10 mL，每天3次。

2. **肺脾两虚证型**　主要表现为久嗽痰稀，胸闷气短，神疲乏力，腹胀纳呆，水肿便溏；舌质淡苔薄，边有齿痕，脉沉细。宜选用：①生血康口服液，每次20 mL，每天3次，2周为1个疗程，或遵医嘱。②安多霖胶囊，每次1粒，每天3次。③健脾益肾颗粒，每次10 g，开水冲服，每天2次。④贞芪扶正颗粒（胶囊、片），每次1袋，每天2次，开水冲服；胶囊（片），每次6粒（片），每天2次。⑤固元片，每次5片，每天2次。⑥康艾扶正胶囊（片），每次1~2粒（片），每天3次。⑦益血生胶囊，每次4粒，每天3次，儿童酌减。⑧紫龙金片，每次4片，每天3次，与化疗同时使用；4周为1个周期，2个周期为1个疗程。⑨螺旋藻胶囊（片），每次2~4粒，每天3次；片剂，每次5片，每天2次。

3. **气滞血瘀证型**　主要表现为咳嗽气短而不爽，气促胸闷，心胸刺痛或胀痛，痞块疼痛拒按，唇暗；舌紫暗或有瘀血斑，苔薄，脉弦或涩。宜选用：①槐耳颗粒，每次20 g，每天3次，开水冲服，6周为1个疗程。②复方万年青胶囊，每次3粒，每天3次。③小金丸，每次1.2~3 g，每天2次，小儿酌减。④复方斑蝥胶囊，每次3粒，每天2次。

⑤鸦胆子油软胶囊（口服液），每次4粒，每天2~3次，30天为1个疗程；口服液，每次20 mL，每天2~3次，30天为1个疗程。⑥复方红豆杉胶囊，每次2粒，每天3次，21天为1个疗程。⑦威麦宁胶囊，每次6~8粒，每天3次，饭后口服，或遵医嘱。⑧康力欣胶囊，每次2~3粒，每天3次，或遵医嘱。⑨化癥回生口服液，每次10 mL，每天2次。

4.痰热阻肺证型　主要表现为久嗽痰稀，胸闷气短，神疲乏力，腹胀纳呆，水肿便溏；舌质淡，苔薄，边有齿痕，脉沉细。宜选用：①西黄丸，每次3 g，每天2次。②参丹散结胶囊，每次6粒，每天3次，疗程42天。③平消胶囊（片），每次 4~8粒（片），每天3次。④参莲胶囊，每次6粒，每天3次。⑤芪珍胶囊，每次5粒，每天3次。⑥消癌平丸（胶囊、片），每次10~20丸，每天3次；胶囊，每次8~10粒，每天3次；片剂，每次8~10片，每天3次。⑦华蟾素片，每次3~4片，每天3~4次。

5.气阴两虚证型　咳嗽有痰或无痰，神疲乏力，汗出气短，口干发热，午后潮热，手足心热，有时心悸；舌质红苔薄，或舌质胖有齿痕，脉细。宜选用：①康莱特软胶囊，每次6粒，每天4次，宜联合放化疗使用。②复方皂矾丸，每次7~9丸，每天3次，饭后即服。③金复康口服液，每次30 mL，每天3次，30天为1个疗程，可连续使用2个疗程，或遵医嘱。

## （三）用药提示

1.清肺散结丸　服药后如有口干现象，宜多饮水。

2.生血康口服液　动物实验结果表明，本品对放、化疗所致正常及荷瘤小鼠的白细胞减少症有一定的治疗作用，同时亦可在一定程度上减少上述动物血红蛋白的下降幅度。

3.健脾益肾颗粒　本品为补益之剂，外感表证及内有湿热证时慎用。服药期间饮食宜清淡及易消化食物，忌辛辣、油腻、生冷食物。

4.贞芪扶正颗粒（胶囊、片）　本品极易吸潮，用后请立即将盖拧紧。

5.益血生胶囊　虚热证者慎用。

6.螺旋藻胶囊（片）　对本品过敏者禁用，过敏体质者慎用。本品性状发生改变时禁止使用，儿童必须在成人监护下使用。宜饭前服用，服药期间忌油腻食物。

7.槐耳颗粒　个别患者有恶心、呕吐的不良反应。

8.复方斑蝥胶囊　本品含有破血堕胎之品，妇女月经过多及妊娠妇女禁用。本品为活血化瘀之剂，有出血倾向者、糖尿病患者及糖代谢紊乱者慎用。本品含有斑蝥，有毒，易损害肝肾功能，应在医师指导下使用。服药期间饮食宜清淡，忌辛辣刺激食物。

9.复方万年青胶囊　妊娠妇女禁用，不得与藜芦同时服用。

10.胆子油软胶囊（口服液）　少数患者偶有油腻感、恶心、厌食等消化道不良反应。

11.小金丸　妊娠妇女及疮疡阳证者禁用，过敏体质者及运动员慎用。可有皮疹、多形红斑样皮疹、荨麻疹样皮疹、皮肤潮红、肿胀、瘙痒等不良反应，亦有严重皮肤过敏反应病例的报道；还可见恶心、呕吐、腹痛、腹泻、口干、腹胀、便秘、头晕、头痛、心悸、胸闷、乏力等不良反应。

12.复方红豆杉胶囊 白细胞低于2500/mm$^3$时慎用。可有轻度的胃肠道反应，主要表现为恶心、欲吐，以及轻度的白细胞降低，偶见肌肉酸痛。

13 威麦宁胶囊 偶有恶心等消化道不良反应，宜饭后服用。

14.康力欣胶囊 妊娠妇女禁用。

15.化癥回生口服液 妊娠妇女禁用，经期妇女、体质虚弱者、出血性疾病患者慎用。极个别患者可出现恶心、呕吐、腹泻、腹痛等不良反应。

16.西黄丸 对本品及所含成分过敏者及妊娠妇女禁用，过敏体质者及运动员慎用。个别患者服药后可导致药物性皮疹。服药期间忌辛辣、油腻食物。

17.平消胶囊 本品可在手术治疗、放疗、化疗时服用。

18.参莲胶囊 少数患者服用后出现恶心不良反应，不影响继续用药。本品含有山豆根，有文献报道，过量使用山豆根有神经及胃肠道反应，表现为恶心呕吐，腹痛腹泻，头晕头胀，四肢软弱无力，步态不稳，甚至四肢抽搐，神志不清，呼吸浅速，口唇发绀，肌张无力，肌力下降，腱反射消失，以及过敏性药疹。山豆根上述毒性与含苦参碱、麻雀花碱等生物碱有关。本品请勿与乳癖消片合用，与其合用可导致肝损害。本品请勿过量使用。

19.消癌平丸（胶囊、片） 妊娠妇女禁用。个别病例可出现食欲减退、白细胞下降、转氨酶升高，以及发热、关节疼痛、药疹等不良反应，一般无须特殊处理。

20.康莱特软胶囊 妊娠妇女禁用。

21.华蟾素片 服用初期偶有腹痛、腹泻等胃肠道刺激反应，如无其他严重情况，不需停药，继续使用，症状会减轻或消失。避免与兴奋心脏药物同时使用。

22.复方皂矾丸 少数病例初期服用有轻微消化道反应，减量服用数日，即可耐受。服药期间忌茶水。

23.金复康口服液 个别患者服药后可出现轻度恶心，呕吐或便秘。本品可有少量沉淀，用时摇匀，一般不影响疗效。

## 二、乳腺癌

### （一）用药原则

1.辨证论治 乳腺癌是女性常见的恶性肿瘤之一，发病率占各种恶性肿瘤的7%～10%，在妇女仅次于子宫癌，已成为威胁妇女健康的主要疾病。它的发病常与遗传因素有关，40～60岁、绝经期前后的妇女发病率较高。乳腺癌男性罕见，仅1%～2%的乳腺癌患者是男性。乳腺癌属于中医学的"乳石痈""乳岩""炻乳""乳癌""乳栗""乳痞""妒乳""乳痛坚""乳毒""苟抄乳""石榴翻花发"等范畴。乳腺癌的发生与肝、脾、冲脉、任脉关系最为密切。本病的成因包括外因和内因两方面，正虚为乳腺癌致病之本，气滞、血瘀、痰湿为本病之标，所以"扶正祛邪"是中医治疗乳腺癌的宗旨和原则。乳腺癌的发病与以下因素有关。

（1）感受外邪：足阳明胃经经气衰弱，风寒之气外袭，邪气客于经络，导致气血运行涩滞，结成乳岩。

（2）情志因素：忧怒抑郁，情志失调，肝郁气逆犯脾，脾失健运，加之嗜食肥甘厚味，则痰湿内生，气滞、血瘀、痰湿相互搏结于乳络形成乳岩。

（3）肝肾亏虚：年事已高致肝肾亏虚，或房劳过度致冲任失调，气血不足，经络气血运行不畅，气滞、血瘀阻于乳络而发病。

综上所述，中医常将乳腺癌分为脾胃虚弱、肝气郁结、热毒壅盛、痰湿蕴结、瘀血内阻、阴虚津亏、气血两虚、肝肾亏虚8种证型。乳腺癌早期常见脾胃虚弱、肝气郁结证型，中期常见热毒壅盛、痰湿蕴结、瘀血内阻证型，晚期常见阴虚津亏、气血两虚、肝肾亏虚证型。临床治疗上，应先确定乳腺癌的类型与证候，再确定治法。

2.对症下药　中成药治疗乳腺癌，应注意类型及证候不同而选择用药。脾胃虚弱证型应采用益气健脾胃药物，肝气郁结证型应采用疏肝解郁、化痰散结药物，热毒壅盛证型应采用清热解毒、凉血降火药物，痰湿蕴结证型应采用化痰利湿、软坚散结药物，瘀血内阻证型应采用活血化瘀、消积破结药物，阴虚津亏证型应采用滋阴养阴药物，气血两虚证型应采用益气养血药物，肝肾亏虚证型应采用补益肝肾药物。

### （二）用药方案

1.脾胃虚弱证型　主要表现为食欲缺乏，食后腹胀，面色萎黄，精神萎靡，体倦乏力，神疲懒言，痰多清稀，大便溏薄，或排便无力，小便清长，水肿或消瘦；舌质淡或胖大，舌边有齿痕，舌苔薄，脉细弱。宜选用：①参苓白术丸，每次6 g，每天3次。②补中益气丸，每次1丸，每天2～3次。

2.肝气郁结证型　主要表现为心烦易怒或精神忧郁，胸闷胁胀，失眠健忘，阵阵叹息，乳房结块，胃纳欠佳，口苦咽干；舌质暗红，舌苔薄白或薄黄，脉细弦或沉弦。宜选用：①逍遥丸，每次1丸，每天2次。②柴胡舒肝丸，每次1丸，每天2次。

3.热毒壅盛证型　主要表现为乳房迅速增大伴有发热，间有红肿，甚者破溃呈翻花样，血水外渗或疮面恶臭，溃难收口，口干舌燥，大便秘结，小便黄赤，消瘦乏力；舌质红绛，舌苔黄腻或厚，脉弦数。宜选用：①五味消毒饮丸，每次30粒，每天2～3次。②西黄丸，每次3 g，每天2次。③华蟾素注射液（片、胶囊、口服液），肌内注射，每次2～4 mL，每天2次；或每次10～20 mL，用5%葡萄糖注射液500 mL 稀释后缓缓静脉滴注，每天1次，用药7天，休息1～2天，4周为1个疗程。片剂，每次3～4片，每天3～4次。胶囊，每次2～4粒，每天3～4次。口服液，每次10～20 mL，每天3次。④片仔癀胶囊，每次2粒，每天3次。

4.痰湿蕴结证型　主要表现为乳房肿块质硬不痛，表面凹凸不平，边界不清，固定不移，局部皮肤收缩凹陷如橘皮状，胸胁胀闷，痰多难咯，纳少，腹胀，肢体沉重倦怠；舌质淡，舌苔厚腻，脉弦滑。宜选用：①小金胶囊（丸、片），每次3～7粒，每天2次；丸剂，每次1.2～3g，每天2次；片剂，每次2～3片，每天2次。②鸦胆子油乳注射液（软胶囊、口服液），每次10~30 mL，静脉滴注，每天1次；软胶囊，每次4粒，每天2~3次；口服液，每次20 mL，每天2~3次。

5.瘀血内阻证型 　主要表现为乳房肿块迅速增大，坚硬灼痛，皮色青紫晦暗，边缘欠清，周围固定，推之不动，头痛失眠，面红目赤或面色黧黑，肌肤甲错，口唇爪甲紫暗，月经失调，痛经或闭经，经色暗或有瘀块；舌质紫暗或有瘀斑，舌下络脉粗胀青紫，脉细涩或弦数。宜选用：①复方斑蝥胶囊，每次3粒，每天2次。②平消胶囊（片），每次4~8粒（片），每天3次。③艾迪注射液，每次50~100 mL，用0.9%氯化钠注射液或5%（或10%）葡萄糖注射液400~450 mL稀释后静脉滴注，每天1次。④血府逐瘀丸，每次1~2丸，每天2次。

6.阴虚津亏证型 　主要表现为胸闷胁痛，头晕眼花，口唇干燥，咽喉疼痛，牙龈肿胀，虚烦难眠，大便秘结，小便短赤；舌质红，无苔，脉细数。宜选用：①贞芪扶正胶囊（颗粒），每次4粒，每天2次；颗粒，每次1袋，每天2次，开水冲服。②康莱特注射液（胶囊），每次200 mL，静脉滴注，每天1次；胶囊，每次6粒，每天4次。

7.气血两虚证型 　主要表现为神疲乏力，少气懒言，心悸气短，面色㿠白，失眠盗汗，月经后期，量少色淡或闭经；唇舌色淡，舌苔薄白，脉细弱无力。宜选用：①八珍颗粒，每次1袋，每天2次，开水冲服。②当归补血丸，每次1丸，每天2次。③十全大补丸，每次1丸，每天2~3次。④参芪扶正注射液，每次250 mL，静脉滴注，每天1次，21天为1个疗程。

8.肝肾亏虚证型　主要表现为腰膝酸软，五心烦热，头晕目眩，月经失调，面色晦暗，耳鸣健忘，消瘦，病灶局部溃烂；舌质红绛，舌苔少，脉细数或细弦。宜选用：①左归丸，每次9g，每天2次。②六味地黄丸，每次6g，每天2次。③金匮肾气丸，每次1丸，每天2次。

### （三）用药提示

1.柴胡舒肝丸　妊娠妇女慎用。服药后如出现舌红少苔、口燥咽干、心烦失眠等阳虚症状应停药。

2.补中益气丸　高血压病患者慎用。本品不适用于恶寒发热表证及暴饮暴食脘腹胀满实证者。本品不宜和感冒类药及藜芦或其制剂同时服用。本品宜空腹或饭前服，亦可在进食时服用。服药期间出现头痛、头晕、复视等症状，或出现皮疹、面红者，以及血压有上升趋势者，应立即停药。

3.逍遥丸　服药期间忌寒凉、生冷食物。

4.西黄丸　对本品及所含成分过敏者及妊娠妇女禁用，过敏体质者及运动员慎用。个别患者服药后可导致药物性皮疹。服药期间忌辛辣、油腻食物。

5.华蟾素注射液　对本品过敏者或有严重不良反应史者禁用。个别患者如用量过大或两次用药间隔不足8小时，以及用药后30分钟左右，可能出现发冷发热现象；少数患者长期静滴后有局部刺激感或静脉炎，致使滴速减慢；极个别患者还可能出现荨麻疹、皮炎等。个别患者出现不良反应时，应停止用药并进行对症治疗，待反应消失后仍可正常用药。避免与兴奋心脏药物同时使用。使用前若发现药液浑浊、沉淀、安瓿破裂等现象时，请勿使用。

6. 片仔癀胶囊　妊娠妇女禁用。

7. 小金胶囊　妊娠妇女禁用。

8. 鸦胆子油乳注射液　有少数患者用药后有油腻感、恶心、厌食等消化道不适反应。本品如出现分层，应停止使用。

9. 复方斑蝥胶囊　本品含有破血堕胎之品，月经过多及妊娠妇女禁用。本品为活血化瘀之剂，有出血倾向者慎用。糖尿病患者及糖代谢紊乱者慎用。有少数患者服药后会出现恶心、食欲下降、胃部不适等，偶有皮疹等症状。长时间使用，可能会引起肝肾功能的异常。本品含有斑蝥，有毒，易损害肝肾功能，应在医师指导下使用。服药期间饮食宜清淡，忌辛辣刺激食物。

10. 艾迪注射液　妊娠妇女及哺乳期妇女禁用。首次应用本品，偶有患者出现面红、荨麻疹、发热等，极个别患者有心悸、胸闷、恶心等反应。首次用药应在医师指导下，给药速度开始每分钟15滴，30分钟后如无不良反应，给药速度可控制在每分钟50滴。如有不良反应发生应停药并做相应处理。再次应用艾迪注射液时，用量从20～30 mL开始，加入0.9%氯化钠注射液或5%（或10%）葡萄糖注射液400～450 mL，同时可加入地塞米松注射液5～10 mg。因本品含有微量斑蝥素，外周静脉给药时注射部位静脉有一定刺激，可在滴注本品前后给予2%利多卡因5 mL加入0.9%氯化钠注射液100 mL静脉滴注。

11. 康莱特注射液　在脂肪代谢严重失调时（急性休克、急性胰腺炎、病理性高脂血症、脂性肾病变等患者）

禁用，妊娠妇女禁用，肝功能严重异常者慎用。偶见过敏反应，如寒战、发热、轻度恶心及肝转氨酶可逆性升高，使用3~5天后此症状大多可自然消失。如有患者出现严重过敏反应，可对症处理，并酌情停止使用。偶见轻度静脉炎，如出现，可在注射本品前和后适量（50~100 mL）输注0.9%氯化钠注射液或5%葡萄糖注射液。本品不宜与其他药物混合使用。静脉滴注时应防止渗漏到血管外引起刺激疼痛；冬季可用30℃温水预热，以免物理性刺激。使用本品应采用一次性输液器（带终端滤器）。本品如出现油、水分层（乳析）现象，严禁静脉使用。

12.参芪扶正注射液　病危患者及妊娠妇女禁用。有内热者禁用，以免助热动血。对本品或含有党参、黄芪制剂及成分中所列辅料过敏或有严重不良反应史者禁用。有出血倾向者慎用。过敏反应有皮疹、瘙痒、呼吸困难、潮红、过敏性休克等。呼吸系统不良反应有胸闷、呼吸急促、咳嗽等。皮肤不良反应有多汗、斑丘疹、荨麻疹、红斑疹、发红等。全身不良反应有畏寒、恶寒、寒战、发热、疼痛、不适、乏力、胸痛、水肿等。精神系统不良反应有头晕、头痛、憋气、抽搐、烦躁、嗜睡等。消化系统不良反应有口腔炎、口干、恶心、呕吐、腹痛、腹泻、腹胀、胃不适等。心血管系统不良反应有心悸、心动过速等。局部不良反应有静脉炎、注射部位疼痛、皮疹、瘙痒、麻木等。本品适用于气虚证患者，非气虚证患者用药后可能发生轻度出血。虽然本品包括过敏性休克的不良反应十分罕见，但应在有抢救条件的医疗机构使用，使用者应接受过过敏性休克抢救培训，用药后出现过敏反应或其他严重不良反应须立即停药并及时救治。严格按照药品说明书规定的功能主治使用，禁止超功能主治用药。严格按照药品说明书推荐剂量使用药，不超剂量、超疗程、滴速过快和长期连续用药。本品为中药注射剂，保存不当可能会影响药品质量；用药前和配制后及使用过程中应认真检查，如发现药液出现浑浊、沉淀、变色、结晶等改变，以及瓶身有漏气、裂纹等现象时，均不得使用。本品应单独使用，禁忌与其他药品混合使用。如确需要联合使用其他药品时，应谨慎考虑与本品的间隔时间及药物相互作用等。用药前应仔细询问患者用药史和过敏史等情况。过敏体质者、有出血倾向者、肝肾功能异常患者、老人、哺乳期妇女、初次使用中药注射剂的患者应慎重，如确需使用的请遵医嘱，并加强监护。目前尚无儿童应用本品的系统研究资料，因此不建议儿童使用。临床应用时滴速不宜过快，以每分钟40~60滴为宜，年老体弱者以每分钟40滴为宜。用药过程中，应密切观察，特别是开始30分钟（首次用药建议滴速小于每分钟30滴）。发现异常，立即停药，并采用积极救治措施。

13.*左归丸* 对本品过敏者、妊娠妇女及儿童禁用，过敏体质者慎用。感冒患者不宜服用。本品可嚼服，也可分份吞服。服药期间忌油腻食物。

## 三、胃癌

### （一）用药原则

1.*辨证论治* 胃癌是常见的消化系统恶性肿瘤，该病的病理类型一般以腺癌较为多见，可以发生于胃的不同部位，患者症状表现差异较大，可以伴有腹部的疼痛及反酸嗳气等消化系统的症状。胃癌属于中医学的"噎膈""反胃""癥瘕""积聚""伏梁""心腹痞""胃脘痛"等范畴。中医理论认为，依据患者的起病经过及临床表现，可知本病的发生与正气虚损和邪毒入侵密切相关。初期痰气交阻、痰湿凝滞为患，以标实为主；久病则本虚标实，本虚以胃阴亏虚、脾胃虚寒和气血两虚为主。病位在胃，但与肝、脾、肾等脏关系密切。引起胃癌的主要原因如下：

（1）饮食不节：如烟酒过度或恣食辛香燥热、熏制、腌制、油煎之品，或霉变、不洁之食物等，使脾失健运，不能运化水谷精微，气滞津停，酿湿生痰；或过食生冷，伤败脾胃之阳气，不能温化水饮，则水湿内生。

（2）情志失调：如忧思伤脾，脾失健运，则聚湿生痰；或郁怒伤肝，肝气郁结，克伐脾土，脾伤则气结，水湿失运。

（3）正气内虚：如有胃痛、痞满等病证者，久治未愈，正气亏虚，痰瘀互结。或因年老体虚及其他疾病久治不愈，正气不足，脾胃虚弱，复因饮食失节、情志失调等因素，使痰瘀互结为患。

根据中华中医药学会发布的《肿瘤中医诊疗指南》，将胃癌分为肝气犯胃、胃热伤阴、气滞血瘀、痰湿凝结、脾胃虚寒、气血亏虚6种证型。

2.对症下药　中成药治疗胃癌应注意先辨证后用药，根据不同证候类型选择药物。肝气犯胃宜疏肝理气、和胃止痛，胃热伤阴宜清热养阴、益胃生津，气滞血瘀宜活血化瘀、行气止痛，痰湿凝结宜燥湿化痰，脾胃虚寒宜温中散寒、健脾和胃，气血亏虚宜益气养血。同时，在治疗中应始终重视顾护脾胃，勿损正气，补虚用药也不可过于滋腻，以免呆滞脾胃。

### （二）用药方案

1.肝气犯胃证型　主要表现为两胁胀满，胃脘疼痛，食欲缺乏，呃逆呕吐，大便失调；舌苔薄白，脉弦。宜选用：①舒肝和胃丸，每次2丸，每天2次。②逍遥丸，每次6～9 g，每天1～2次。

2.胃热伤阴证型　主要表现为胃脘部灼热，口干欲饮，胃脘嘈杂，食后剧痛，进食时可有吞咽梗阻难下，甚至食后即吐，纳差，五心烦热，大便干燥，形体消瘦；舌红少苔，或舌黄少津，脉细数。宜选用：①摩罗丹，每次8丸，每天3次。②养胃舒颗粒，每次1～2袋，开水冲服，每天2次。③阴虚胃痛颗粒，每次10 g，开水冲服，每天3次。

3.气滞血瘀证型　主要表现为胃脘刺痛而拒按，痛有定处，或可扪及腹内积块，腹满不食，或呕吐物如赤豆汁样，或黑便如柏油样，或左颈窝有痰核，形体日渐消瘦；舌质紫暗或有瘀点，脉涩。宜选用：①血府逐瘀胶囊，每次6粒，每天2次，1个月为1个疗程。②榄香烯乳注射液，每次0.4～0.6 g，静脉注射，每天1次，2～3周为1个疗程；用于恶性胸腹水治疗，一般200～400 mg/m$^2$，抽胸腹水后，胸腔内或腹腔内注射，每周1～2次，或遵医嘱。

4.痰湿凝结证型　主要表现为胃脘满闷，面黄虚胖，呕吐痰涎，腹胀便溏，痰核累累；舌淡滑，苔滑腻。宜选用：①平胃丸，每次6 g，每天2次，饭前服用。②通关藤注射液，肌内注射，每次2～4 mL，每天1～2次，或遵医嘱；或每次20～100 mL，用5%或10%葡萄糖注射液稀释后静脉滴注，每天1次，或遵医嘱。

5.脾胃虚寒证型　主要表现为胃脘隐痛，喜温喜按，腹部可触及积块，朝食暮吐，或暮食朝吐，宿食不化，泛吐清涎，面色㿠白，肢冷神疲，面部、四肢水肿，便溏，大便可呈柏油样；舌淡而胖，苔白滑润，脉沉缓。宜选用：①理中丸，每次8丸，每天3次。②良附丸，每次3～6 g，每天2次。③温胃舒颗粒，每次1～2袋，开水冲服，每天2次。④附子理中丸，水蜜丸每次6 g，大蜜丸每次1丸，每天2～3次。⑤参芪扶正注射液，每次250 mL（1瓶），静脉滴注，每天1次，疗程21天；与化疗药合用，在化疗前3天开始使用，疗程可与化疗同步结束。

6.气血亏虚证型　主要表现为胃脘疼痛绵绵，全身乏力，心悸气短，头晕目眩，面色无华，虚烦不眠，自汗盗汗，面浮肢肿，或可扪及腹部积块，或见便血，纳差；舌淡苔白，脉沉细无力。宜选用：①十全大补丸，水蜜丸每次30粒（6 g），大蜜丸每次1丸，每天2次。②八珍丸，水蜜丸每次6 g，大蜜丸每次1丸，每天2次。③人参养荣丸，水蜜丸每次6 g，大蜜丸每次1丸，每天1～2次。④益气养血口服液，每次15～20 mL，每天3次。

## （三）用药提示

1.血府逐瘀胶囊　妊娠妇女禁用。服药期间忌辛冷食物。

2.阴虚胃痛颗粒　阴虚火旺者不适用。服药期间保持心情舒畅，忌愤怒、忧郁；饮食宜清淡，忌酒及辛辣、生冷、油腻食物。

3.附子理中丸　感冒发热患者不宜服用。服药期间忌不易消化食物。

4.温胃舒颗粒　妊娠妇女及胃大出血时禁用。

5.逍遥丸　月经过多者及感冒时不宜服用。

6.通关藤注射液　妊娠妇女禁用。对本品或含通关藤制剂及成分中所列辅料过敏或有严重不良反应史者禁用。不良反应：过敏反应为全身皮肤潮红、皮疹、瘙痒、呼吸困难、心悸、紫绀、血压下降、喉头水肿、过敏性休克等；肌肉骨骼反应为游走性肌肉痛、关节疼痛等；全身性反应为发热、寒战、疼痛、乏力等；皮肤及附件反应为皮疹、瘙痒、多汗等；消化系统为恶心、呕吐、腹痛、腹泻等；呼吸系统为呼吸困难、咳嗽等；心血管系统为胸闷、心悸、血压升高或下降等；神经系统为头晕、头痛等；局部为注射部位疼痛、静脉炎等。本品不良反应包括过敏性休克，应在有抢救条件的医疗机构使用，使用者应接受过过敏性休克抢救培训，用药后出现过敏反应或其他严重不良反应须立即停药并及时救治。严格按照药品说明书规定的功能主治使用。按照药品说明书推荐剂量、调配要求用药，不得超剂量、过快滴速或长期连续用药，不得使用静脉推注的方法给药。本品应单独使用，严禁与其他药品混合使用。如确需联合使用其他药品，应谨慎考虑与本品的间隔时间及药物相互作用等问题。输注本品前后，应用适量稀释液对输液管道进行冲洗，避免两种药物在管道内混合，引起不良反应。用药前应仔细询问患者用药史和过敏史，对过敏体质、肝肾功能异常者等特殊人群应慎重使用，并加强监测。本品在儿童中使用的安全性和有效性尚不明确，不建议使用。用药过程中应加强用药监护，密切观察不良反应，特别是开始30分钟，发现异常，立即停药，并采用积极救治措施。本品保存不当可能影响药品质量。本品应在滴注前配制，且在用药前和配制后及使用过程中应认真检查，如发现药液出现浑浊、沉淀、变色、结晶，以及瓶身有漏气、裂纹等现象时，均不得使用。

7.摩罗丹　妊娠妇女慎用。服药期间忌刺激性食物及饮料。

8.榄香烯乳注射液　血小板减少症或有进行性出血倾向者，以及妊娠与哺乳期妇女应慎用。浅静脉炎是榄香烯乳注射液主要不良反应，发生率约10%，主要与该药的刺激性、浓度、乳化处理和所选择的静脉有关。静脉炎发生后，除需要一个相当长的时间进行恢复以外，还会给患者的再次输液治疗造成困难，从而影响榄香烯乳注射液的继续使用。对于静脉炎的防护最为有效的措施是经皮穿刺留置锁骨下静脉、颈静脉或外周静脉插管的中心静脉导管，这不仅解决了药物刺激和外渗的问题，也为肿瘤患者的长期输注化疗药物和反复采血提供了方便。发热是榄香烯乳剂在使用过程中引起的仅次于静脉炎的不良反应，发生率约为7%。在发热的病例中除了部分与并发较严重的静脉炎及患者身体状况较差有关外，其他均为药源性。体温多数低于38℃，个别病例体温高于39℃。发热常为一过性，基本不影响患者的生活质量和进一步治疗。榄香烯乳剂对胸、腹膜具有较强的刺激作用，形成化学性胸膜炎及腹膜炎，使胸膜、腹膜粘连与肥厚，高浓度的药物直接、持续地刺激壁层胸、腹膜上的神经末梢，引起疼痛。胸、腹腔内注药后出现的剧烈疼痛均在近期或首次给药后发生。榄香烯乳剂导致的过敏反应主要表现为胸闷气短、呼吸困难、大汗淋漓、烦躁不安、脉搏细弱、血压下降等休克或哮喘的过敏性症状，其发生率较低，临床报道病例也较为少见。症状轻者给予吸氧或抗过敏药物，如地塞米松静注或静滴即可缓解。重症患者应依其病情变化予以抗休克和抗哮喘的抢救措施。榄香烯乳剂其他少见不良反应有肝功能异常、溶血、过敏性哮喘、呼吸衰竭等。其发生率虽极低，但对于此类反应临床上应予以高度重视，密切观察，一旦发现异常反应须及时对症处理。与放疗或其他化疗药及生物反应调节药联合应用有协同作用，与加温疗法合用亦有协同作用。

9.理中丸　泄泻时腹部热胀痛者禁用，过敏体质者、妊娠妇女及感冒发热者慎用。有慢性结肠炎、溃疡性结肠炎便脓血等慢性病史者，以及泄泻后患者，应在医师指导下使用。服药期间忌生冷、辛辣、油腻食物。

10.参芪扶正注射液　病危患者及妊娠妇女禁用。有内热者禁用，以免助热动血。对本品或含有党参、黄芪制剂及成分中所列辅料过敏或有严重不良反应史者禁用。有出血倾向者慎用。不良反应：过敏反应有皮疹、瘙痒、呼吸困难、潮红、过敏性休克等；呼吸系统有胸闷、呼吸急促、咳嗽等；皮肤有多汗、斑丘疹、荨麻疹、红斑疹、皮肤发红、局部皮肤反应等；全身有畏寒、恶寒、寒战、发热、疼痛、不适、乏力、胸痛、水肿等；精神系统有头晕、头痛、憋气、抽搐、烦躁、嗜睡等；消化系统有口腔炎、口干、恶心、呕吐、腹痛、腹泻、腹胀、胃不适等；心血管系统有心悸、心动过速等；局部有静脉炎、注射部位的疼痛、皮疹、瘙痒、麻木等。本品适用于气虚证患者，非气虚证患者用药后可能发生轻度出血。虽然本品包括过敏性休克的不良反应十分罕见，但应在有抢救条件的医疗机构使用，使用者应接受过过敏性休克抢救培训，用药后出现过敏反应或其他严重不良反应须立即停药并及时救治。严格按照药品说明书规定的功能主治使用，禁止超功能主治用药。严格按照药品说明书推荐剂量使用，不得超剂量、疗程，以及滴速过快和长期连续用药。本品为中药注射剂，保存不当可能会影响药品质量；用药前和配制后及使用过程中应认真检查，发现药液出现浑浊、沉淀、变色、结晶，以及瓶身有漏气、裂纹等现象时，均不得使用。本品应单独使用，禁止与其他药品混合使用。如确需要联合使用，应谨慎考虑间隔时间及药物相互作用等。用药前应仔细询问患者情况、用药史和过敏史，过敏体质者、有出血倾向者、肝肾功能异常患者、老人、哺乳期妇女、初次使用中药注射剂的患者应慎重使用，如确需使用请遵医嘱，并加强监护。目前尚无儿童应用本品的系统研究资料，因此不建议儿童使用。临床应用时滴速不宜过快，以每分钟40～60滴为宜，年老体弱者以每分钟40滴为宜。用药过程中，应密切观察，特别是开始30分钟（首次用药建议滴速每分钟不超过30滴），发现异常，立即停药，采用积极救治措施。

## 四、肠癌

### （一）用药原则

1.辨证论治　肠癌是指发生于肠道的癌类疾病，是胃肠道中常见的恶性肿瘤，发病率仅次于胃癌和食管癌。肠癌在中医古籍中记载为"积聚""肠澼""肠溜""肠覃""癥瘕""下痢""肠风""脏毒""锁肛痔""肠积""腹痛伏梁"等。肠癌是由于素体正虚、感受外邪、情志饮食所伤甚至宿疾日久不愈等引起正气亏虚，脏腑失和，经络不利，邪气留恋于肠腑，气、痰、湿、瘀形成，下注大肠，损伤肠络，致大肠传导失司，气滞、血瘀、痰浊蕴结于腹内，久积成癌，癌邪和伏毒随络脉循行，入正虚之脏腑，渐成转移，以腹内结块，或胀或痛，甚则羸弱为主要临床特征。肠癌发病主要与以下因素有关：

（1）外感邪气：主要致病因素与风、寒、湿相关，脾胃失健，邪毒入侵，影响气血运行。

（2）饮食不节：包括饮食过饥过饱，肆食酒面炙煿，黏滑难化之物，肠内郁积，生化湿热，或饮食不节，损伤肠胃，致肠中气血不足，饮食不化，久而成积。

（3）情志所伤：忧思抑郁，情志不畅，则气机怫郁；肝气不疏，木克脾土，横逆犯脾，运化失常，湿热痰浊内生，久而瘀滞肠道，息而成积。

（4）正气亏虚：正虚由先天禀赋不足、年老久衰或后天失养，致脾肾亏虚，正虚感邪，正邪斗争而正不胜邪，导致邪气踞之，损伤气血，致痰浊、瘀血、邪毒等壅遏络脉。

中医将肠癌分为实证和虚证，实证分为寒湿浸肠、湿热内蕴、气滞血瘀、痰气郁结4种证型，虚证分为气血亏虚、脾肾阳虚、肝肾阴虚3种证型。

2.对症下药　以中医理论为指导，根据不同疾病阶段、正邪关系、治疗情况选择用药。①实证：寒湿浸肠证型宜选用散寒祛湿温中药物，湿热内蕴证型宜选用清热祛湿、解毒散结药物，气滞血瘀证型宜选用理气散结、活血化瘀药物，痰气郁结证型宜选用化痰散结、行气解郁药物。②虚证：气血亏虚证型宜选用补气生血药物，脾肾阳虚证型宜选用补益脾胃、温肾助阳药物，肝肾阴虚证型宜选用补益肝肾、滋补精血药物。

## （二）用药方案

1.实证

（1）寒湿浸肠证型：腹中冷痛，腹硬，包块固定，腹壁与肠腔粘连，腹胀泄泻甚至下利清谷，或大便夹杂少量黏液和血，畏寒肢冷，纳食不佳，不欲饮水，小便清长，面色㿠白；舌质淡，舌苔白滑或带灰，脉弦滑或细或紧。宜选用：①康莱特注射液，每次200 mL，缓慢静脉滴注，每天1次，21天为1个疗程。②参苓白术散，每次6～9 g，每天2～3次。

（2）湿热内蕴证型：腹中冷痛，腹硬，包块固定，腹壁与肠腔粘连，腹胀泄泻甚至下利清谷，或大便夹杂少量黏液和血，畏寒肢冷，纳食不佳，不欲饮水，小便清长，面色㿠白；舌质淡，舌苔白滑或带灰，脉弦滑或细或紧。宜选用：①复方苦参注射液，每次20 mL，用0.9%氯化钠注射液200 mL稀释后静脉滴注，每天1次。②西黄丸，每次3 g，每天2次。

（3）气滞血瘀证型：腹中积块痞软，腹部刺痛或胀痛，攻窜有时，脘腹不适，难有便意，情绪急躁易怒或抑郁；舌暗红或有瘀斑瘀点，苔薄白或黄，脉弦或涩。宜选用：复方斑蝥胶囊，每次3粒，每天2次。

（4）痰气郁结证型：腹部包块，大便形状改变，粪便变细或扁，里急后重，胸腹满闷，恶心嗳气，呕吐痰涎；舌苔薄腻，脉滑或弦滑。宜选用：华蟾素胶囊，每次2粒，每天3～4次。

2. 虚证

（1）气血亏虚证型：腹部隐痛，大便溏泻，肛门重坠，面色萎黄或苍白，气短乏力，头晕心悸，纳呆痞满，消瘦或虚胖；舌质淡，舌体胖大有齿痕，苔薄白，脉濡缓或细弱无力。宜选用：①八珍颗粒，每次1袋，开水冲服，每天2次。②康艾注射液，每次40～60 mL，临用前用5%葡萄糖注射液或0.9%氯化钠注射液250～500 mL稀释缓慢静脉滴注，每天1～2次。

（2）脾肾阳虚证型：腹部冷痛下坠，腹内包块，喜温喜按，下利清谷，畏寒肢冷，腰膝酸软，少气乏力；舌淡或暗淡胖，苔薄白，脉沉细弱。宜选用：①附子理中丸，每次8～12丸，每天3次。②健脾益肾颗粒，每次10 g，开水冲服，每天2次。

（3）肝肾阴虚证型：腹部冷痛下坠，腹内包块，喜温喜按，下利清谷，畏寒肢冷，腰膝酸软，少气乏力；舌淡或暗淡胖，苔薄白，脉沉细弱。宜选用：六味地黄丸，每次8丸，每天3次。

## （三）用药提示

1.康莱特注射液　对本品或含有薏苡仁油制剂及成分中所列辅料有过敏史或有严重不良反应史者禁用，脂肪代谢严重失调者（急性休克、急性胰腺炎、病理性高脂血症、脂性肾病等患者）慎用。首次使用，滴注速度应缓慢。

2.参苓白术散　高血压病、感冒属热证者及妊娠妇女禁用。本方偏温燥，阴虚火旺者慎用，感冒发热患者不宜服用，服药期间忌不易消化食物。

3.复方苦参注射液　对本品过敏者或有严重不良反应史者及妊娠妇女禁用，严重心肾功能不全者及哺乳期妇女慎用。偶见恶心、呕吐、发热、寒战、腹胀和胃不适等症状；偶有过敏反应，表现为头颈部皮肤潮红出汗，皮疹，瘙痒等，可能与患者的特异体质有关。注射局部有轻度刺激，但吸收良好。首次用药应在医师指导下使用，根据病情可以用氯化钠注射液250～500 mL稀释应用。给药速度开始每分钟不宜超过40滴，30分钟后如无不良反应，速度可控制在每分钟60滴。本品不宜与其他药物混合使用，如确需联合使用，应注意间隔时间，且应单独使用输液器。配液时应在洁净条件下进行，输液时使用精密药液过滤器。使用过程中应密切观察患者的反应，尤其在静滴初始30分钟应加强监护，如发现不良反应，应及时停药，处理遵医嘱。本品是中药制剂，应按规定条件贮存，使用前应对光检查，若出现浑浊、沉淀、变色或瓶身破损等情况，均不得使用。常温下保存，避免冷冻及高温。

4.复方斑蝥胶囊　本品含有破血堕胎之品，月经过多及妊娠妇女禁用。本品为活血化瘀之剂，有出血倾向者慎用。糖尿病患者及糖代谢紊乱者慎用。本品含有斑蝥，有毒，易损害肝肾功能，应在医师指导下使用。服药期间饮食宜清淡，忌辛辣刺激食物。

5.华蟾素胶囊　对本品过敏者及妊娠妇女禁用，过敏体质者及心脏病患者与脾胃虚弱者慎用，本品不得与强心苷类药物配伍。

6.八珍颗粒　本品为气血双补之药，性质较黏腻，有碍消化，故咳嗽痰多、脘腹胀痛、纳食不消、腹胀便溏者禁用。本品不宜与感冒类药及藜芦或其制剂同时服用。

7.康艾注射液　偶见皮疹、瘙痒、寒战、发热、恶心、呕吐、胸闷、心悸等不良反应，罕见过敏性休克等严重过敏反应。本品应在有抢救条件的医疗机构使用，用药后出现过敏反应或其他严重不良反应须立即停药并及时救治。过敏体质患者，老人、儿童等特殊人群和初次使用本品的患者应慎重，用药后密切观察。严格按照药品说明书规定的功能主治使用，禁止超功能主治用药。严格掌握用法用量，按照药品说明书推荐剂量及疗程使用。本品应单独使用，严禁与其他药物混合使用，如确需联合使用，应充分考虑间隔时间及药物相互作用，在更换药物时应先用5%葡萄糖注射液冲洗输液管，或更换新的输液器，以免药物相互作用产生不良反应。输液速度勿快，老人、儿童以每分钟20～40滴为宜，成年人以每分钟40～60滴为宜。用药过程中应密切观察，特别是开始30分钟，用药中如出现过敏反应或其他严重不良反应，须立即停药并及时救治。禁止与含有藜芦的制剂配伍使用。

8.附子理中丸　不适用于急性肠胃炎、泄泻兼有大便不畅、肛门灼热者。本品中有附子，服药后如有血压升高、头痛、心悸等症状，应立即停药，并去医院就诊。

9.健脾益肾颗粒　本品为补益之剂，外感表证及内有湿热证时慎用。服药期间饮食宜选清淡易消化之品，忌辛辣、油腻、生冷食物。

10.六味地黄丸　不宜与感冒药同时服用。服药期间忌辛辣食物。

## 五、肝癌

### （一）用药原则

1.辨证论治　原发性肝癌是临床常见的消化道恶性肿瘤之一。肝癌属于中医学的"肝积""鼓胀""黄疸""胁痛""癥瘕"等范畴。在临床中，采取辨证与辨病结合的方式，认为原发性肝癌多是本虚标实之证，病机总属气滞血瘀、湿热内生、癌毒内蕴，早期以实证居多，治疗以通为原则，而在中晚期多以脾气虚、肝肾阴虚为主，治疗以益气养阴为主，兼以祛邪，但运用攻伐之药不宜过度，以防伤正。根据辨证论治，中医将原发性肝癌基本分为肝郁气滞、肝血瘀阻、肝胆湿热、脾虚湿盛、肝肾阴虚5种证型。

2.对症下药　中成药治疗肝癌，益气健脾应贯穿始终，"见肝之病，知肝传脾"，脾气虚是本病发生发展的基础，健脾益气是治疗肝癌的基本方法。调理气机是基础，肝属木，性升发，喜条达恶抑郁，主疏泄，调畅气机，促进气血津液的运行和输布。

**（二）用药方案**

1.肝郁气滞证型　临床表现为胁肋肿块刺痛拒按，面色晦暗，肝大，可见肝掌、蜘蛛痣，女子经行腹痛，经水色暗有块或经期延迟；舌暗红或有瘀斑，舌底静脉增粗，脉弦细或涩。宜选用：肝复乐片（薄膜衣片），每次6片，每天3次。

2.肝血瘀阻证型　临床表现为胁肋肿块刺痛拒按，面色晦暗，肝大，可见肝掌、蜘蛛痣，女子经行腹痛，经水色暗有块或经期延迟；舌暗红或有瘀斑，舌底静脉增粗，脉弦细或涩。宜选用：①金龙胶囊，每次4粒，每天3次。②回生口服液，每次10 mL，每天3次，或遵医嘱。③安康欣胶囊，每天3次，每次4～6粒，饭后温开水送服，疗程30天。④复方斑蝥胶囊，每次3粒，每天2次。⑤慈丹胶囊，每次5粒，每天4次。

3.肝胆湿热证型　临床表现为身目发黄，且色泽鲜明，或无黄疸，恶心呕吐，胁肋胀或胀痛，小便黄，口干苦；舌红，苔黄腻，脉象多弦滑。宜选用：茵栀黄颗粒，每次6 g，开水冲服，每天3次。

4.脾虚湿盛证型　临床表现为乏力，纳差，脘腹胀闷，便溏不爽，或肢肿，或有腹水；舌淡胖边有齿痕，脉弦滑或濡缓等。宜选用：①参丹散结胶囊，每次1粒，每日3次。②槐耳颗粒，每次20 g，开水冲服，每天3次。

5.肝肾阴虚证型 临床表现为胁肋隐痛，腰膝酸软，头晕目眩，耳鸣如蝉，少寐多梦或失眠，形体消瘦；舌红少津，脉细或细数。宜选用：养正消积胶囊，每次4粒，每天3次。

## （三）用药提示

1.肝复乐片 少数患者服药后可出现腹泻，多可自行缓解，一般不影响继续治疗。

2.金龙胶囊 妊娠及哺乳期妇女禁用。

3.回生口服液 妊娠妇女禁用，过敏体质者慎用。

4.安康欣胶囊 妊娠妇女禁用或遵医嘱，注意掌握剂量，勿超剂量使用。

5.复方斑蝥胶囊 糖尿病患者及糖代谢紊乱者慎用。

6.慈丹胶囊 妊娠妇女禁用。

7.茵栀黄颗粒 对本品过敏者禁用。

8.参丹散结胶囊 禁忌、不良反应、注意事项等尚不明确。

9.槐耳颗粒 禁忌、不良反应、注意事项等尚不明确。

10.养正消积胶囊 妊娠、月经期及哺乳期妇女禁用。

## 六、前列腺癌

## （一）用药原则

1.辨证论治 前列腺癌是发生在前列腺的上皮性恶性肿瘤，是男性泌尿生殖系统最常见的恶性肿瘤。前列腺癌是一种进展特别缓慢的肿瘤，疾病早期阶段不易发现，患者临床主要表现为排尿费力、腰痛、尿急、尿频、尿痛等症状。前列腺癌属于中医学的"癃闭""癥瘕积聚""尿血""劳淋"等范畴。中医学认为，前列腺癌的病性为本虚标实，虚实夹杂且以虚为主。"正气存内，邪不可干，邪之所凑，其气必虚"，肿瘤的发生是内外因共同作用的结果。本病的发生与肝、脾、肾、膀胱等脏腑功能失调及下列因素有关：

（1）年老体弱：肾元不足，或房劳过度耗伤肾精，肾主气化，命门火衰，气化不及州都，故小便困难，点滴不爽。

（2）过度劳累，饮食不节：致脾气虚弱，脾主升清，脾虚则清气不升、浊阴不降。

（3）七情内伤：肝郁气滞，疏泄不及，三焦水液运化失常。

（4）嗜烟饮酒：湿热蓄积，下注膀胱，膀胱湿热阻滞，导致气化不利，故尿频、小便不利；或热盛伤络，迫血妄行，故小便涩痛有血。

综上所述，中医将前列腺癌分为肾阳衰惫、膀胱湿热、气滞血瘀、气阴两虚4种证型。前列腺癌早期常见膀胱湿热证型，中期常见气滞血瘀证型，晚期常见肾阳衰惫、气阴两虚证型。

2.对症下药　中成药治疗前列腺癌，应注意类型及证候不同而选择用药。肾阳衰惫证型宜采用温阳补肾药物，膀胱湿热证型宜采用清热利湿、解毒通淋药物，气滞血瘀证型宜采用行气活血、化瘀解毒药物，气阴两虚证型宜采用益气养阴药物。

## （二）用药方案

1.**肾阳衰惫证型** 主要表现为畏寒肢冷，腰膝酸软，遇劳则甚，排尿余沥不尽，身体消瘦，下肢水肿；舌淡苔白，脉沉细。宜选用：①右归丸，每次1丸，每天3次。②参附注射液，肌内注射，每次2~4 mL，每天1~2次；或每次20~100 mL，用5%或10%葡萄糖注射液250~500 mL 稀释后静脉滴注，每天1次。

2.**膀胱湿热证型** 主要表现为小便点滴不通，或少而短赤灼热，小腹胀满，口苦口黏，或口渴不欲饮，或大便不畅；苔黄腻，舌质红，脉数。宜选用：中满分消丸，每次6 g，每天2次。

3.**气滞血瘀证型** 腰部或小腹坠胀疼痛，排尿困难或见血尿，情绪抑郁，烦躁易怒；舌质暗，有瘀斑，脉沉弦。宜选用：①芪蓝胶囊，每次3粒，每天3次，饭后服用。②复方苦参注射液，肌内注射，每次2~4 mL，每天2次；或每次12 mL，用0.9%氯化钠注射液200 mL 稀释后静脉滴注，每天1次。

4.**气阴两虚证型** 神疲乏力，口干，气短，自汗或盗汗；舌红少苔，脉细弱。宜选用：参麦注射液，肌内注射，每次2~4 mL，每天1次；或每次20~100 mL，用5%葡萄糖注射液250~500 mL 稀释后静脉滴注，每天1次。

## （三）用药提示

1.*右归丸* 本品可嚼服，也可分份吞服。

2.参附注射液　对本品有过敏或严重不良反应史者，以及新生儿、婴幼儿禁用。不良反应可有瘙痒、皮疹、过敏性皮炎、面色苍白、憋气、呼吸困难、喉水肿、心悸、紫绀、血压下降等过敏反应，严重者可发生过敏性休克；全身性损害，可有寒战、发热、乏力、多汗、腰背痛等；神经系统损害，可有头晕、头痛、失眠、震颤、抽搐、口唇及肢体麻木等；心血管系统，可有面部潮红、心悸、胸闷、心动过速、心律失常、血压波动等；消化系统损害，可有恶心、呕吐、腹胀、腹痛、腹泻、呃逆、口干、胃不适、肝功能异常等；呼吸系统损害，可有口唇紫绀、咳嗽、气短、呼吸急促等；泌尿系统损害，可有尿潴留、水肿等；另外，还可有鼻出血、注射部位红肿疼痛、静脉炎、视觉异常等。本品避免直接与辅酶A、维生素$K_3$、氨茶碱、多柔比星、丹参注射液、注射用奥美拉唑钠、注射用脑活素混合使用。本品如需与中药半夏、瓜蒌、贝母、白蔹、白及、五灵脂、藜芦等同时使用，请咨询医师。本品主要适用于气虚、阳虚诸证，临床主要表现为疲乏无力，少气懒言，语言低微，自汗怕冷，舌质淡、胖嫩，脉虚无力等；不能用于实热证、阴虚证。本品益气回阳，也可用于心力衰竭、冠心病、围手术期及肿瘤等属于阳虚、气虚证者。本品应在有抢救条件的医疗机构使用，用药过程中，应加强监护，特别是用药开始30分钟，一旦出现过敏反应或其他严重不良反应须立即停药，给予保持气道畅通、吸氧及使用肾上腺素、糖皮质激素等措施及时救治。用药前应仔细询问患者情况、用药史和过敏史。有药物过敏史或过敏体质者、年老体弱者、儿童、妊娠及哺乳期妇女、心肺严重疾患者、肝肾功能异常患者、初次使用中药注射剂的患者应慎重使用，如确需使用，请遵医嘱，并加强临床监护。严格掌握用法用量及疗程，按照药品说明书推荐剂量使用。临床应用时，滴速不宜过快，初次使用中药注射剂者、儿童及年老体弱者以每分钟20~40滴为宜，成年人以每分钟40~60滴为宜，以防止不良反应的发生。一般连续使用不宜超过20天。糖尿病患者使用本品，应用0.9%氯化钠注射液稀释后使用，不建议使用说明书外的其他溶媒稀释。本品应单独使用，禁止与其他药品在同一容器内混合使用；如确需联合使用，应考虑间隔时间及药物相互作用，并应用适量稀释液对输液管道进行冲洗。本品是中药制剂，保存不当如高温、受冻、碰撞等可能影响质量。用药前和配制后及使用过程中应认真检查，发现药液出现浑浊、沉淀、变色、结晶，以及瓶身有漏气、裂纹等现象时，均不得使用。配制好后，应在4小时内使用。本品含有皂苷，摇动时产生泡沫是正常现象，不影响疗效。

3.中满分消丸　本品为中满热胀、二便不利而设，若寒湿困脾所致鼓胀者不宜使用。服药期间饮食宜用清淡易消化之品，忌辛辣肥腻食物。

4.芪蓝胶囊　对本品及所含成分过敏者禁用，妊娠、月经期妇女慎用，有出血倾向者不宜使用。个别患者服药初可感头晕或头胀，继续服用或减量症状可消失，还有个别患者用药后可出现口干等。

5.复方苦参注射液　对本品过敏者或有严重不良反应史者，以及妊娠妇女禁用，严重心肾功能不全者及哺乳期妇女慎用。不良反应为偶见恶心、呕吐、发热、寒战、腹胀和胃不适等症状；偶有过敏反应，表现为头颈部皮肤潮红出汗、皮疹、瘙痒等，可能与患者的特异体质有关；注射局部可有轻度刺激，但吸收良好。首次用药应在医师指导下使用。根据病情可以用0.9%氯化钠注射液250～500 mL稀释应用。滴速开始每分钟不宜超过40滴，30分钟后如无不良反应，滴速可控制在每分钟60滴。本品不宜与其他药物混合使用，如需联合使用时，应注意间隔时间，且应单独使用输液器。配液时应在洁净条件下进行，输液时使用精密药液过滤器。使用过程中应密切观察，尤其在滴注开始30分钟，如发现不良反应，应及时停药，处理遵医嘱。本品是中药制剂，应按规定条件贮存，使用前应对光检查，若出现浑浊、沉淀、变色或瓶身破损等情况，均不能使用。常温下保存，不得冷冻及高温。

6. 参麦注射液　对本品有过敏或严重不良反应史者，以及新生儿、婴幼儿禁用。不良反应为个别患者可出现荨麻疹样皮疹、面潮红、胸闷、心悸、全身无力、麻痹、头晕、头痛、过敏性休克、癫痫发作、恶心、呕吐、黄疸、消化道出血、急性肝肾功能损害、心动过速、心绞痛、静脉炎。年老体弱者、心肺严重疾患者用药要加强临床监护。不宜与中药藜芦或五灵脂同时使用。如发现药液出现浑浊、沉淀、变色、漏气或瓶身细微破裂等异常情况，均不能使用。静脉滴注初始30分钟内应加强监护，发现不良反应应及时停药。糖尿病等血糖异常者，改用0.9%氯化钠注射液稀释后使用。临床应用时，滴速不宜过快，儿童及年老体弱者以每分钟20～40滴为宜，成年人以每分钟40～60滴为宜，以防止不良反应的发生。本品含有皂苷，摇动时产生泡沫是正常现象，不影响疗效。本品是中药制剂，保存不当可能影响质量；使用前必须对光检查，如发现药液出现浑浊、沉淀、变色、漏气或瓶身细微破裂等异常情况，均不能使用。本品稀释后及输注前均应对光检查，若出现浑浊或沉淀也不得使用。本品不得与其他药物在同一容器内混合使用。输注本品前后，应用适量稀释液对输液管道进行冲洗，避免两种药物在管道内混合，引起不良反应。

# 参 考 文 献

[1] 中华人民共和国国家标准. 中医临床诊疗术语（疾病部分）[M]. 北京：中国标准出版社，1997.

[2] 中华人民共和国国家标准. 中医临床诊疗术语（证候部分）[M]. 北京：中国标准出版社，1997.

[3] 中华人民共和国国家标准. 中医临床诊疗术语（治法部分）[M]. 北京：中国标准出版社，1997.

[4] 中华中医药学会. 中医内科常见病诊疗指南（西医疾病部分）[M]. 北京：中国中医药出版社，2008.

[5] 中华中医药学会. 中医妇科临床诊疗指南[M]. 北京：中国中医药出版社，2020.

[6] 林洪生. 恶性肿瘤中医诊疗指南[M]. 北京. 人民卫生出版社，2014.

[7] 安效先，潘璐，冀晓华. 安效先儿科临床经验集萃[M]. 北京：科学技术出版社，2018.

[8] 李乾构. 中医名家谈中成药[M]. 北京：化学工业出版社，2008.

[9] 李乾构，周学文，单兆伟. 中医消化病诊疗指南[M]. 北京：中国中医药出版社，2006.

[10] 李乾构. 李乾构十三法治脾胃病[M]. 北京：科学技术出版社，2016.

[11] 周超凡. 家庭常用中成药[M]. 南宁：广西科学技术出版社，2003.

[12] 周超凡. 历代中医治则精华[M]. 北京：中国中医药出版社，1996.

[13] 周超凡. 重视药品不良反应（ADR）提高中医用药安全性[J]. 中国医药指南，2007（6）：18-20.

[14] 贡联兵，庞浩龙，李站立. 常用中成药合理应用[M]. 北京：人民军医出版社，2006.

[15] 贡联兵. 北京市基本医疗保险和工伤保险用药信息参考[M].

北京：中国医药科技出版社，2006.

[16] 庞浩龙，贡联兵. 治疗感冒中成药的合理应用[J]. 人民军医，2013，56（1）：109-110.

[17] 朱萍，贡联兵，邱俊. 传染性非典型肺炎中成药的合理应用[J]. 人民军医，2018，61（10）：967-968.

[18] 秦燕，庞浩龙，贡联兵. 偏头痛中成药的合理应用[J]. 人民军医，2015，58（8）：961-962.

[19] 张晨曦，段卫华，庞浩龙，等. 脑出血中成药的合理应用[J]. 人民军医，2015，58（4）：452-453.

[20] 高东文，庞浩龙，贡联兵. 过敏性紫癜性肾炎中成药的合理应用[J]. 人民军医，2014，57（9）：1026-1027.

[21] 张春燕，庞浩龙，贡联兵. 原发性肾病综合征中成药的合理应用[J]. 人民军医，2014，57（6）：695-696.

[22] 史晓霞. 瓜霜退热灵胶囊预防高热惊厥复发33例疗效观察[J]. 江西中医药，2004，35（4）：41.

[23] 杜自清. 清开灵注射液的临床应用[J]. 医学信息旬刊，2013，26（12）：352.

[24] 崔翠芬. 丹参注射液常见配伍禁忌以及不良反应 [J]. 北方医药，2015，12（9）：114.

[25] 王迪生，邢亚群，刘玲玲，等. 参附注射液用药合理性分析[J]. 淮海医药，2012，30（4）：349-350.

[26] 李勤，刘宏. 生脉注射液的药理作用及临床应用[J]. 医学综述，2009，11（10）：950-951.

[27] 王志斌，周建平. 茵莲清肝颗粒保肝降酶作用的研究[J]. 中国中医药信息杂志，2004，11（4）：308-309.

[28] 陈锐. 茵陈五苓丸临床应用解析[J]. 中国社区医师，2012，26（31）：8.

[29] 李贵海，朱建伟，吴丽丽. 茵栀黄颗粒的保肝作用研究[J]. 中药材，2001，24（5）：353-355.

[30] 翟晶晶，冯柏. 62例茵栀黄注射液不良反应文献分析[J]. 中

国老年保健医学，2015，13（1）：79-81.

[31] 施伯安，张俊富，崔丽安，等. 苦黄注射液治疗湿热型慢性乙型肝炎30例[J]. 中西医结合肝病杂志，2000，10（2）：40-41.

[32] 张玮，王育群，季光，等. 乙肝清热解毒合养阴活血冲剂治疗乙肝的临床及实验研究[J]. 辽宁中医杂志，2002，29（5）：269-270.

[33] 陈新谦，金有豫，汤光. 新编药物学[M]. 15版. 北京：人民卫生出版社，2005.

[34] 姜红，杨纪英. 清开灵注射液的不良反应[J]. 时珍国医国药，2002，13（4）：240-240.

[35] 赵治友，姚真敏，钟庆平，等. 中药鳖甲煎丸抗肝纤维化作用的临床研究[J]. 中西医结合肝病杂志，2001，11（3）：136-138.

[36] 王景亮. 血塞通注射液不良反应及防治措施[J]. 中国处方药，2016，14（12）：49-50.

[37] 孟庆峰，刘国安. 灯盏细辛注射液的临床应用进展[J]. 云南中医中药杂志，2008，29（2）：42-43.

[38] 李彦，庞浩龙，贡联兵. 系统性红斑狼疮中成药的合理应用[J]. 人民军医，2014，57（8）：907-908.

[39] 李霞，庞浩龙，贡联兵. 脑梗死中成药的合理应用[J]. 人民军医，2015，58（5）：585-586.

[40] 吕维红. 丹田降脂丸治疗高脂血症的疗效观察[J]. 临床合理用药杂志，2013，6（21）：76-76.

[41] 苏瑞君，姚光华. 脂可清胶囊降脂作用的临床和实验研究[J]. 中国中医药科技，1994，1（2）：21-22.

[42] 胡盘娣. 月见草油胶丸治疗单纯性肥胖156例临床分析[J]. 江苏中医药，1995（1）：26.

[43] 黄南. 脂必妥片治疗高脂血症的疗效观察[J]. 中国医药指南，2012，10（12）：657-658.

[44] 胡国喜. 绞股蓝总苷片治疗高脂血症112例疗效观察[J]. 现代中西医结合杂志，2002，11（4）：316.

[45] 李淑雯，吴清和，黄萍. 降脂宁颗粒降脂与抗氧化作用研究

[J]. 医药导报，2009，28（2）：153-154.

[46] 李莉，张娟，崔天祥，等. 玉金方胶囊临床应用300例疗效分析[J]. 中国基层医药，2006，13（4）：604-606.

[47] 李丹，李秀明，周宁. 安宫牛黄丸的药理作用及临床新应用[J]. 海军医学杂志，2007，28（2）：179-181.

[48] 张日山. 醒脑静注射液的临床分析研究[J]. 中国实用医药，2014（15）：138-139.

[49] 米良荣，庞浩龙，贡联兵. 短暂性脑缺血发作中成药的合理应用[J]. 人民军医，2015，58（3）：335-336.

[50] 戴裕光. 紫雪丹开窍宁神泻火防痉[J]. 实用中医药杂志，2002，18（2）：48.

[51] 赵长青，吴艺青，徐列明. 扶正化瘀胶囊抗肝纤维化的临床疗效和作用机制[J]. 中西医结合学报，2006，4（5）：467-472.

[52] 周光德，李文淑，赵景民，等. 复方鳖甲软肝片抗肝纤维化机制的临床病理研究[J]. 解放军医学杂志，2004，29（7）：563-564.

[53] 孙林，姚桂树. 强肝丸治疗慢性乙型肝炎的临床研究[J]. 河北中医，1998，19（3）：139-140.

[54] 陈锐. 平肝舒络丸临床应用解析[J]. 中国社区医师，2011，24（20）：140.

[55] 宋建敏，庞浩龙，贡联兵. 骨质疏松症中成药的合理应用[J]. 人民军医，2015，58（1）：105-106.

[56] 张旭东，马杰，张淑慧. 刺五加制剂的临床应用进展[J]. 中国药房，2008，19（3）：231-233.

[57] 张晨曦，庞浩龙，贡联兵. 蛛网膜下腔出血中成药的合理应用[J]. 人民军医，2016，58（2）：201-202.

[58] 杨缙，张艺芳，倪亚会. 大黄䗪虫丸药物的应用[J]. 医学信息，2003，16（4）：4.

[59] 曾凡波，晏菊姣，万波，等. 鳖甲煎丸药理学研究[J]. 中成药，2002，24（7）：529-532.

[60] 崔虎军. 木香顺气丸治疗恶性腹腔积液腹胀的临床研究[J].

中医学报，2012，27（8）：999-1000.

[61] 李海燕. 略述枳术丸的配伍与临床应用[J]. 中国中医药现代远程教育，2015，13（19）：9-10.

[62] 陈军，魏俊婷，陈辉扬. 120例茵栀黄注射液不良反应文献分析[J]. 中国药物警戒，2006，3（3）：168-171.

[63] 邰海生. 乙肝清热解毒胶囊治疗慢性乙型肝炎疗效观察[J]. 中外医疗，2009，28（5）：92.

[64] 李定坤，顾小军，孙薇薇. 苦黄颗粒与苦黄注射液治疗病毒性肝炎各46例的比较[J]. 中国新药与临床杂志，2004，23（11）：760-762.

[65] 李冬梅，李晓斌. 逍遥丸的临床应用[J]. 光明中医，2014，29（19）：2212-2213.

[66] 史陈波，叶万君. 垂盆草颗粒联合恩替卡韦治疗慢性乙型肝炎40例疗效观察[J]. 浙江中医杂志，2015，50（4）：266.

[67] 刘昌人，庞浩龙，贡联兵. 帕金森病中成药的合理应用[J]. 人民军医，2015，58（7）：838-839.

[68] 刘建兵，曹永香. 参麦注射液的药理作用及临床应用[J]. 中外健康文摘，2013，10（25）：79.

[69] 刘茂才，冯所安. 金佛止痛丸治疗痛证481例总结[J]. 新中医，1986（6）：55-56.

[70] 王建伟，杜文良. 固本咳喘片加百令胶囊治疗慢性支气管炎700例[J]. 中国乡村医药，2009，16（7）：47.

[71] 房微，李欣，刘欣. 橘红胶囊联合阿奇霉素治疗慢性支气管炎急性发作50例[J]. 陕西中医，2015，36（10）：1328.

[72] 王迪生，邢亚群，刘玲玲，等. 参附注射液用药合理性分析[J]. 淮海医药，2012，3（4）：349-351.

[73] 方志全，肖忠英. 复方鲜竹沥液治疗慢性阻塞性肺疾病32例[J]. 河南中医，2016，36（6）：1027-1029.

[74] 秦光明，秦黎明. 复方丹参注射液的临床应用[J]. 山西临床医药杂志，2001，10（12）：933-835.

[75] 席日升. 珠贝定喘丸治疗支气管哮喘疗效分析[J]. 河北医药，2012，34（9）：1351-1352.

[76] 王斌，王英月，刘昉，等. 中成药治疗糖尿病肾脏病临床应用专家共识[J]. 天津中医药，2022，39（7）：854-861.